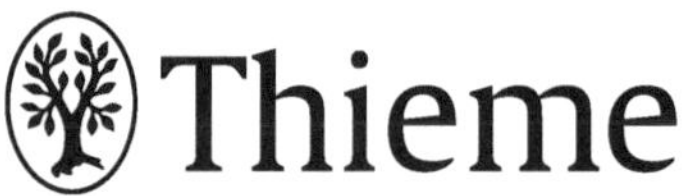
Thieme

Muskeln, Faszien und Schmerz

Siegfried Mense

192 Abbildungen

Georg Thieme Verlag
Stuttgart • New York

Prof. Dr. med. Siegfried **Mense**
Dreeblöcken 15
23570 Lübeck
Deutschland

Professor für Anatomie (emer.) der Universität Heidelberg

Bibliografische Information der Deutschen Nationalbibliothek
Die Deutsche Nationalbibliothek verzeichnet diese Publikation in der Deutschen Nationalbibliografie; detaillierte bibliografische Daten sind im Internet über http://dnb.d-nb.de abrufbar.

Ihre Meinung ist uns wichtig! Bitte schreiben Sie uns unter:
support.thieme.com/de-DE/
thieme.com/produktsicherheit

Georg Thieme Verlag KG
Oswald-Hesse-Straße 50, 70469 Stuttgart, Germany
www.thieme.com

Printed in Germany

Zeichnungen: Gay & Sender, Bremen
Covergestaltung: © Thieme
Bildnachweis Cover:
Mensch © AdobeStock_166450349©crevis/stock.adobe.com
Faszie © AdobeStock_67319578©7activestudio/stock.adobe.com
Makro © AdobeStock_238705713©JosLuis/stock.adobe.com
Composing: © Thieme
Satz: Druckhaus Götz GmbH, Ludwigsburg
Druck: Beltz Grafische Betriebe GmbH, Bad Langensalza

DOI 10.1055/b-006-163277

ISBN 978-3-13-242661-0 2 3 4 5 6

Auch erhältlich als E-Book:
eISBN (PDF) 978-3-13-242662-7
eISBN (epub) 978-3-13-242663-4

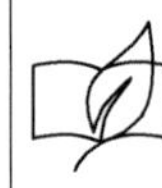
Unsere Umwelt ist uns wichtig!
Papier aus nachhaltigen und kontrollierten Quellen. **Druck** in Deutschland mit kurzen Lieferwegen. **Druckereien** mit hohen Ansprüchen an Ökologie

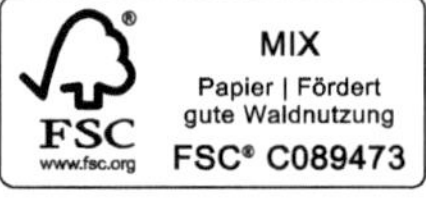

Vorwort

Das vorliegende Buch richtet sich an alle Berufsgruppen, die sich mit dem Bewegungsapparat und dessen schmerzhaften Störungen befassen. Zu ihnen gehören nicht nur Physiotherapeuten und verwandte Berufe, sondern auch Ärzte.

Eine weitere Zielgruppe sind Patienten, die an Störungen des Bewegungsapparates leiden und mehr über die Funktion des motorischen Systems wissen möchten.

Ich bin emeritierter Professor für Anatomie der Universität Heidelberg mit einer Zusatzausbildung in Physiologie. Aus meiner Forschung über die Grundlagen von Muskelschmerzen entstanden mehr als 200 Artikel in wissenschaftlichen Zeitschriften und mehrere Bücher.

Die Motivation für dieses Buch stammt aus einer großen Zahl von Vorträgen, die ich auf nationalen und internationalen wissenschaftlichen Kongressen gehalten habe. Aus den Fragen und Diskussionen im Anschluss an die Vorträge ist mir klar geworden, dass vielen der Zuhörer das grundlegende Wissen über die Neuroanatomie des Bewegungsapparats und über Schmerzmechanismen fehlte. Gründe dafür sind, dass diese Themen während der Ausbildung der Zuhörer nicht angesprochen wurden, oder viele der Fakten zum Zeitpunkt der Ausbildung noch nicht bekannt waren.

Das Buch ist kein Lehrbuch für Neuroanatomie oder Schmerzphysiologie; es soll nur das Verständnis für einige der Grundlagen auf diesen Gebieten verbessern. Dazu dienen auch die vielen praktischen Bezüge, die einen großen Teil des Textes ausmachen. Der Autor hofft, dass die Leser nach der Lektüre des Buches die Grundlagen ihres therapeutischen Handelns besser verstehen und daher mehr Erfolg bei der Ausübung ihres Berufes haben.

Das Buch spricht zwar einige Störungen und Krankheiten des Bewegungsapparats an, es enthält aber keine Therapievorschläge. Der Autor hat bewusst auf solche Vorschläge verzichtet, weil er selbst keine Patienten behandelt hat, und es schwierig ist, auf wissenschaftlicher Basis eine der vielen gängigen Therapien zu empfehlen.

Anmerkung: Um die Lesbarkeit des Textes nicht zu beeinträchtigen, wird in diesem Buch das sog. generische Maskulinum verwendet. Bei bestehender Wahlmöglichkeit sind andere Geschlechteridentitäten dabei ausdrücklich mitgemeint.

Mannheim, im Oktober 2020

Inhaltsverzeichnis

Kapitel 1

Einleitung

1 Einleitung

1.1 Definition

Definition

Myofasziales System bezeichnet ein Organsystem, das hauptsächlich aus Muskeln und Faszien sowie weiteren Bindegewebsarten besteht.

Damit ist das myofasziale System ein Teil des in der Anatomie gebräuchlichen „Bewegungssystems". (Die anderen Teile sind Knochen, Sehnen und Bänder.) Das System ist an vielen klinischen Symptomen beteiligt, die zwar oft sehr häufig sind, deren Ursache aber mit den gängigen diagnostischen Verfahren (Röntgen, Ultraschall, EMG, chemische Laborwerte) nicht aufgeklärt werden kann. Hierzu gehören viele weichteilbedingte Schmerzen wie die *unspezifischen Kreuzschmerzen*, *myofasziale Triggerpunkte*, *Fibromyalgie* und *temporomandibuläre Schmerzen*. Diese Schmerzen werden oft als *tiefsomatische Schmerzen* bezeichnet, also Schmerzen in subkutan gelegenen Geweben, die nicht zu den Eingeweiden gehören. (Im letzteren Fall würde man von viszeralen Schmerzen sprechen.)

1.2 Unterschiede zwischen Muskel- und Hautschmerz

Historisch wurden die Grundlagen der Schmerzforschung in Untersuchungen zum *Hautschmerz* erarbeitet. Auch jetzt noch stammt die Mehrzahl der Kenntnisse, die wir auf dem Gebiet der Schmerzforschung haben, aus solchen Studien. Dabei wird oft stillschweigend vorausgesetzt, dass die für den Hautschmerz erhobenen Daten auch für den Muskelschmerz gelten. Dies ist aber nicht der Fall. Schon 1942 hat Thomas Lewis – einer der Pioniere der Schmerzforschung – auf die generellen Unterschiede i. B. auf Empfinden und messbare klinische Größen bei Patienten hingewiesen, die an Muskel- bzw. Hautschmerz leiden:

While painful sensations ... from the human skin are associated with brisk movements, with rise of pulse rate ... those derived from deeper structures are often associated with ... slowing of the pulse, a fall of blood pressure, sweating, and nausea ... nausea is responsible for the common designation „sickening", which is applied to pain derived from the deeper structures but never to cutaneous pain. This syndrome ... occurs frequently when joints are painfully stimulated; it has also been witnessed in painful stimulation of muscle, deep fascia, and periosteum and in puncturing arteries ... It never occurs, apparently, with cutaneous pain (Thomas Lewis 1942).
Während schmerzhafte Empfindungen ... von der Haut des Menschen mit abrupten Bewegungen und mit einem Pulsanstieg verbunden sind ... sind jene (Empfindungen) von den tiefergelegenen Strukturen oft mit einem Pulsabfall, einer Blutdrucksenkung, Schwitzen und Übelkeit verbunden ... Übelkeit ist verantwortlich für die übliche Bezeichnung „Krankheitsgefühl", die für Schmerzen verwendet wird, die von tiefen Geweben herrühren, aber nie für Hautschmerzen. Dieses Syndrom ... tritt häufig auf, wenn Gelenke schmerzhaft gereizt werden; es ist auch bei schmerzhafter Reizung des Muskels, der tiefen Faszien, des Periosts und während der Punktion von Arterien beobachtet worden ... Es tritt aber offensichtlich nie bei Hautschmerz auf **(Übersetzung vom Verfasser).**

Einige der *subjektiven Unterschiede* zwischen Muskel- und Hautschmerz sind in ▸ Tab. 1.1 aufgelistet. Die neurowissenschaftlichen Erklärungen dazu stehen in den nachfolgenden Kapiteln. An dieser Stelle sollen nur einige Hinweise gegeben werden.

- *Kein erster und zweiter Schmerz:* Bei einem plötzlichen schmerzhaften Hautreiz kann man einen praktisch sofort einsetzenden ersten Schmerz von einem später auftretenden zweiten Schmerz unterscheiden. Der Grund sind Unterschiede in den Leitungsgeschwindigkeiten von den 2 wichtigsten Nervenfaserpopulationen (dünn markhaltige Aδ- und marklose C-Fasern), die die Information über schmerzhafte Reize von der Körperperipherie zum Rückenmark leiten.

Tab. 1.1 Besonderheiten des Muskelschmerzes.

Subjektive Besonderheiten des Muskelschmerzes	Objektive Besonderheiten des Muskelschmerzes
kein 1. und 2. Schmerz	andere Substanzen als Auslöser
schlecht lokalisierbar	keine Flexorreflexe
Schmerzcharakter drückend, krampfend, reißend	andere spinale Verschaltung der marklosen Fasern
affektiv schwer erträglich	Verarbeitung in anderen kortikalen und subkortikalen Zentren
starke Tendenz zur Schmerzübertragung	stärkere deszendierende Modulation

- *Schmerz schlecht lokalisierbar:* Hautschmerz ist meist gut lokalisierbar, Muskelschmerz ist es nicht. Hierbei spielen u. a. die ausgedehnten Verzweigungen der sensiblen Fasern vom Muskel beim Eintritt in das Rückenmark eine Rolle.
- *Schmerzcharakter:* Muskelschmerz wird oft als dumpf, krampfend, drückend und reißend beschrieben, Hautschmerz als hell und schneidend. Diese subjektiven Schmerzkomponenten kommen wahrscheinlich durch unterschiedlich starke Aktivierung bestimmter Bereiche im limbischen System, einem Abschnitt des Großhirns, zustande.
- *Affektiv schwer erträglich:* Patienten mit anhaltendem Muskelschmerz leiden mehr unter dem Schmerz als Hautschmerzpatienten und werden in den täglichen Aktivitäten stärker eingeschränkt.
- *Schmerzübertragung:* Darunter wird das Phänomen verstanden, dass Muskelschmerzen oft nicht (nur) am Ort des Schmerzreizes empfunden werden, sondern auch u. U. weit entfernt von einer Läsion. Der Grund ist die Durchschaltung neuer Schmerzwege vom Muskel zu den Nervenzellen des Rückenmarks und in höheren Zentren.

Einige der *objektiven Unterschiede* zwischen Haut- und Muskelschmerz finden Sie in ▸ Tab. 1.1. Auch dazu einige Anmerkungen:

- *Andere Substanzen als Auslöser:* Für Muskelschmerz sind wichtige Auslöser eine Gewebsazidose (niedriger pH-Wert im Gewebe) und die Freisetzung von ATP (Adenosintriphosphat, ein energiereiches Molekül) aus verletzten Muskelzellen. Diese Substanzen spielen bei Hautschmerzen praktisch keine Rolle.
- *Keine Flexorreflexe:* Wirkt ein Schmerzreiz auf die Haut einer Extremität, wird die Extremität durch den Flexorreflex zurückgezogen und damit vom Schmerzreiz entfernt. Ein Beispiel ist das reflektorische Zurückziehen der Hand bei Kontakt mit einem Schmerzreiz (heiße Herdplatte). Liegt ein Schmerzreiz innerhalb eines Extremitäten-Muskels vor (z. B. Muskelfaserriss), kommt es zu keinem Flexorreflex. Solch ein Reflex wäre auch nicht sinnvoll, da der Schmerzreiz sich im Muskel selbst befindet und eine Beugung (Flexion) der Extremität nichts an der Wirksamkeit des Schmerzreizes ändert.
- *Andere spinale Verschaltung der Aδ- und C-Fasern:* Viele nozizeptive (schmerzvermittelnde) Fasern von der Haut enden in oberflächlichen Schichten des Rückenmarks, während die schmerzauslösenden Fasern vom Muskel meist in tiefere Schichten ziehen, um hier Kontakte mit nachgeschalteten Neuronen zu bilden.
- *Verarbeitung in anderen subkortikalen Zentren:* Bestimmte Regionen im Hirnstamm verarbeiten hauptsächlich Information über Muskelschmerz, während andere Hautschmerz vermitteln.
- *Stärkere deszendierende Modulation:* Unter Modulation wird hier die Hemmung oder Verstärkung des Schmerzes verstanden. Die Erregbarkeit der Nervenzellen im Rückenmark ist stark abhängig von höheren Zentren, deren Aktivität über deszendierende (absteigende) Bahnen verläuft und die hemmend oder erregend auf die Erregbarkeit der Neurone wirken. Dieser Einfluss der höheren Zentren ist bei Muskelschmerz stärker als bei Hautschmerz.

1.3 Literatur

Lewis T. Pain. New York: Macmillan; 1942

Kapitel 2

Allgemeine neuroanatomische und neurophysiologische Grundlagen des tiefsomatischen Schmerzes

2 Allgemeine neuroanatomische und neurophysiologische Grundlagen des tiefsomatischen Schmerzes

Dieses Kapitel soll die Voraussetzungen für das Verständnis der Funktionsstörungen des myofaszialen Systems schaffen. In den folgenden Kapiteln werden unter „Dysfunktionen" die schmerzhaften Störungen des Systems beschrieben. Soweit vorhanden, werden auch die neuroanatomischen und schmerzphysiologischen Erklärungen für die Funktionsstörungen erwähnt. In diesem Kapitel werden nur die grundlegenden Daten behandelt; Vollständigkeit der Darstellung ist nicht angestrebt. Primär soll das Kapitel das Verständnis für die myofaszialen Strukturen und Funktionen fördern; wo irgend möglich, werden auch Parallelen zur Praxis gezogen.

Die meisten der abgehandelten Funktionsstörungen sind schmerzhaft. Die Teile und funktionellen Eigenschaften des Nervensystems, welches diese Schmerzen vermitteln, werden deswegen ausführlicher beschrieben.

Definition

Als *tiefsomatisch* werden Schmerzen bezeichnet, die ihren Ursprung in tiefliegenden Geweben (Faszien, Muskeln, Sehnen) mit Ausnahme der Eingeweide haben.

Schmerzen vom Skelettsystem werden im vorliegenden Buch nicht behandelt.

Wenn im Folgenden der Begriff „Information" verwendet wird, sind damit immer die Signale gemeint, über die *Neurone (Nervenzellen)* miteinander kommunizieren, also *Aktionspotenziale (APs)* oder andere elektrische Signale, die die Vorstufe von APs darstellen. Zu den letzteren gehören Rezeptorpotenziale und postsynaptische Potenziale im *Zentralnervensystem (ZNS)*.

2.1 Der Weg der Information über Schmerzreize im Nervensystem

2.1.1 Verschaltung und Elektrophysiologie des primärafferenten Neurons

Definition

Der Begriff *afferent* bedeutet, dass die Nervenzelle Informationen aus der Peripherie zum ZNS leitet (z. B. sensible Neurone).

Definition

Als *efferent* werden Nervenzellen bezeichnet, die Informationen (APs) vom ZNS zur Peripherie leiten (z. B. Motoneurone, die Muskeln zur Kontraktion bringen).

Zum ZNS gehören als größte Abschnitte das *Rückenmark* und das *Großhirn*. Statt afferent wird in der Neuroanatomie oft „sensibel" verwendet. Als *primär* wird ein Neuron bezeichnet, wenn es auf dem Weg der Information das erste in einer Kette von Nervenzellen ist.

In den meisten Fällen von Sinnesinformation besteht die Kette von Nervenzellen aus 3 Neuronen:

- Das erste liegt in der Körperperipherie und besitzt die *Endverzweigungen (Rezeptoren)*, die einen Reiz registrieren.
- Das zweite befindet sich im Rückenmark oder für *Hirnnerven* im *Hirnstamm*. Der Hirnstamm verbindet Rückenmark und Großhirn (▶ Abb. 2.1). Er besteht aus 3 Teilen: Mesencephalon (Mittelhirn), Pons (Brücke) und Medulla oblongata (verlängertes Mark). Hier liegen Kerne (Ansammlungen von Nervenzellen), die die Zellkörper für die Nervenfasern der Hirnnerven enthalten, und Zentren, wie z. B. das Atem- und Kreislaufzentrum in der Medulla oblongata.
- Das dritte liegt im *Thalamus*, einer massiven Ansammlung von Kernen, in der fast alle Sinnesbahnen von dem zweiten auf das dritte Neuron umgeschaltet werden. Die afferenten *Nervenbahnen (Trakte)* enden in der *Hirnrinde (Kortex)*, wo die Sinnesinformation bewusst wird. Auch der Schmerz wird erst mit Erreichen des Kortex zum bewussten Schmerz.

Allgemein haben Neurone folgende Bestandteile: Einen *Zellkörper (das Soma)*, einen langen Fortsatz – das *Axon* (bei primär afferenten Neuronen können auch zwei Axone vorliegen) – und mehrere kurze Fortsätze des Zellkörpers (die Dendriten; ▶ Abb. 2.2). Das Axon kann sehr lang sein. So erreichen primär afferente Axone vom Rezeptor in den Zehen bis zum Soma im Hinterwurzelganglion eine Länge von 50–100 cm. Die Axone besitzen häufig Seitenäste, sog. *Kollateralen*, die die Information auf mehrere Zielneurone im Rückenmark verteilen, oder – im Fall von Rezeptor-Endigungen – durch Reize in einem größeren Gebiet erregt werden. In den Axonen laufen die APs als Informationsträger. Die Dendriten sind die Eingänge für alle Informationen. Sie sind meist kurz und produzieren meist keine APs, sondern reagieren auf ankommende APs mit einer Änderung des Membranpotenzials. Die Zellmembran aller Teile eines Neurons besitzt auch im Ruhezustand eine elektrische Ladung, das *Membranruhepoten-*

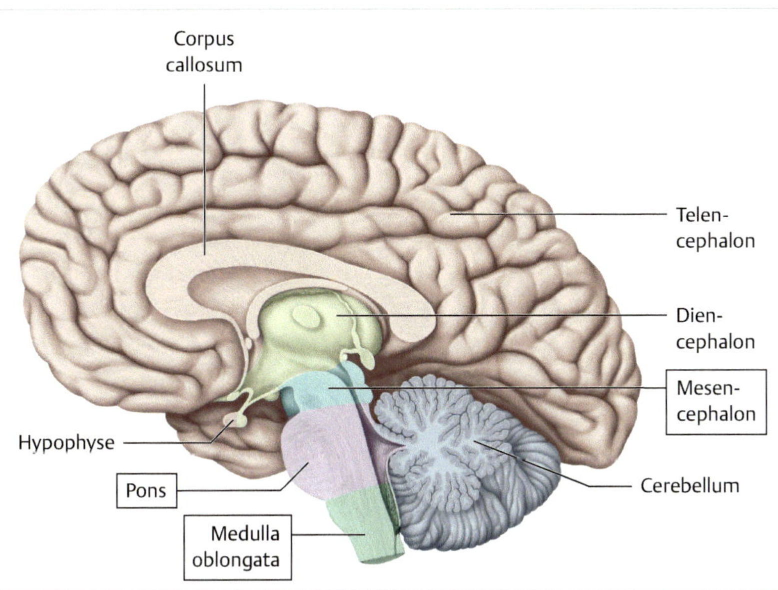

Abb. 2.1 Übersicht über den Hirnstamm. Er besteht aus den Teilen Mittelhirn (Mesencephalon), Brücke (Pons) und verlängertes Mark (Medulla oblongata). (Schünke M, Schulte E, Schumacher U. Prometheus. LernAtlas der Anatomie. Kopf, Hals und Neuroanatomie. Illustrationen von M. Voll und K. Wesker. 5. Aufl. Stuttgart: Thieme; 2018)

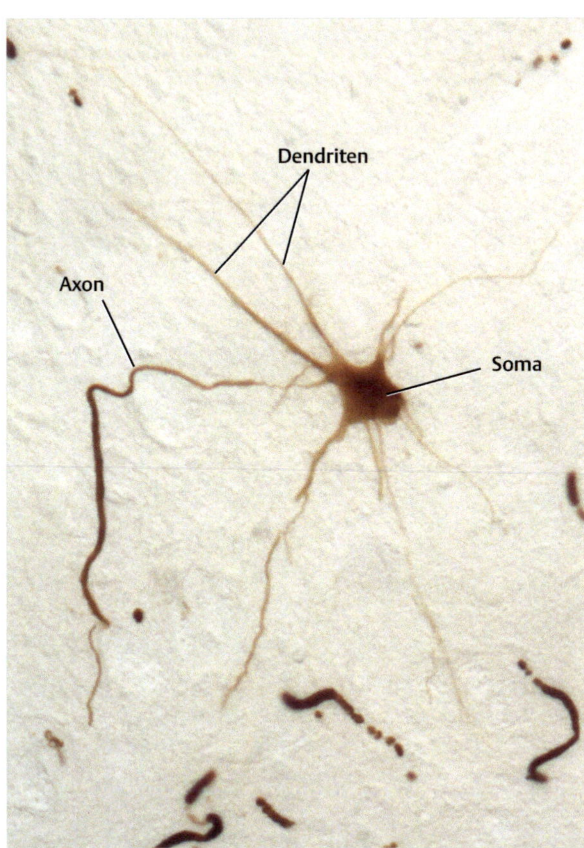

Abb. 2.2 Mikroskopische Originalaufnahme eines Hinterhornneurons einer Ratte, das mit der Mikroinjektion eines Farbstoffs sichtbar gemacht wurde. Bitte beachten: In der Umgebung des Neurons liegt noch eine Vielzahl von anderen Zellen, die nur nicht sichtbar gemacht wurden. (S. Mense)

zial, das im Inneren der Zelle negativ ist. Das Potenzial ist durch unterschiedliche Konzentrationen von Ionen (bes. K^+) außerhalb und innerhalb der Zellmembran bedingt, die unterschiedlich durchlässig für bestimmte Ionen ist.

Außen (im Extrazellulärraum) befinden sich viele *Na^+- und Cl^--Ionen*, innen (im Zytoplasma) viele *K^+-Ionen und Eiweiß*. Die Ionen diffundieren in geringem und unterschiedlichem Ausmaß ständig durch die Membran, wodurch eine Ladungsdifferenz zwischen außen und innen von −70 bis −90 mV (negative Ladung innen) entsteht. Dieses sog. Membranruhepotenzial ist dabei hauptsächlich durch die Diffusion von K^+-Ionen bedingt (Gekle 2010).

Im Nervensystem kommunizieren Neurone mithilfe von *Aktionspotenzialen (APs)*, wobei die Aktionspotenziale aus plötzlichen und sich fortpflanzenden Umpolungen des Membranpotenzials bestehen (die Zellmembran wird innen kurzfristig positiv; ▸ Abb. 2.3).

Definition

Jedem AP geht eine geringe Änderung des Membranpotenzials voraus, die aus einer Verschiebung des Potenzials in positiver Richtung besteht. Diese Verschiebung wird *Depolarisation* genannt.

Die Depolarisation ist abgestuft und von der Größe des auslösenden Reizes abhängig. Wenn die Depolarisation eine Mindeststärke erreicht (die Erregungsschwelle oder Schwellenspannung des Neurons), erfolgt explosionsartig die Umpolung (das AP). Die Erregungsschwelle liegt bei den meisten Neuronen bei ca. −55 mV. Die Größe (Amplitude) des AP ist unabhängig von der Reizstärke und hat

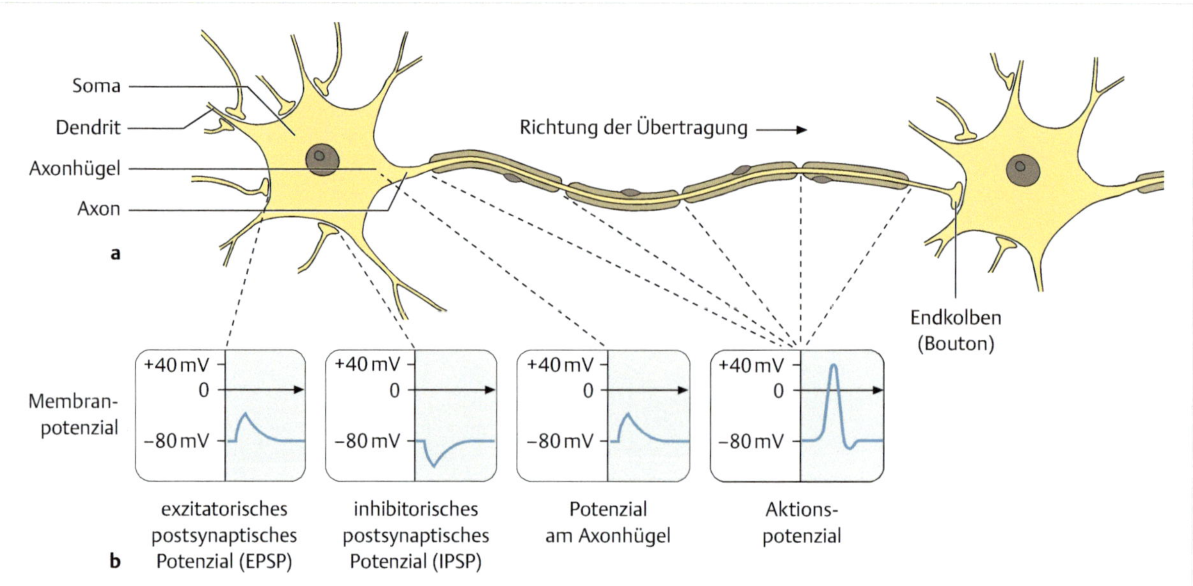

Abb. 2.3 Schematische Darstellung zweier Hinterhornneurone, die durch synaptische Endkolben miteinander verbunden sind.
a Links liegt ein Neuron, das von Endkolben kontaktiert wird, die auf den Dendriten oder dem Soma liegen. Das Neuron besitzt ein markhaltiges Axon, über das die Aktionspotenziale (APs) in Richtung des rechten Neurons laufen. Die APs entstehen am Axonhügel des linken Neurons, wenn die Änderung des Membranpotenzials in positiver Richtung groß genug ist. Die Markhülle ist an vielen Stellen unterbrochen, an diesen Stellen liegen die Ranvier-Schnürringe.
b Die vielfältigen Veränderungen des Membranpotenzials, die man an verschiedenen Stellen des Neurons registrieren kann: An den synaptischen Endkolben entstehen in der nachgeschalteten Zelle erregende (exzitatorische) postsynaptische Potenziale (EPSPs) oder hemmende (inhibitorische) postsynaptische Potenziale (IPSPs). An den Ranvier-Schnürringen sind APs registrierbar. (Schünke M, Schulte E, Schumacher U. Prometheus. LernAtlas der Anatomie. Kopf, Hals und Neuroanatomie. Illustrationen von M. Voll und K. Wesker. 5. Aufl. Stuttgart: Thieme; 2018)

bei einem bestimmten Membranpotenzial immer den gleichen Wert (Hodgkin u. Huxley 1952; ▸ Abb. 2.4).

Die Umpolung kommt dadurch zustande, dass durch die Depolarisation der Zellmembran *Na^+-Kanäle* geöffnet werden (sog. spannungsabhängige Na^+-Kanäle), wodurch plötzlich große Mengen an positiven Ladungen in das Zytoplasma einströmen. Das Membranpotenzial wird dadurch kurzzeitig positiv (ca. + 30 mV). Die Na^+-Kanäle bestehen – wie viele andere Ionenkanäle auch – aus röhrenförmigen Eiweißmolekülen, die sich durch eine Umlagerung von Molekülanteilen öffnen und schließen können. Da die Kanäle sich nach einer kurzen Öffnungszeit automatisch wieder schließen, ist das AP nur sehr kurz: ca. 1–2 ms (Hille 2001; Schmidt 2007).

APs können nicht nur in Rezeptoren entstehen, sondern auch im Verlauf von Axonen. Eine häufige Ursache für solche sog. *ektopischen APs* sind Nerveneinklemmungen, z. B. beim Durchtritt durch Faszien oder durch den Druck einer verrutschten Bandscheibe. Dann laufen APs von der Verletzungsstelle sowohl nach zentral – wo sie Schmerzen verursachen – als auch nach peripher – wo sie eine neurogene Entzündung auslösen können.

> **Merke**
>
> Die Depolarisation ist abgestuft und abhängig von der Größe des auslösenden Reizes. Sie kann jeden Wert unterhalb der Erregungsschwelle annehmen. Das AP dagegen folgt dem Alles-oder-nichts-Gesetz und hat bei einem bestimmten Membranpotenzial immer die gleiche Größe. Es ist nicht abhängig von der Größe des auslösenden Reizes.

Lokalanästhetika blockieren die Na^+-Kanäle, deren Öffnung zur AP-Bildung führt. Daher können blockierte Nerven keine APs mehr leiten und die Informationen von den Nozizeptoren in der Peripherie erreichen nicht das ZNS.

Nach einem AP wird das ursprüngliche Membranpotenzial dadurch wieder erreicht, dass K^+-Ionen aus dem Axon ausströmen. Die dafür nötigen *K^+-Kanäle* werden durch eine kurzdauernde Negativität (Hyperpolarisation; s. ▸ Abb. 2.4) des Membranpotenzials geöffnet, die nach jedem AP vorliegt.

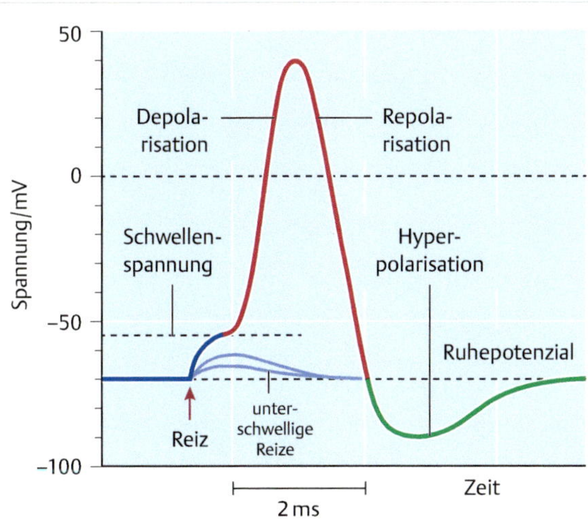

Abb. 2.4 Schematischer Verlauf des Membranpotenzials eines Neurons oder Axons während eines Aktionspotenzials (AP). Das Ruhemembranpotenzial liegt innen bei −70 mV. Wenn unterschwellige Reize auf die Membran einwirken, entstehen kurzzeitige geringe Depolarisationen (Änderungen des Membranpotenzials in positiver Richtung), ohne das Schwellenpotenzial (Schwellenspannung) zu erreichen. Erst wenn die Depolarisation die Schwellenspannung überschreitet, wird ein AP durch Öffnung von Na^+-Kanälen ausgelöst. Durch die vielen einströmenden positiv geladenen Na^+-Ionen steigt das Potenzial schnell an (Depolarisation) und erreicht den positiven Bereich. Darauf folgt die Repolarisation, die nach einer kurzen Hyperpolarisation (das Membranpotenzial wird negativer als −70 mV) das Ruhemembranpotenzial wiederherstellt. Das eigentliche AP dauert ca. 2 ms, woraus sich eine maximale Entladungsfrequenz von etwa 500 APs/s ergibt.

Zusatzinfo

Es gibt auch hyperpolarisierende Membranpotenzialänderungen, d. h. das Membranpotenzial wird innen negativer als das ursprüngliche Membranpotenzial. Diese *Hyperpolarisation* wird durch den Einstrom von Cl^--Ionen oder den Ausstrom von K^+-Ionen ausgelöst. Da sich das Membranpotenzial durch die Hyperpolarisation von der Erregungsschwelle entfernt, wirkt eine Hyperpolarisation hemmend auf die neuronale Aktivität. Weitere Angaben finden sich bei der Besprechung der synaptischen Potenziale.

Das Aktionspotenzial eines Axons depolarisiert jeweils die vor dem AP liegenden Membranabschnitte, wodurch hier wiederum APs entstehen. Das AP pflanzt sich auf diese Weise über die Membran des Axons fort. *Markhaltige Nervenfasern* bestehen aus dem Axon und einer Markscheide, die von sog. *Schwann-Zellen* gebildet wird. Die Schwann-Zellen wickeln sich um kurze Abschnitte des Axons und bilden so eine elektrisch isolierende Schicht aus Myelin um das Axon. Bei *marklosen Nervenfasern* fehlt dagegen eine echte Myelinhülle; die Axone sind nur von einer einfachen Schicht von Schwann-Zellen bedeckt. Bei markhaltigen Nervenfasern wird nicht die gesamte Axonmembran in den Prozess der AP-Bildung einbezogen, sondern nur kurze Membranstücke zwischen der (lückenhaften) Markhülle. Diese kurzen freiliegenden Membranstücke werden *Ranvier-Schnürringe* genannt. Das AP springt gewissermaßen von Schnürring zu Schnürring; es liegt eine sog. *saltatorische Erregungsleitung* vor (▶ Abb. 2.3). Dadurch wird die Leitungsgeschwindigkeit erhöht. Marklose Nervenfasern leiten deutlich langsamer als markhaltige, weil die isolierende Markscheide fehlt und die APs die gesamte Axonmembran depolarisieren müssen. Die APs breiten sich ähnlich aus wie das Feuer auf einer Zündschnur.

Die Nomenklatur der Nervenfasern ist historisch bedingt und wird unterschiedlich gehandhabt. Von *Erlanger und Gasser* stammt die Einteilung nach Leitungsgeschwindigkeiten, von *Lloyd und Hunt* die nach dem Faserdurchmesser (▶ Tab. 2.1). Dabei werden die Fasern nach Erlanger/Gasser mit griechischen Buchstaben bezeichnet, die Nomenklatur nach Lloyd/Hunt verwendet römische Ziffern. In ▶ Tab. 2.1 fehlt unter Lloyd/Hunt ein Eintrag für B-Fasern, weil es sich bei diesen Fasern um präganglionäre Efferenzen zu den Eingeweiden handelt, und die Lloyd/Hunt-Nomenklatur meist nur für Afferenzen benutzt wird. Muskel- und Faszienschmerz wird über III- und IV-Fasern vermittelt.

Nervenfasern können Aktionspotenziale mit Geschwindigkeiten von ca. 1–100 m/s leiten, wobei die Leitungsgeschwindigkeit hauptsächlich von der Dicke der Faser und der Anwesenheit einer *Markscheide* abhängt. Je dicker die Markhülle ist, desto höher ist die Leitungsgeschwindigkeit der Nervenfaser.

Die Nervenfasern mit der langsamsten Leitungsgeschwindigkeit von ca. 1 m/s sind die marklosen Fasern mit einem Durchmesser von ca. 1 µm (IV-Fasern). Zusammen mit den dünn markhaltigen Fasern (III-Fasern, Durchmesser ca. 3 µm, Leitungsgeschwindigkeit ca. 20 m/s) leiten sie die Information über schmerzhafte Prozesse in den tiefsomatischen Geweben. Wenn einem ein schwerer Gegenstand auf die große Zehe fällt, setzen die Schmerzen erst ca. 1 s später ein, weil die tiefen Gewebe nur wenige III-Fasern besitzen und die hauptsächliche Information über den Reiz durch IV-Fasern geleitet wird. Allein bis zum Rückenmark benötigt die Leitung über IV-Fasern schon 1 s. Hinzu kommt noch die Leitungszeit bis zur Hirnrinde des Großhirns.

Sensible primäre Neurone in der Körperperipherie haben typischerweise eine Form, die sich von anderen Neuronen unterscheidet: Das Soma mit dem Zellkern liegt nicht im Rückenmark, sondern im *Hinterwurzelganglion* (oder Spinalganglion). Der Zellkern enthält die Gene, die die Synthese von Molekülen steuern, die für die Struktur und Funktion der Nervenzellen incl. aller Fortsätze benötigt werden. Im Spinalganglion findet auch die Synthese von einigen Überträgerstoffen (*Transmitter*) statt, die für die Weiterleitung von Informationen zum nächsten Neuron wichtig sind.

Tab. 2.1 Verschiedene Nomenklaturen der Nervenfasern nach Erlanger/Gasser und Lloyd/Hunt.

Erlanger/Gasser; Einteilung nach Leitungsgeschwindigkeit	Leitungsgeschwindigkeit in m/s	Nervenfaserdurchmesser in µm	Lloyd/Hunt; Einteilung nach Faserdurchmesser
Aα	70–120	12–20	Ia Ib
Aβ	30–70	5–12	II
Aγ	15–30	3–6	II
Aδ	12–25	2–5	III
B	3–15	1–3	-
C	0,5–2,3	0,3–1,3	IV

Das Spinalganglion ist eine Ansammlung von Zellkörpern, die meist zwei Axone besitzen, ein peripheres Axon mit der Rezeptor-Endigung, das die Information über den Reiz aus der Peripherie zum Ganglion leitet, und ein zentrales Axon mit synaptischen Endknöpfchen, das die Verbindung mit dem nachgeschalteten Neuron im Rückenmark herstellt. Die Rezeptor-Endigungen des peripheren Axons erfüllen die Funktion von Dendriten. Die beiden Axone sind über ein kurzes *Stammaxon* mit dem Soma im Ganglion verbunden. Solch ein afferentes Neuron wird *pseudounipolar* genannt, weil aus dem Soma nur ein Stammaxon entspringt, das sich aber sofort in zwei lange Axone teilt (▶ Abb. 2.5).

Das primäre afferente Neuron reicht vom Rezeptor in der Peripherie bis zu den Endverzweigungen des Neurons im Rückenmark (oder Hirnstamm).

Definition

Ein *Rezeptor* ist in der Neuroanatomie eine Nervenendigung, die durch einen Reiz erregt werden kann.

Der Begriff Rezeptor wird auch für Moleküle verwendet, die sich in der Zellmembran der Nervenendigung befinden und Reizstoffe binden, die zur Erregung des Rezeptors führen.

Das zweite (*sekundäre*) afferente Neuron liegt im Rückenmark oder – für Hirnnerven – im Hirnstamm. Zwischen primärem und sekundärem afferenten Neuron befindet sich mindestens eine *Synapse*. Oft wird die nozizeptive Information nicht direkt vom primär afferenten auf das sekundär afferente Neuron übertragen, sondern es sind *Interneurone* (Interneuron = Schaltneuron) dazwischengeschaltet.

Definition

Eine *Synapse* ist eine Kontaktstelle zwischen zwei Neuronen, die die Erregung eines Neurons auf das nächste überträgt.

Im Folgenden wird nur die *chemische Synapse* besprochen. An dieser Synapse erfolgt die Informationsübertragung mithilfe von Transmittersubstanzen. Die Synapse ist zweiteilig und besteht aus der Kontaktfläche der präsynaptischen Zelle – in unserem Beispiel der primär afferenten Faser – und einem spezialisierten Membranbereich des sekundären (postsynaptischen) Neurons, das

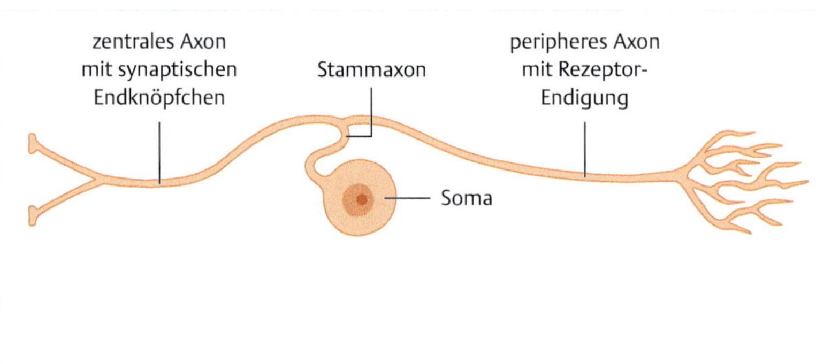

Abb. 2.5 Gesamtansicht eines primär afferenten Neurons, wie es im Hinterwurzelganglion (Spinalganglion) vorkommt. Das Soma besitzt ein Stammaxon, das sich nach kurzer Strecke in zwei Axone teilt: Das periphere Axon zieht in die Körperperipherie und besitzt Rezeptor-Endigungen zur Registrierung von Reizen, das zentrale Axon läuft ins ZNS und stellt mit synaptischen Endknöpfchen Verbindungen zu sekundär afferenten Neuronen her. Das gesamte Neuron gehört morphologisch zum „pseudounipolaren" Typ.

der Kontaktfläche gegenüberliegt. In den Endverzweigungen der präsynaptischen Zelle (den *synaptischen Endknöpfchen* oder *Boutons*) setzen die ankommenden APs Transmittersubstanzen frei, die über den winzigen Spalt zwischen primärem und sekundärem Neuron diffundieren, der die Kontaktfläche der präsynaptischen Zellmembran von der Zellmembran des postsynaptischen Neurons trennt (▶ Abb. 2.6). Die Transmittersubstanzen koppeln sich an Rezeptormoleküle, die sich in der Zellmembran der postsynaptischen Zelle befinden. Durch die Koppelung der Transmitter an die postsynaptischen Rezeptormoleküle wird wieder ein elektrisches Signal erzeugt, das bei ausreichender Stärke APs im sekundären Neuron auslöst. An jeder Synapse wird die Information nicht nur weitergeleitet, sondern auch verarbeitet (abgeschwächt oder verstärkt).

Merke

An einer Synapse wird das ankommende elektrische Signal (AP) zunächst in ein chemisches Signal (den Transmitter) umgewandelt, der über den synaptischen Spalt diffundiert und durch Bindung an Rezeptormoleküle in der Membran des nachgeschalteten Neurons wieder ein elektrisches Signal erzeugt, das dann zur Bildung von APs durch die nachgeschaltete Zelle führen kann. Weil der synaptische Spalt winzig ist, dauert der ganze Vorgang nur etwa eine Millisekunde.

Im Kontext dieses Buches sind Muskelrezeptoren mit marklosen afferenten Fasern (IV-Fasern) besonders interessant, weil sich unter ihnen die freien Nervenendigungen befinden, die Schmerz vermitteln (Nozizeptoren, s. u.). Neben diesen Nozizeptoren gibt es zwei weitere Rezeptor-Typen mit marklosen afferenten Fasern:

- Niederschwellig-mechanosensitive Endigungen, die auf leichte mechanische Reize reagieren und wahrscheinlich Druckempfindungen aus dem Muskel vermitteln.
- Rezeptoren, die die Anpassung von Kreislauf und Atmung an die Bedürfnisse bei Muskelarbeit steuern. Diese Art der Rezeptoren wird auch als *Ergorezeptor* bezeichnet. Sie scheinen sowohl durch die mechanischen Reize des arbeitenden Muskels als auch durch die dabei entstehenden Stoffwechselprodukte (K^+-Ionen oder Laktat) erregt zu werden (Kalia et al. 1981).

Eine ältere Hypothese aus der Sportmedizin besagt, dass z. B. bei Athleten schon *vor* dem Wettkampf Herzfrequenz und Atmung gesteigert und die *langfristige Anpassung* an die erhöhte Leistung über die Muskel-Ergorezeptoren gesteuert wird.

2.1.2 Eigenschaften von Nozizeptoren

Eine kurze Übersicht über die peripheren Vorgänge bei der Entstehung von Muskelschmerz finden Sie unter Mense 2010.

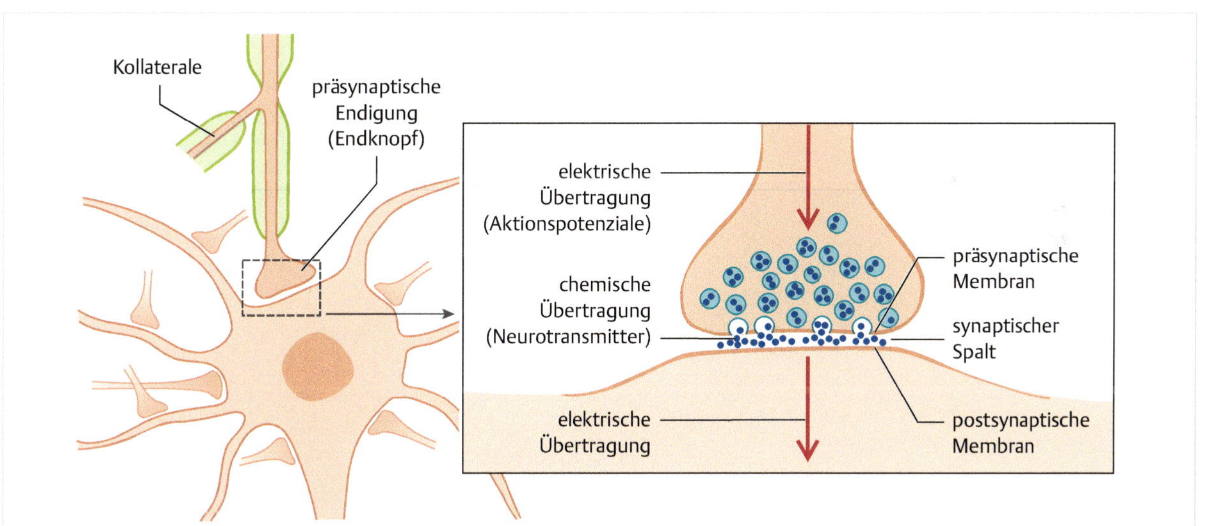

Abb. 2.6 Die ankommenden APs setzen Transmittersubstanzen frei. *Links:* Ein markhaltiges Axon mit Kollaterale (Seitenast) macht über einen präsynaptischen Endknopf Kontakt mit einem nachgeschalteten Neuron.
Rechts: Das Bild zeigt das Prinzip der synaptischen Übertragung von Informationen. Die Information erreicht die Synapse in Form von Aktionspotenzialen (APs) (elektrische Übertragung). Die in den synaptischen Endknopf einlaufenden APs setzen den in Bläschen gespeicherten Transmitter in den synaptischen Spalt frei (chemische Übertragung; die elektrisch ankommende Information wird in eine bestimmte Menge von Transmittermolekülen übersetzt). Der Transmitter diffundiert über den synaptischen Spalt, bindet in der postsynaptischen Membran an Rezeptormoleküle und löst so postsynaptische erregende oder hemmende Potenziale aus. Wenn dadurch eine starke Depolarisation erreicht wird, werden in dem postsynaptischen Neuron wieder APs ausgelöst. Die synaptische Übertragung ist demnach eine Aufeinanderfolge von elektrischen-chemischen-elektrischen Vorgängen.

Definition

Als *nozizeptiv* wird ein afferentes Neuron bezeichnet, wenn es Informationen über das Vorliegen eines objektiv gewebsschädlichen, subjektiv schmerzhaften Reizes an das ZNS sendet.

Bei Testung mit mechanischen Reizen reagieren die Nozizeptoren oft schon vor Erreichen der subjektiven Schmerzschwelle. Die meisten dieser Neurone haben marklose afferente Fasern und leiten APs mit ca. 1 m/s (C- oder IV-Fasern); bei Reizung von Hautrezeptoren leiten sie den sog. *zweiten Schmerz*, wenn ein plötzlicher Schmerzreiz auf die Haut wirkt. Der *erste Schmerz* wird von dünn markhaltigen III- oder Aδ-Fasern vermittelt. Sie leiten mit einer Geschwindigkeit von ca. 2,5–30 m/s. Deshalb empfindet man bei einem plötzlichen schmerzhaften Hautreiz über die Aδ-Fasern zunächst einen schnell auftretenden ersten Schmerz, dem ein zweiter Schmerz folgt, der durch C-Fasern ausgelöst wird. Da ein Muskel nur sehr wenige nozizeptive Gruppe-III-Fasern besitzt, wird nur der zweite Schmerz empfunden.

Definition

Ein *Nozizeptor* ist eine freie Nervenendigung, die über marklose oder seltener über dünn markhaltige Nervenfasern mit dem ZNS verbunden ist.

Freie Nervenendigungen haben ihren Namen wegen der Tatsache, dass sie keinerlei Kapseln oder andere morphologische Spezialisierungen, wie z. B. Muskelspindeln, aufweisen.

Meist werden verschiedene Arten von Nozizeptoren unterschieden, je nach dem Reiz, für den die Endigungen empfindlich sind.

- *Mechano-Nozizeptoren.* Diese Rezeptoren haben eine hohe mechanische Schwelle, d. h. sie werden nur durch starke, gewebsschädigende Reize (z. B. Kneifen, Quetschen) erregt. Sie sind meist mit Aδ-Fasern verbunden.
- *Thermo-Nozizeptoren.* Sie werden durch Temperaturen über ca. 45 °C oder unter 5 °C aktiviert. Auch sie besitzen meist Aδ-Fasern als afferente Fasern.
- *Polymodale Nozizeptoren.* Sie sind gegenüber allen möglichen Schmerzreizen (mechanisch, chemisch, hohe und tiefe Temperaturen) empfindlich und haben marklose afferente Fasern (C-Nozizeptoren).
- *Stumme Nozizeptoren.* Diese Endigungen reagieren normalerweise auf keine Reize, entwickeln aber im entzündeten Gewebe eine Empfindlichkeit gegen verschiedene Schmerzreize. Dieses „Aufwecken" eines stummen Nozizeptors ist ein Beispiel für die Sensibilisierung (Überempfindlichkeit) von Nozizeptoren, die weiter unten näher besprochen wird. Solche stummen Nozizeptoren sind in den Eingeweiden (Jänig u. Häbler 2002) und der Gelenkkapsel (Schaible 2013) gefunden worden; ob sie auch im Skelettmuskel und den Faszien vorkommen, ist ungeklärt.

Der Grund für die unterschiedliche Empfindlichkeit der verschiedenen Nozizeptor-Typen ist in der Ausstattung der Axonmembran der Endigung mit Rezeptormolekülen zu suchen (s. u.). Diese Ausstattung ist nicht konstant, sondern ist von Endigung zu Endigung unterschiedlich und bestimmt die Funktion der Nozizeptoren. Darüber hinaus kann sie – z. B. im Verlauf einer Sensibilisierung – verändert werden.

Alle diese Nozizeptoren leiten die Information über das Vorliegen eines Schmerzreizes über Neurone im Rückenmark und *Thalamus* bis zur Hirnrinde (*Kortex*), wo der Schmerz bewusst wird. Werden die Kortexneurone betäubt, z. B. durch eine Narkose, werden keine Schmerzen mehr empfunden.

Merke

Schmerzen entstehen in der Großhirnrinde (Kortex) als Folge der Erregung von nozizeptiven Endigungen und Neuronen. Der manchmal verwendete Ausdruck „Schmerzrezeptor" für eine nozizeptive Endigung ist nicht korrekt, denn Sinnesrezeptoren werden danach benannt, was sie messen und nicht danach, welche Sinnesempfindungen sie hervorrufen. Nozizeptoren messen keinen Schmerz, sondern sie sind Sensoren für Reize, die im Kortex Schmerz hervorrufen. Kaltrezeptoren als Sensoren für Kaltreize werden ja auch nicht „Zitterrezeptoren" genannt, nur weil Muskelzittern die Folge einer Erregung von Kaltrezeptoren ist.

Alle Vorgänge, die etwas mit der Verarbeitung und Leitung der Information von starken, gewebsschädlichen Reizen zu tun haben und unterhalb der Ebene des Kortex liegen (periphere Nerven, Rückenmark, Thalamus), gehören zum Gebiet der Nozizeption. *Schmerz entsteht erst im Kortex.*

Morphologisch sind Nozizeptoren *freie Nervenendigungen*, d. h. sie bestehen einfach aus den Verzweigungen des afferenten Axons, das nur noch von einer Schicht Schwann-Zellen umgeben ist (▸ Abb. 2.7). Typisch für freie Nervenendigungen sind Verdickungen des Axons (Varikositäten), die in Vesikeln gespeicherte *Neuropeptide* enthalten. Zu diesen Neuropeptiden gehören hauptsächlich *Substanz P (SP), Calcitonin Gene-Related Peptide (Calcitonin-verwandtes Peptid, CGRP), Somatostatin (SOM)* und *vasoaktives intestinales Polypeptid (VIP)*. SP und CGRP kommen fast ausschließlich in Nozizeptoren vor und können daher zur Identifizierung von nozizeptiven Nervenendigungen verwendet werden. Für die Identifizierung

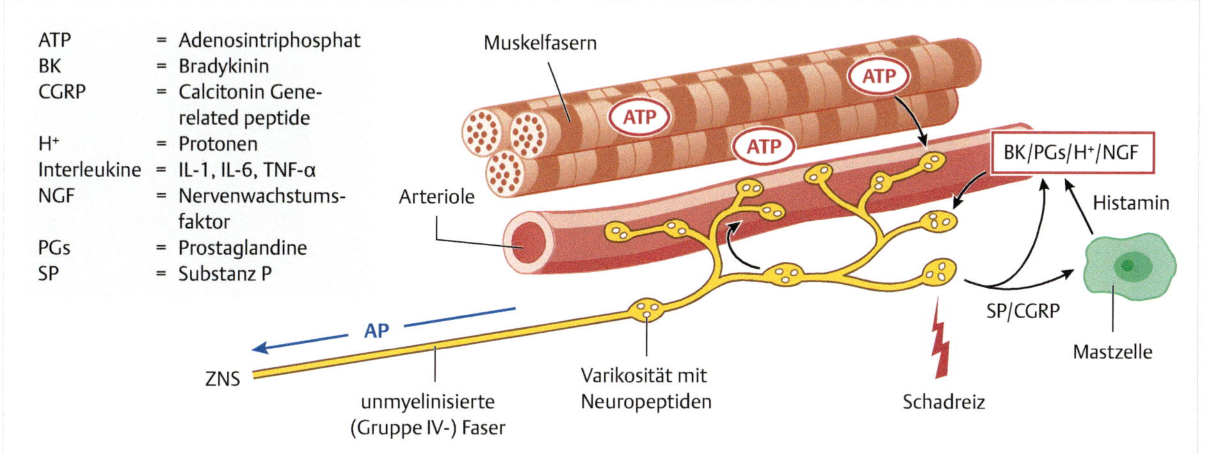

Abb. 2.7 Vorgänge bei der Erregung eines Muskelnozizeptors. Morphologisch sind Nozizeptoren verzweigte freie Nervenendigungen (gelb), die meist über marklose afferente Fasern (Gruppe IV-Fasern) mit dem ZNS verbunden sind. Die freie Endigung besitzt axonale Erweiterungen (Varikositäten), in denen Neuropeptide (hauptsächlich SP und CGRP) gespeichert sind. Wird die Endigung durch einen Schmerzreiz depolarisiert, setzt sie die Neuropeptide frei (rechter Teil der Abb.). CGRP löst in kleinen Blutgefäßen eine Vasodilatation aus, während SP zusätzlich die Gefäßpermeabilität von Kapillaren steigert. Dadurch tritt Blutplasma aus den Gefäßen in das umliegende Gewebe über. Dies führt zur Bildung eines lokalen Ödems und Freisetzung von Bradykinin (BK) und Prostaglandinen (PGs) aus dem Blutplasma. In der Legende neben der Grafik stehen noch weitere sog. entzündliche Substanzen, die von der nozizeptiven Endigung oder aus dem ausgetretenen Blutplasma freigesetzt werden. Diese Substanzen können benachbarte Nozizeptoren sensibilisieren und wirken auf die Endigung zurück.

gibt man farbig markierte Antikörper gegen die Neuropeptide zum Gewebe und macht dann die Antikörper im Gewebsschnitt sichtbar. Die ▶ Abb. 2.8a und ▶ Abb. 2.8b zeigen mikroskopische Originalaufnahmen von Nervenendigungen im M. gastrocnemius-soleus (Wadenmuskel) und der Fascia thoracolumbalis (große Rückenfaszie) der Ratte. Die dargestellten kurzen Axonstücke mit den Verdickungen sind wahrscheinlich nur Teile der gesamten nozizeptiven Nervenendigung.

Die Neuropeptide werden bei Reizung der Endigung durch einen Schmerzreiz in das umgebende Gewebe freigesetzt (▶ Abb. 2.7) und bewirken eine *Gefäßerweiterung* (bes. durch CGRP) und eine *Steigerung der Durchlässigkeit* der Gefäßwand (bes. durch SP) benachbarter Kapillaren. Als Folge tritt Blutplasma aus den Kapillaren in das umgebende Gewebe über und es bildet sich ein lokales *Gewebsödem* um den Ort des Schmerzreizes. Aus dem ausgetretenen Blutplasma werden die Entzündungsmediatoren Bradykinin (BK), Serotonin (5-Hydroxytryptamin, 5-HT) und Prostaglandin E2 (PGE2) gebildet bzw. freigesetzt. BK wird aus dem Blutplasma von einem Vorläufermolekül abgespalten, 5-HT wird von bestimmten Blutzellen (Thrombozyten) freigesetzt und die Hauptquelle von PGE2 im Muskel sind die Endothelzellen von Blutgefäßen. Die Substanzen werden Entzündungsmediatoren genannt, weil sie typischerweise im Lauf einer Entzündung gebildet werden und umliegende Nozizeptoren sensibilisieren, d. h. ihre Erregbarkeit durch Schmerzreize steigern.

Merke

Eine nozizeptive Nervenendigung ist nicht nur ein passiver Sensor für objektiv gewebsschädliche/subjektiv schmerzhafte Reize, sondern beeinflusst aktiv die Mikrozirkulation in ihrer Umgebung. Umgekehrt kann der Nozizeptor durch sog. Entzündungsmediatoren sensibilisiert werden.

Viele der gängigen Schmerzmittel aus der Klasse der nichtsteroidalen Antirheumatika (NSAR), wie z. B. Aspirin, hemmen die Synthese von PGE2 durch das Enzym Zyklooxygenase.

2.1.3 Der Axonreflex

Nozizeptoren können mit ihren Ästen eine relativ große Ausdehnung haben. Deshalb ist es möglich, dass ein lokalisierter Schmerzreiz (z. B. ein Nadelstich) nur Teile der gesamten Endigung erregt. Die APs, die in einem Teil des Nozizeptors entstehen, laufen in benachbarte Äste derselben Endigung ein und setzen hier ebenfalls gespeicherte Neuropeptide frei. Der gesamte Vorgang wird als *Axonreflex* bezeichnet (▶ Abb. 2.9). Es liegt *kein echter Reflexbogen* vor, denn dazu gehört mindestens eine Synapse im Rückenmark.

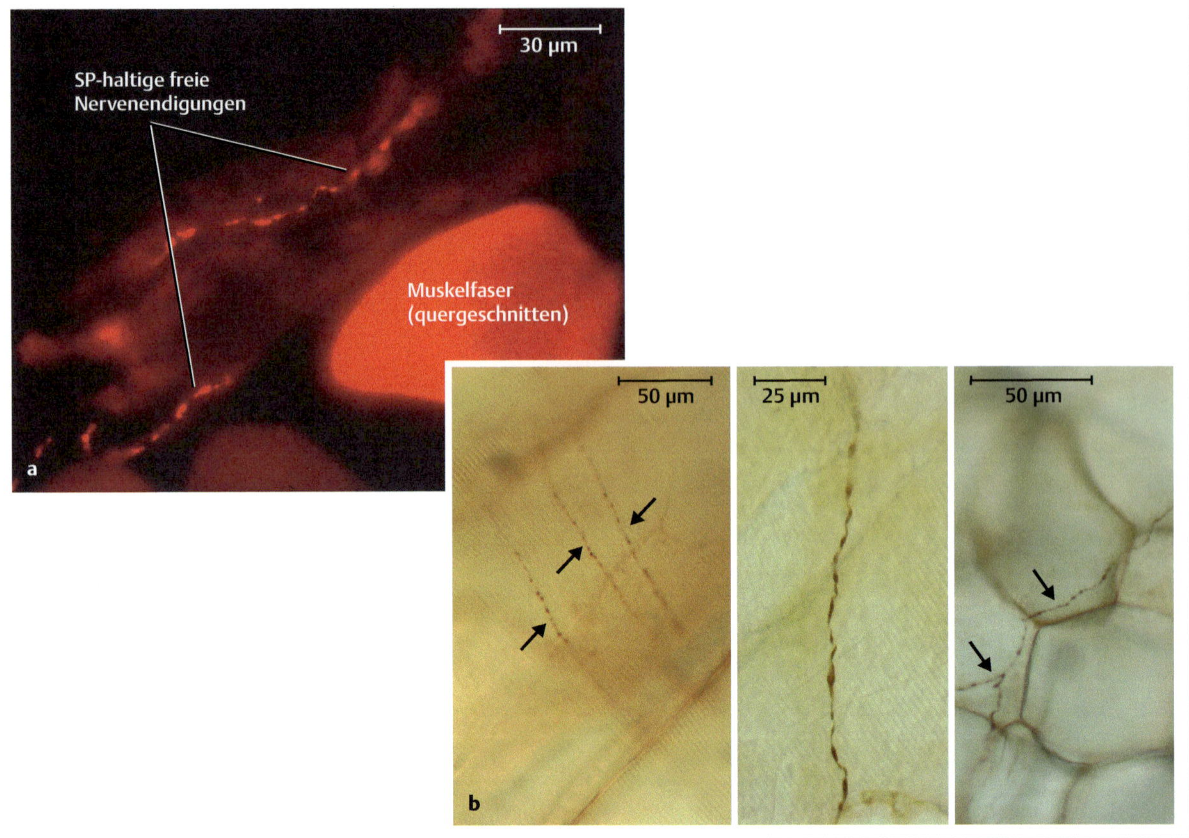

Abb. 2.8 Aussehen von freien Nervenendigungen im Mikroskop.

a Substance P-haltige freie Nervenendigungen im M. Gastrocnemius-Soleus.
Zwei Nervenendigungen aus dem M. gastrocnemius der Ratte, dargestellt mit Immunfluoreszenz. Die Endigungen wurden mit fluoreszierenden Antikörpern gegen SP dargestellt. Da sie SP enthalten, handelt es sich höchstwahrscheinlich um Nozizeptoren. Deutlich erkennbar ist das perlschnurartige Aussehen der Endigungen, das durch die Varikositäten des Axons bedingt ist. Die Varikositäten haben einen Durchmesser von 0,5–1 µm und liegen damit an der Grenze des Auflösungsvermögens des Lichtmikroskops.

b CGRP-haltige, freie Nervenendigungen in der Fascia thoracolumbalis.
Freie Nervenendigungen aus der Fascia thoracolumbalis (große Rückenfaszie) der Ratte. Diese Endigungen wurden mit Antikörpern gegen CGRP markiert, die mithilfe einer Farbreaktion als braune Strukturen sichtbar gemacht wurden. Auch hier erkennt man das perlschnurartige Aussehen von freien Nervenendigungen. Die große Mehrzahl der CGRP-haltigen Endigungen sind ebenfalls Nozizeptoren.

Ein praktisches Beispiel für die Wirkung eines Axonreflexes ist die Rötung und Schwellung um eine *lokale Hautverletzung*. So erregt ein Nadelstich oder ein kleiner Schnitt im Extremfall nur einen oder wenige Äste eines verzweigten Hautnozizeptors. Die dadurch ausgelösten APs laufen in nichterregte Äste derselben Endigung und setzen hier u. a. SP und CGRP frei. Auf diese Weise kommt es zur Gefäßerweiterung (Rötung) und erhöhten Gefäßdurchlässigkeit (Schwellung, Ödem), die auf ein kleines Gebiet um die Verletzungsstelle beschränkt ist. Ein echter Reflex, z. B. über eine Hemmung des sympathischen Nervensystems, kommt als Erklärung nicht infrage, denn er würde ausgedehnte Rötungen und Schwellungen hervorrufen.

2.1.4 Neurogene Entzündung

Die Freisetzung von Neuropeptiden kann auch durch APs bewirkt werden, die aus der Richtung des ZNS kommend in die freie Nervenendigung – also entgegen der normalen Ausbreitungsrichtung (*antidrom*) – eindringen. Dies ist z. B. der Fall, wenn afferente Nerven oder Hinterwurzeln gequetscht werden (Neuropathien oder Radikulopathien). Ein prominentes Beispiel ist ein *Bandscheibenvorfall* in der lumbalen Wirbelsäule, der Hinterwurzeln komprimiert. Die Schmerzen werden bei diesem Vorgang vorwiegend durch gequetschte nozizeptive Afferenzen verursacht, aber man darf nicht vergessen, dass von der Kompressionsstelle nicht nur APs zu höheren nozizeptiven Zentren im ZNS laufen, sondern auch in die Periphe-

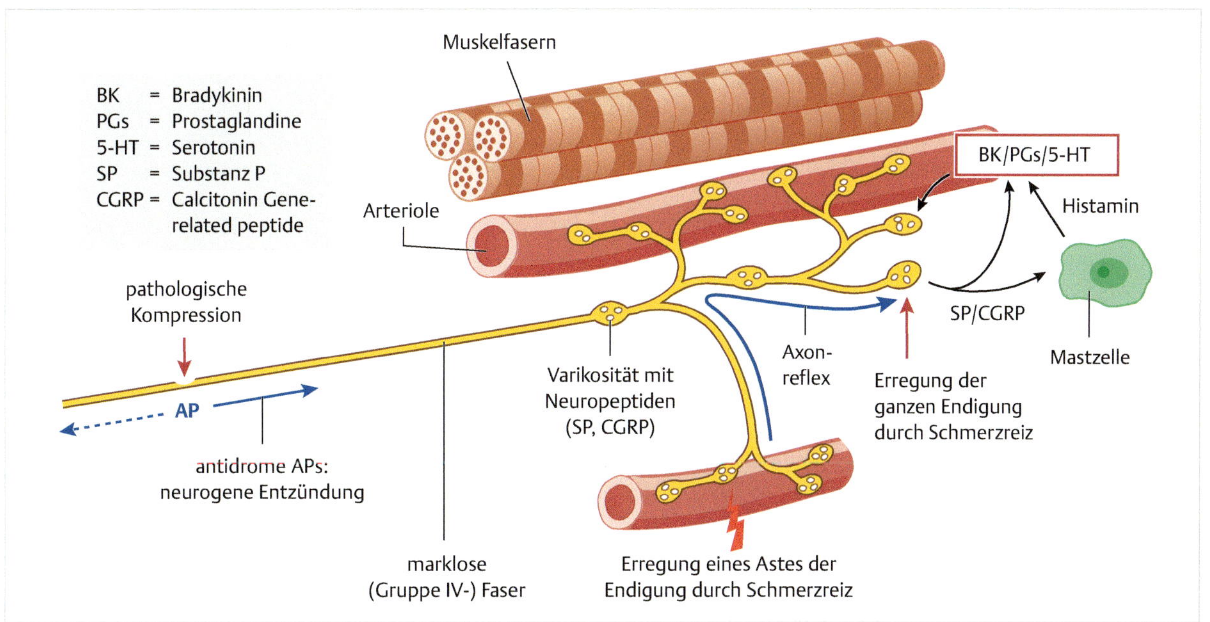

Abb. 2.9 Der Axonreflex. *Rechte Bildhälfte:* Angenommen wird, dass nur ein Ast eines ausgedehnten Nozizeptors durch einen Schmerzreiz erregt wird. Die hier entstehenden APs laufen dann in andere Äste derselben Endigung und setzen hier wieder Neuropeptide frei. Durch einen solchen Axonreflex lassen sich die Rötung (Vasodilatation durch CGRP) und Schwellung (Ödem durch SP) um eine lokale Verletzung erklären. Eine Hemmung des Sympathikus, die ebenfalls zu einer Hautrötung führen würde, kann die lokale Rötung nicht erklären, denn durch Hemmung des Sympathikus würde in einem relativ großen Gebiet eine Vasodilatation auftreten. *Linke Bildhälfte:* Kommt es zu einer Kompression der afferenten Faser des Nozizeptors – z. B. durch eine verrutschte Bandscheibe oder einen anderen pathologischen Engpass – werden an der komprimierten Stelle APs ausgelöst, die sich in beide Richtungen entlang der Faser ausbreiten. Die APs, die nach zentral laufen, verursachen Schmerzen (neuropathische Schmerzen). Die in die Peripherie laufenden antidromen APs setzen aus der nozizeptiven Endigung Neuropeptide frei. Die damit verbundenen Gefäßeffekte (Vasodilatation und Ödem) werden zusammen mit der erhöhten Konzentration von Entzündungsmediatoren (BK, PGs, Serotonin) im Gewebe als neurogene Entzündung bezeichnet. Die Entzündungsmediatoren sensibilisieren die Nervenendigungen in der näheren Umgebung des Nozizeptors. Die höhere Erregbarkeit von sensibilisierten Nozizeptoren kann die Schmerzen von Neuropathie-Patienten verstärken.

rie zu den Nozizeptoren (▸ Abb. 2.9, links). Auch hierbei kommt es zu einer Freisetzung von Neuropeptiden aus den erregten Nozizeptoren und der Freisetzung von entzündlichen Substanzen mit der Bildung eines lokalen Ödems. Damit verbunden ist oft eine Verstärkung der neuropathischen Schmerzen durch Sensibilisierung der Nozizeptoren. Im Endeffekt ist durch die in die Peripherie laufenden APs eine sterile *neurogene Entzündung* entstanden, die durch erweiterte Gefäße mit Gewebsödem und sensibilisierte Nozizeptoren gekennzeichnet ist.

2.1.5 Reizfaktoren für tiefsomatische Nozizeptoren

Muskel- und Faszienschmerzen werden typischerweise durch die Erregung von Nozizeptoren ausgelöst (es gibt auch Patienten, bei denen die Ursache in einer Übererregbarkeit des ZNS liegt). Häufige Ursachen für diese Muskelschmerzen sind starke mechanische Reize (Prellungen, Quetschungen, Zerrungen, Überdehnungen) sowie Überlastungen durch körperliche Arbeit und Sport (z. B. Muskelfaserriss). Für Faszienschmerz spielen wahrscheinlich neben mechanischen Überlastungen (Zerrungen, Überdehnungen) auch *Verklebungen* eine Rolle, die die freie Verschiebbarkeit der Faszien gegenüber den umliegenden Geweben behindern. Für einige Faszien wie die Faszien und Bänder unter der Fußsohle (Plantarfaszie) sind Entzündungen als häufige Ursache bekannt (*Plantarfasziitis*). Hierbei liegt allerdings keine echte Entzündung der Plantarfaszie vor, sondern die Faszie ist durch langes Laufen (Langstrecke) überlastet und überdehnt. Entzündet ist meist das Gewebe um die eigentliche Faszie herum. Die Entzündung ist nicht durch Bakterien verursacht, sondern steril. Die Überlastungen reichen aus, um die entzündlichen Substanzen freizusetzen.

Wenn Muskeln oder Faszien schmerzhaft verändert sind, wird eine Vielzahl von Reizsubstanzen im Gewebe freigesetzt, die sich an entsprechende Rezeptormoleküle in der Membran des Nozizeptors binden und ihn erregen können.

Zu den Reizsubstanzen für Nozizeptoren in tiefsomatischen Geweben gehören z. B. endogene Entzündungsmediatoren (u. a. Bradykinin [BK], Serotonin [5-Hydroxytryptamin, 5-HT], Prostaglandin E2 [PGE2]; Mense 2009;

Mense u. Gerwin 2010) und NGF (Nervenwachstumsfaktor, „nerve growth factor").

Die Entzündungsmediatoren werden nicht nur bei Muskelentzündungen freigesetzt, sondern auch bei allen anderen Verletzungen von Muskelgewebe, wie z. B. Muskelkater, Muskelfaserriss und chronischen Überlastungen. In geringer Konzentration sensibilisieren diese Substanzen Nozizeptoren (machen sie übererregbar), in höheren Konzentrationen haben sie eine direkt erregende Wirkung. Deswegen tritt bei Verletzungen oder Erkrankungen von tiefsomatischen Geweben meist zuerst nur *Druckempfindlichkeit* als Zeichen einer Sensibilisierung auf; *spontane Schmerzen*, bedingt durch ständige Entladungen von Nozizeptoren, folgen später. Entzündungshemmende Medikamente wie Azetylsalizylsäure hemmen die Freisetzung von Prostaglandinen und können dadurch die Entzündungsvorgänge und die damit verbundene Sensibilisierung von Nozizeptoren lindern.

Speziell für Muskel- und Faszienschmerz sind Substanzen besonders wichtig, die bei Schädigung dieser Gewebe freigesetzt werden. Hierzu gehört *ATP* (Adenosintriphosphat) für Muskelschmerz. ATP ist ein energiereiches Molekül, das in jeder Körperzelle vorkommt und dessen Konzentration in *Muskelzellen* besonders hoch ist. Deshalb führt jede Muskelverletzung (bes. Muskelfaserriss) zu Schmerzen. *Protonen (H+)* entstehen im Muskel bei jeder starken Überlastung, besonders bei eingeschränkter Durchblutung, wie z. B. bei länger dauernden statischen Kontraktionen (Haltearbeit). Es ist schon lange bekannt, dass bei erschöpfender Muskelarbeit der pH-Wert im Muskel von normalerweise 7,4 auf ca. 6,4 sinkt (Hermansen u. Osnes 1972). Dies bedeutet, dass unter diesen Umständen die H^+-Ionen-Konzentration im Gewebe auf das Zehnfache steigt.

Auch für Faszien ist eine reduzierte Durchblutung mit Freisetzung von Protonen ein Schmerzreiz. Entzündungen von Muskel und Faszie sind ebenfalls mit einer *Gewebsazidose* verbunden. Darunter versteht man ein Absinken des pH-Wertes im Gewebe durch verstärkte Freisetzung von Protonen. Die hohe H^+-Konzentration kann Nozizeptoren erregen und so Schmerz auslösen. Für Hautschmerzen spielen erhöhte Konzentrationen an Protonen und ATP praktisch keine Rolle. Dieses Beispiel zeigt, dass sich Ergebnisse, die man in Untersuchungen des Hautschmerzes erhalten hat, nicht auf Muskel- und Faszienschmerz übertragen lassen.

Merke

Bei praktisch allen Formen von Muskelschmerzen werden die obigen Reizsubstanzen zusammen mit den Entzündungsmediatoren (BK, Serotonin, PGs) und den Neuropeptiden freigesetzt. Es entsteht so der sog. „entzündliche Cocktail" oder auch die „entzündliche Suppe", deren Bestandteile in unterschiedlicher Zusammensetzung (je nach Läsion) auf die Muskelnozizeptoren einwirken.

Erst seit kurzem ist der Nervenwachstumsfaktor *NGF* als Reizsubstanz für Muskelnozizeptoren bekannt geworden (Lewin u. Mendell 1993; Mense 2009). NGF gehört zu den entzündlichen Substanzen und wird bei jeder Gewebsentzündung freigesetzt. Hierbei scheinen Mastzellen als Syntheseort von Bedeutung zu sein. Neben seiner erregenden Wirkung auf Nozizeptoren hat NGF noch eine ausgeprägte sensibilisierende Wirkung. Wie der Name andeutet, stand ursprünglich als Hauptfunktion von NGF das Wachstum und Überleben von sympathischen und nozizeptiven Nervenfasern während der Entwicklung im Vordergrund. Auch das Aussprossen von Nervenfasern nach einer Nervenverletzung wird von NGF gesteuert.

Damit die verschiedenen Auslösefaktoren für Muskel- und Faszienschmerz (hauptsächlich ATP, Protonen, NGF) die Nozizeptoren erregen können, müssen sie sich an ein *Rezeptormolekül* binden, das in die Membran des Nozizeptors eingebaut ist. ATP bindet an den sog. *P2X3-Rezeptor* und für Protonen sind mehrere Rezeptormoleküle vorhanden, nämlich *TRPV1* (transient receptor potential channel of the vanilloid receptor type, subtype 1) und *ASIC 1* und *ASIC 3* (acid sensing ion channel). Die Tatsache, dass für H^+-Ionen mehrere Rezeptormoleküle vorhanden sind, ist schon ein Hinweis auf die Wichtigkeit der Gewebsazidose als Schmerzfaktor in Muskel und Faszie.

Wenn sich die passenden Reizsubstanzen an die Rezeptormoleküle binden, führt dies im Fall von ATP (P2X3-Rezeptor) und H^+(TRPV1- und ASIC-Rezeptoren) zur Öffnung von Ionenkanälen, die zu einem Einstrom von positiv geladenen Ionen (hauptsächlich Na+) führt (▶ Abb. 2.10). Diese Rezeptormoleküle werden daher *ionotrop* genannt. Dadurch entsteht eine Veränderung des innen negativen Membranpotenzials in positiver Richtung (d. h. ein *Rezeptorpotenzial*). Wenn ausreichend viele Bindungsprozesse pro Zeit stattfinden, addieren sich die Rezeptorpotenziale, und Aktionspotenziale entstehen in der afferenten Faser. Die Nervenendigung selbst kann keine APs bilden, hier entstehen nur Rezeptorpotenziale, die sich wie in einem elektrischen Leiter bis zur afferenten Faser ausbreiten.

BK und PGE2 dagegen führen nach der Bindung an ihr Rezeptormolekül (B1 und B2 bzw. EP) zu einer Aktivierung von intrazellulären Enzymen und steigern damit die *Öffnungseigenschaften* der Na^+-Kanäle (Öffnungswahrscheinlichkeit und Dauer der Kanalöffnung). Die Rezeptoren werden *metabotrop* genannt.

Der Wachstumsfaktor *NGF*, der bei Entzündungen entstehen kann, bindet sich dagegen an das TrkA (Tropomyosinrezeptorkinase A)-Rezeptormolekül. Die Bindung öffnet keinen Ionenkanal, sondern führt über die Aktivierung einer Kette von intrazellulären *sekundären Botenstoffen* (second messengers) zu einer Änderung (meist Steigerung) der Erregbarkeit der nozizeptiven Nervenendigung. Zu solchen sekundären Botenstoffen gehören u. a. *Ca^{++}-Ionen* sowie *cAMP* und *cGMP* (zyklisches Adenosin-

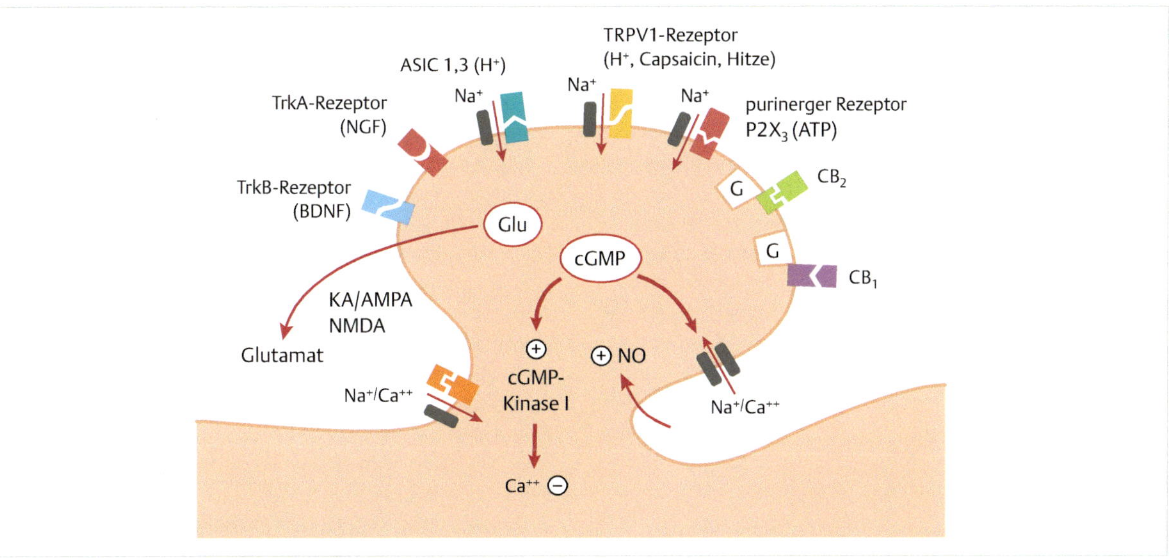

Abb. 2.10 Rezeptormoleküle in der Membran einer nozizeptiven Nervenendigung. Der auslösende Reiz steht jeweils in Klammern hinter der Bezeichnung des Rezeptormoleküls. *Ionotrope Rezeptoren:* Hierzu gehören die $P2X_3$-, TRPV1- und die ASIC-Rezeptormoleküle, die die nozizeptive Endigung durch Öffnung von Na^+-Kanälen direkt erregen können. Besonders wichtig für die Auslösung von Muskelschmerz sind der TRPV1-Rezeptor und die ASICs, die H^+-Ionen binden und daraufhin einen Ionenkanal öffnen. H^+-Ionen liegen im Gewebe dann vermehrt vor, wenn eine Gewebsazidose besteht. Eine Gewebsazidose mit erniedrigtem pH-Wert (erhöhter Konzentration an H^+-Ionen) kommt im Muskel häufig vor, weil alle Überlastungen und Ischämien zu diesem Zustand führen. Der TrkA-Rezeptor ist nicht ionotrop, sondern metabotrop. Er bindet NGF und löst so intrazellulär Veränderungen an Signalmolekülen aus. TrkA steht für Tropomyosin receptor kinase A, ein Rezeptormolekül, das das Überleben von Nervenzellen steuert. NGF wird bei allen Entzündungsvorgängen freigesetzt.

Monophosphat und zyklisches Guanosin-Monophosphat) und verschiedene *Proteinkinasen*. Durch diese Vorgänge wird der Stoffwechsel im Zytoplasma des Nozizeptors umgebaut. Als Folge werden die durch ATP, TRPV1 und H^+ geöffneten Ionenkanäle besser durchgängig und neue Rezeptormoleküle mit Ionenkanälen gebildet. Wenn eine rezeptive Endigung in ihrer Membran eine größere Dichte von Ionenkanälen besitzt, wird die Endigung stärker durch einen bestimmten Reiz erregt. Dies ist einer der Mechanismen der peripheren Sensibilisierung (s. u.). Bradykinin und PGE2 wirken ebenfalls über Rezeptormoleküle (B1 und B2), die keine Ionenkanäle öffnen, sondern in den Stoffwechsel des Nozizeptors eingreifen.

In ▸ Abb. 2.10 nicht gezeigt ist das Rezeptormolekül *TRPM8*, das evtl. für die hohe Schwelle von Mechano-Nozizeptoren bei mechanischer Reizung verantwortlich ist (Jankowski et al. 2017). Dieses Rezeptormolekül könnte die Schmerzen bei mechanischen Traumen (Kneifen, Quetschen) vermitteln.

2.1.6 Periphere Sensibilisierung

Die *Internationale Gesellschaft zum Studium des Schmerzes (IASP)* definiert die periphere Sensibilisierung wie folgt (IASP 1994, aktualisiert 2017):

Increased responsiveness and reduced threshold of nociceptive neurons in the periphery to the stimulation of their receptive fields.
Gesteigerte Erregbarkeit und gesenkte Reizschwelle von nozizeptiven Neuronen in der Peripherie bei Reizung ihrer rezeptiven Felder (**Übersetzung des Autors**).

(Ein rezeptives Feld ist der Bereich des Körpers, auf dessen Reizung ein sensibles Neuron reagiert.)

Durch alle Traumen und Entzündungsvorgänge in der Gegend des Nozizeptors werden Entzündungsmediatoren freigesetzt, die im Endeffekt die nozizeptive Endigung sensibilisieren, d. h. übererregbar machen. Besonders wichtig sind neben den schon erwähnten Substanzen solche Moleküle, die von Immunzellen (Mastzellen, Lymphozyten) freigesetzt werden wie *Interleukin-1β* und *Tumornekrosefaktor-α* (TNF-α). Diese Substanzen binden an Rezeptormoleküle in der Membran von Nozizeptoren und aktivieren die intrazellulären *sekundären Botenstoffe*, die im Endeffekt den Nozizeptor übererregbar machen (Chiu et al. 2012). Im sensibilisierten Zustand reagiert der Nozizeptor verändert auf Schmerzreize:

- Der Nozizeptor produziert eine stärkere Antwort auf einen *überschwelligen Reiz*, d. h. einen Reiz, der ihn auch im Normalzustand erregt hätte. Die Reizschwelle des Nozizeptors ist dabei erniedrigt oder unverändert, nur die Antwort ist stärker. Dieser Aspekt der Sensibilisierung wird nach der IASP-Terminologie *Hyperalgesie* genannt.
- Der Nozizeptor reagiert auf einen *unterschwelligen Reiz*, d. h. einen Reiz, der ihn im Normalzustand nicht erregt hätte. Die Reizschwelle ist dabei gesenkt. Dieser Zustand wird nach der IASP als *Allodynie* bezeichnet.

Zusatzinfo

Die Allodynie ist aber nicht notwendigerweise die Folge einer *peripheren* Sensibilisierung. Derzeit überwiegt die Ansicht, dass die Allodynie dadurch entsteht, dass afferente Fasern mit niedriger mechanischer Reizschwelle, die normalerweise Berührungsreize registrieren, unter pathologischen Bedingungen eine Verbindung zu *zentralen* nozizeptiven Neuronen bekommen.

Merke

Unter *Hyperalgesie* versteht man verstärkte Schmerzen bei Einwirkung eines Schmerzreizes. Bei einer Allodynie lösen auch eigentlich nicht schmerzhafte Reize Schmerzen aus. Beide Zustände können durch eine Sensibilisierung des Nozizeptors ausgelöst werden.

Hyperalgesien treten eher bei chronischen Schmerzen auf, bei denen es bei Testung mit einem Schmerzreiz zu übersteigerten Schmerzen kommt, die oft länger als normal anhalten. Ein Beispiel für die Auslösung von Hyperalgesien in tiefsomatischen Geweben wäre die Injektion von NGF, der in klinischen Studien häufig zur Auslösung einer peripheren Sensibilisierung eingesetzt wird.

Beispiele für eine *Allodynie* in Muskel und Faszie sind Bewegungsschmerzen während eines Muskelkaters oder Schmerzen bei einem leichten Druckreiz, der sicher nicht schmerzhaft ist.

2.1.7 Der axonale Transport

Als axonaler Transport wird ein molekulares *Transportsystem* im Zytoplasma des Axons bezeichnet. Einige Bestandteile des Neurons müssen ständig durch Syntheseprozesse erneuert und zum Ort des Verbrauchs transportiert werden. Dabei kann man einen *langsamen Transport*, der vom Zellkörper zum peripheren Ende des Axons verläuft (anterograder Transport), von einem *schnellen Transport* unterscheiden, der in beiden Richtungen stattfindet (retrograd und anterograd). Der langsame Transport hat eine Geschwindigkeit von ca. 1 mm/Tag, der schnelle ca. 30 cm/Tag. Mit dem langsamen Transport wird z. B. das Molekül NGF, das für das Überleben von nozizeptiven Neuronen während der Entwicklung nötig ist, von der Peripherie in Richtung Soma transportiert.

Zu den transportierten Bestandteilen gehören auch Eiweiße des Strukturskeletts. Zum Strukturskelett gehören z. B. Aktin, das dem Axon eine gewisse mechanische Stabilität verleiht, und andere fadenförmige Proteine im Axoplasma. Diese Proteine werden ständig auf- und abgebaut. Weiterhin müssen Teile der Rezeptormembran, Rezeptormoleküle und Enzyme neu synthetisiert werden. Auch bestimmte Substanzen, die bei der synaptischen Übertragung der neuronalen Information beteiligt sind, müssen ständig erneuert werden (z. B. Neuropeptide wie Substanz P und CGRP). Der Ort der Synthese ist in allen Fällen der Zellkörper (das Soma) im *Spinalganglion*, weil hier der Kern mit der genetischen Information für die Synthese lokalisiert ist.

Da die Syntheseprodukte nicht im Soma benötigt werden, sondern in der nozizeptiven und synaptischen Endigung des afferenten Neurons, und da Axone über 1 m lang werden können, ist ein Transportsystem notwendig. Für den Transport sind besondere *Transportproteine* vorhanden, die die zu transportierenden Moleküle an sich binden und sich mit ihnen entlang der fadenförmigen Eiweißmoleküle im Axoplasma bewegen.

Während der Embryonalentwicklung ist das Aussprossen von Nervenfasern vom anterograden Transport abhängig. Gesteuert wird das Wachstum von Substanzen, die von den zu innervierenden Organen freigesetzt werden. Sobald ein Axon Kontakt mit einem solchen Organ hergestellt hat, werden über den retrograden Transport sog. *neurotrophe Substanzen* wie NGF zum Soma zurücktransportiert. Dieser Rücktransport von NGF ist für das Überleben des Neurons während der Entwicklung unerlässlich. Ohne die neurotrophen Substanzen geht das Neuron zugrunde (Levi-Montecaltini u. Angeletti 1968).

Auch für bestimmte Infektionskrankheiten wie *Herpes zoster* (Gürtelrose) ist der axonale Transport von Bedeutung: Bei einer Infektion mit Herpesviren erreichen die Viren über den retrograden axonalen Transport das Soma des befallenen Neurons, um sich dort zu vermehren. Anschließend verteilen sie sich mithilfe des anterograden Transports in allen Axonen des Neurons und lösen in der Haut streifenförmige Entzündungen aus.

Merke

Das Transmittermolekül *Glutamat*, das den wichtigsten Überträgerstoff bei der synaptischen Weiterleitung der nozizeptiven Information vom primären zum sekundären afferenten Neuron darstellt, muss nicht im Soma des afferenten Neurons synthetisiert werden. Nach der Freisetzung in den synaptischen Spalt wird Glutamat durch spezialisierte Transportproteine wieder in die präsynaptische Endigung aufgenommen und kann dann erneut freigesetzt werden.

2.2 Das sekundäre nozizeptive Neuron (Hinterhornneuron)

2.2.1 Typen von Hinterhornneuronen

Der Begriff *Hinterhornneuron* geht auf die Lage dieser Neurone im Rückenmark zurück. Die Zellen befinden sich in einem dorsalen (hinten gelegenen) Teil des Rückenmarks, der Hinterhorn genannt wird.

► **Morphologische Typen:**

- *Multipolares Neuron.* Dieser Zelltyp besitzt eine große Zahl von Dendriten auf allen Seiten der Zelle, aber nur ein Axon. Zu diesen Zellen gehören die nozizeptiven Neurone im ZNS, die teilweise sehr lange Axone haben und weit entfernte nozizeptive Zentren miteinander verbinden. Multipolare Neurone bilden typischerweise im ZNS neuronale Netzwerke. ► Abb. 2.11 zeigt eine schematische Verschaltung in sensiblen Netzwerken: Die afferente Information wird auf viele sekundär afferente Neurone verteilt (Divergenz). Gleichzeitig besteht das Prinzip der Konvergenz, d. h. die Information von vielen Zellen erreicht nur wenige nachgeschaltete Neurone. Multipolare Neurone sind die häufigsten Bestandteile solcher Netzwerke im ZNS. Die ► Abb. 2.2 zeigt ein solches Neuron.

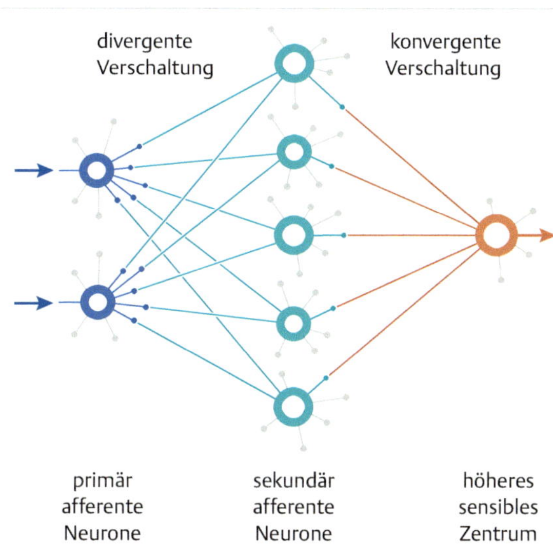

Abb. 2.11 Stark vereinfachtes schematisches Netzwerk für die Verarbeitung von afferenter Information in einem sensiblen Netzwerk. Die Information wird von den primär afferenten Neuronen jeweils auf mehrere sekundär afferente Neurone verteilt (Divergenz). Gleichzeitig besteht oft das Prinzip der Konvergenz, d. h. die Information von vielen Zellen erreicht nur wenige nachgeschaltete Neurone. Solche Netzwerke bestehen meist aus multipolaren Neuronen, denn dieser Neuronentyp ist wegen seiner vielen Endknöpfchen am Ende des Axons für die Bildung von Netzwerken besonders gut geeignet.

- *Bipolares Neuron.* Diese Neurone besitzen einen Dendriten als informationstechnischen Eingang und ein Axon als Ausgang. Beide Fortsätze sind relativ kurz. Sie leiten die Information zwischen zwei oder mehreren Neuronen weiter. Sie erfüllen meist die Funktion von *Interneuronen*, die Informationen über kurze Strecken weitergeben. Beispiele sind Interneurone in der Netzhaut des Auges.
- *Unipolares Neuron.* Diese Neurone bestehen typischerweise nur aus einem Soma und einem Axon. Beispiele sind die Photorezeptoren der Netzhaut. In abgewandelter Form kommen sie als primär afferente Neurone im sensiblen Nervensystem vor (*pseudounipolares Neuron* mit einem Soma und einem Stammaxon, das sich sofort in ein peripheres und zentrales Axon teilt; vgl. ► Abb. 2.5).

Die Gesamtzahl aller Neurone im ZNS des Menschen wird auf ca. 10^{11} (100 Milliarden) geschätzt, d. h. auf jeden Erdbewohner kämen etwa 10 Neurone.

Neben dieser morphologischen Einteilung gibt es eine funktionelle Charakterisierung. So kann man je nach der *Art* der vom Neuron verarbeiteten Information (z. B. von Mechanorezeptoren oder von Thermorezeptoren) oder dem *Ursprung* der erregenden Information (z. B. von der Haut oder von den Eingeweiden) eine Vielzahl von Neuronen unterscheiden. Im Kontext des vorliegenden Buches sind die folgenden Zelltypen von Interesse, die Informationen von den tiefsomatischen Geweben verarbeiten

► **Funktionelle Typen:**

- *Nozizeptives Neuron.* Diese Zellen müssen höhere Zentren durch ihr Entladungsverhalten über das Vorliegen eines Schadreizes informieren. Nozizeptive Hinterhornneurone kommen in zwei Formen vor:
  - *nozizeptiv-spezifische Zellen*, die ausschließlich auf schmerzhafte Reize mit dem Feuern von APs reagieren. Sie haben eine hohe Reizschwelle und sind relativ selten. Diese Zellen signalisieren einen Schmerzreiz dadurch, dass sie überhaupt APs bilden.
  - sog. *Wide-dynamic-range(WDR)-Neurone*, die eine Antwortschwelle im nichtschmerzhaften Bereich besitzen, aber ihre maximale Antwort erst bei schmerzhaften Reizstärken erreichen. Die WDR-Neurone sind die häufigsten nozizeptiven Neurone im Rückenmark. Diese Zellen signalisieren einen Schmerzreiz dadurch, dass sie mit besonders hoher Frequenz feuern (viele APs pro Zeit).
- *Niederschwellig-mechanorezeptives Neuron.* Diese Neurone reagieren auf schwache Reize und leiten keine nozizeptive Information. Bei Anwendung von starken, schmerzhaften Reizen erreicht ihre Entladungsfrequenz eine Sättigung, d. h. ihre AP-Frequenz steigt nicht weiter an.
- *Neurone mit Verbindungen zu mehr als einem Gewebe.* Zu diesen Neuronen gehören solche mit Kontakten zu

verschiedenen tiefsomatischen Geweben und auch zur Haut. Neurone dieses Typs können durch Reizung der Haut, des Muskels, der Faszie und evtl. der Gelenke erregt werden. Diese häufig vorkommenden Neurone werden als *konvergente Zellen* oder Zellen mit konvergentem Input bezeichnet.

Praktisch alle Neurone mit Verbindungen zu tiefsomatischen Geweben haben auch Verbindungen zur Haut. Studien haben gezeigt, dass der Hautinput wichtig für die *Erkennung der Schmerzreize* ist: Wenn die afferenten Fasern von der Haut blockiert werden, kann eine schmerzhafte Reizung der tiefen Gewebe nicht mehr diskriminiert werden. Schmerzen durch Stich, Quetschen oder starken Druck werden dann alle als identisch empfunden. Der Hautinput ist offensichtlich für die Erkennung von Lokalisation, Art und Intensität des Reizes nötig. Dieser Befund wäre auch eine Erklärung für die schlechte Lokalisierbarkeit von Schmerzen, die im Muskel selbst entstehen, wie z. B. ein Muskelfaserriss.

Die konvergenten Neurone sind funktionell sehr wichtig, weil sich die Verbindungen unter pathologischen Bedingungen ändern können (meist kommen neue Verbindungen hinzu).

2.3 Synapsen

Jedes Neuron im ZNS hat *mehrere tausend Synapsen* auf seiner Oberfläche (Soma und Dendriten), d. h. die Membran der Zellen ist praktisch vollständig von Synapsen bedeckt. Wenn man davon ausgeht, dass im ZNS ca. 10^{11} Neurone vorhanden sind, bedeutet dies, dass im ZNS ca. 10^{14} Synapsen vorkommen. Die Synapsen auf der Oberfläche eines Neurons sind teils erregend, teils hemmend, teils aktiv und teils ohne Aktivität. Aus der Balance all dieser Einflüsse ergibt sich, ob die nachgeschaltete (postsynaptische) Zelle ihre Erregbarkeit steigert oder senkt, bzw. ob sie selbst APs über ihr Axon zu anderen Zellen schickt. Erst wenn viele erregende Synapsen gleichzeitig aktiv sind, wird das postsynaptische Neuron APs feuern.

2.3.1 Typen von Synapsen

Zunächst muss man zwischen chemischen und elektrischen Synapsen unterscheiden. Die Funktionsweise von *chemischen Synapsen* wurde weiter oben schon grob skizziert. Daneben gibt es noch elektrische Synapsen (gap junctions), bei denen Ionen und kleine Signalmoleküle direkt durch eine Art Pore zwischen zwei eng nebeneinander liegenden Neuronen von einer Zelle zur anderen transportiert werden. Solche Synapsen kommen beim Menschen z. B. in der Netzhaut vor. Im Unterschied zu chemischen Synapsen sind die elektrischen Synapsen in beide Richtungen (präsynaptisch-postsynaptisch und postsynaptisch-präsynaptisch) durchgängig.

Nachfolgend werden nur die deutlich zahlreicheren chemischen Synapsen angesprochen.

Erregende Synapsen

Zu den *erregenden Synapsen* gehören ionotrope und metabotrope Synapsen.

▸ **Ionotrope Synapsen:** *Ionotrop* bedeutet, dass sich auf der postsynaptischen Seite (in der Membran der nachgeschalteten Zelle) *Ionenkanäle* befinden, die Bindungsstellen für Transmittermoleküle besitzen. Die erregenden ionotropen Synapsen liegen meist auf den *Dendriten* der Neurone, der Transmitter ist vorwiegend *Glutamat*, das in Vesikeln (Bläschen) in der präsynaptischen Endigung gespeichert ist. Auf der postsynaptischen Seite, d. h. in der Membran des nachgeschalteten Neurons, sind 2 Rezeptormoleküle in Form von Ionenkanälen vorhanden, nämlich der *AMPA* (α-Amino-3-Hydroxy-5-Methyl-4-Isoxazolpropionsäure-)/*Kainat-Rezeptor* und der *NMDA* (N-Methyl-D-Aspartat-)-*Rezeptor*. Unter normalen Umständen wird nur der AMPA-Rezeptor benötigt, der NMDA-Kanal ist durch ein Mg^{++}-Ion verschlossen und wird meist erst nach der *Sensibilisierung* der postsynaptischen Zelle durchlässig (s. u.).

Die erregende Wirkung der Rezeptoren wird dadurch bewerkstelligt, dass Glutamat sich an die Rezeptoren bindet und den Ionenkanal öffnet (▸ Abb. 2.12). Die Öffnung geschieht auf die Weise, dass sich Untereinheiten des Rezeptormoleküls gegeneinander verschieben und dadurch eine Art Kanal oder Pore in der Membran der postsynaptischen Zelle entsteht. Durch den Kanal können positiv geladene Ionen (normalerweise Na^{+}) in die postsynaptische Zelle strömen und sie *depolarisieren*. Die Ladung der Membran des nachgeschalteten Neurons wird dabei positiver als normal. Es bildet sich ein *erregendes postsynaptisches Potenzial* (*EPSP*; s. ▸ Abb. 2.3 b). Die EPSPs sind meist unterschwellig, d. h. die Depolarisation erreicht die *Erregungsschwelle* des Neurons nicht. Wenn sich aber viele Ionenkanäle öffnen und viele positive Ionen die Kanäle passieren, können sich die Depolarisationen addieren und die Erregungsschwelle des postsynaptischen Neurons erreichen. Die Zelle feuert dann APs.

▸ **Metabotrope Synapsen:** Dieser Synapsentyp kann ebenfalls durch Bindung von Glutamat aktiviert werden, aber er besteht nicht aus Ionenkanälen, sondern die Bindung von Glutamat an die metabotropen Rezeptoren in der Membran führt über ein an der Innenseite der Membran lokalisiertes Molekül (G-Protein) zur Aktivierung von intrazellulären *sekundären Botenstoffen*. Durch die sekundären Botenstoffe werden Stoffwechselwege der postsynaptischen Zelle beeinflusst. Durch die Aktivierung der metabotropen Glutamatrezeptoren – von denen derzeit 8 Untertypen bekannt sind – werden die Eigenschaften des postsynaptischen Neurons langfristig verändert.

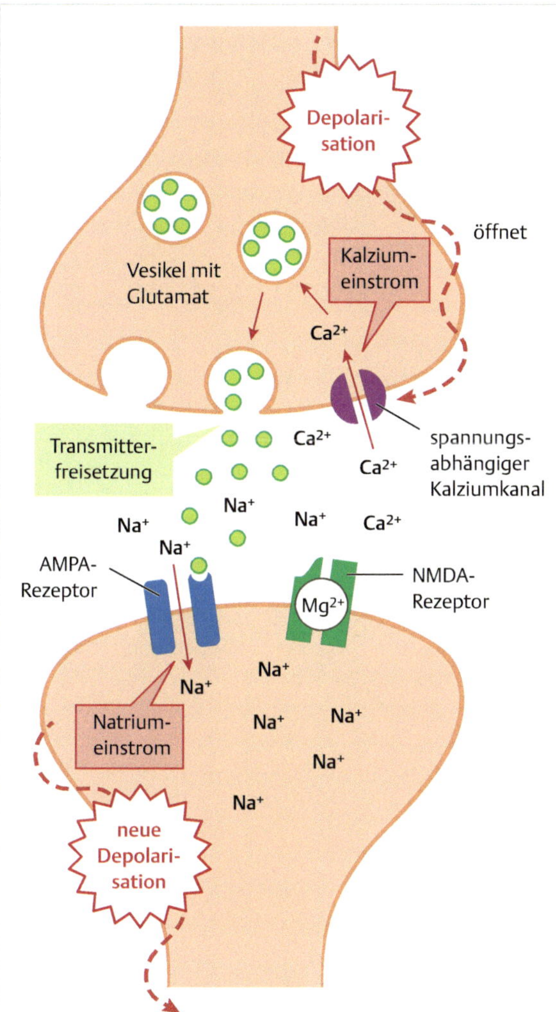

Abb. 2.12 Vorgänge an einer erregenden Synapse. In der präsynaptischen Endigung ist der Transmitter (meist Glutamat) in Bläschen (Vesikeln) gespeichert. Läuft ein AP in die Endigung ein, öffnet die damit verbundene Depolarisation einen spannungsabhängigen Ca^{++}-Kanal (spannungsabhängig bedeutet, dass der Kanal durch Änderungen der Membranspannung geöffnet wird und nicht durch die Bindung eines Moleküls). Die einströmenden Ca^{++}-Ionen führen zu einer Verschmelzung der Vesikel mit der axonalen Membran und Freisetzung des Transmitters in den synaptischen Spalt. Auf der postsynaptischen Seite befinden sich in der Zellmembran AMPA- und NMDA-Rezeptoren, die Ionenkanäle steuern. Im nichtsensibilisierten Zustand basiert die synaptische Übertragung nur auf dem AMPA-Rezeptor, denn der NMDA-Rezeptor ist durch ein Mg^{++}-Ion blockiert und daher nicht funktionsfähig. Wenn der AMPA-Kanal nicht vorhanden ist oder keine ausreichende Durchlässigkeit für Na^+-Ionen besitzt, ist die Synapse ineffektiv oder stumm. Der AMPA-Kanal wird normalerweise durch Glutamat geöffnet und lässt hauptsächlich Na^+-Ionen in das postsynaptische Axon einströmen. Dies führt zu einer Depolarisation der postsynaptischen Membran. Wenn die Depolarisation groß genug ist und das Schwellenpotenzial erreicht, wird postsynaptisch wieder ein AP ausgelöst.

Die metabotropen Rezeptoren können die Aktivität der postsynaptischen Zelle sowohl erregen als auch hemmen. Insgesamt erfolgt die Wirkung dieser Rezeptoren langsamer als die der ionotropen Rezeptoren.

Hemmende Synapsen

Einen weiteren Synapsentyp stellen die *hemmenden Synapsen* dar. Der wichtigste Transmitter für die Hemmung des postsynaptischen Neurons ist *GABA (gamma-Aminobuttersäure)*. Der Transmitter bindet an ein *ionotropes* GABA-Rezeptormolekül, das in der postsynaptischen Zelle einen Kanal für Chlorid-Ionen (Cl^-) öffnet. Durch den Einstrom dieser negativen Ladungen wird das Membranpotenzial noch negativer, d. h. es wird ein *inhibitorisches postsynaptisches Potenzial (IPSP)* gebildet. Damit entfernt sich das Membranpotenzial von der Erregungsschwelle (es liegt eine *Hyperpolarisation* vor) und die Zelle ist schwerer erregbar oder gehemmt. Der Transmitter Glyzin wirkt auf die gleiche Weise wie GABA.

Es gibt auch metabotrope Rezeptormoleküle für GABA, die keinen Ionenkanal öffnen, sondern über die Aktivierung von intrazellulären Botenstoffen (s. u.) K^+-Kanäle öffnen. Dadurch kommt es zum Ausstrom von K^+-Ionen und das Membranpotenzial wird negativer. Es liegt ebenfalls eine Hyperpolarisation (IPSP) mit Hemmung der Erregbarkeit der postsynaptischen Zelle vor.

Merke

Gerade für schmerzhafte Störungen sind hemmende Prozesse im ZNS von entscheidender Bedeutung, denn die Stärke der Hemmung bestimmt die Intensität der Schmerzen. Wenn die wichtigsten schmerzhemmenden Systeme hochaktiv sind (s. u. Kap. 2.13.2), werden evtl. keine Schmerzen empfunden, obwohl eine Verletzung vorliegt. Umgekehrt können bei Störungen der ständig aktiven Hemmung auch ohne Verletzung Schmerzen auftreten.

Die sedierende Wirkung von Alkohol geht zum großen Teil auf die Verstärkung der GABA-Hemmung zurück.

Stumme Synapsen

Einige Synapsen haben AMPA Rezeptoren, die nach Bindung von Glutamat ihre Durchlässigkeit für positive Ionen nur gering erhöhen, oder der Rezeptor fehlt ganz. Da der AMPA-Rezeptor für die normale und schnelle Informationsweiterleitung zuständig ist und der NMDA-Rezeptor durch das Mg^{++}-Ion blockiert ist, ist die Synapse *funktionell abgeschaltet*, d. h. sie kann unter normalen Umständen keinerlei schnelle Informationen weiterleiten.

Die Bedeutung dieser *stummen Synapsen* liegt darin, dass sie unter pathologischen Umständen (z. B. bei chronischen Schmerzen) funktionstüchtig werden können. Die stummen Synapsen sind damit die tragende Säule für die Anpassungsfähigkeit des ZNS an veränderte Bedingungen, d. h. sie sind die Basis für die *Neuroplastizität* des ZNS. Beispiele für die Neuroplastizität sind alle *Lernprozesse* und auch pathologische Vorgänge wie die Entstehung einer *zentralen Sensibilisierung* (s. u. Kap. 2.4) als Teil der *Chronifizierung von Schmerzen*. Tatsächlich hat man festgestellt, dass die stummen Synapsen die Mehrzahl aller Synapsen im ZNS darstellen. Dieser Befund unterstreicht die Wichtigkeit der stummen (oder schlafenden) Synapsen für die regelrechte Funktion des ZNS.

2.3.2 Verschaltung der synaptischen Verbindungen von tiefsomatischen Geweben

Vorbemerkung

Im Tierexperiment werden nur selten Neurone mit Verbindungen zu tiefsomatischen Geweben gefunden (etwa 10 % aller Hinterhornneurone). Die meisten Zellen verarbeiten Information von Hautrezeptoren. Ein typisches Merkmal der Informationsverarbeitung von den tiefsomatischen Geweben besteht darin, dass es keine spezifischen Wege für die einzelnen Gewebe (Muskel, Faszie, Bindegewebe) im Rückenmark gibt. Die Information von allen Geweben wird von derselben Population von Hinterhornneuronen verarbeitet. Dabei besitzt ein Neuron oft Verbindungen *mit mehr als einem Gewebe*, die Zelle reagiert sowohl auf die Reizung eines Muskels als auch der Faszie. Hinzu kommt, dass offensichtlich alle Neurone, die durch Reizung der tiefsomatischen Gewebe erregt werden können, zusätzlich noch Verbindungen mit *Hautrezeptoren* haben. Es besteht demnach auf Hinterhornebene eine ausgeprägte *Konvergenz* der Verschaltung von mehr als einem Gewebe auf ein und dasselbe Neuron.

Merke

Der tiefsomatische Schmerz ist wahrscheinlich aus zwei Gründen schlecht lokalisierbar:

- Neurone mit Verbindungen zu tiefsomatischen Geweben haben oft zusätzlich Verbindungen mit der Haut. Der Hautinput wird offensichtlich zur Lokalisierung der Schmerzen benutzt (z. B. bei einer Muskelprellung, die auch Hautrezeptoren erregt). Für Schmerzen, die in Muskel oder Faszie selbst entstehen (z. B. Zerrung), fällt dieser Mechanismus der Lokalisierung aus.
- Auch die Tatsache, dass die konvergenten Neurone mit vielen Geweben afferente Verbindungen haben, ist schon von sich aus ein Grund für die diffuse Natur des Muskel- und Faszienschmerzes, weil ein Neuron, das Informationen von relativ großen Körperarealen verarbeitet, keine genauen Informationen über den Ort der Reizung an höhere Zentren weiterleiten kann.

Die konvergente Verschaltung machte es schwer zu verstehen, auf welche Weise Muskel- von Faszienschmerz und von anderen tiefsomatischen Geweben unterschieden werden kann. Auf der anderen Seite gibt es Hinweise aus Experimenten mit Versuchspersonen, dass bei isolierter elektrischer Reizung der thorakolumbalen Faszie oder der darunterliegenden Muskeln *deutliche subjektive Unterschiede zwischen Faszien- und Muskelschmerz* bestehen (Schilder et al. 2016). Faszienschmerzen führen in diesen Experimenten zu anderen Empfindungen als Muskelschmerzen. Eventuell werden beide Schmerzformen erst in höheren nozizeptiven Zentren unterschieden. Auf Hinterhorn-Ebene ist dies wegen der Konvergenz der Afferenzen kaum möglich. Dagegen kommen viele Hinterhornneurone vor, die ausschließlich Verbindungen mit Hautrezeptoren haben. Für Sinnesempfindungen von der Haut scheint es demnach einen *separaten Weg* im Rückenmark zu geben.

Ein Beispiel für das Antwortverhalten eines Hinterhornneurons aus dem lumbalen Rückenmark mit konvergenten Verbindungen zu den Geweben des kaudalen Rückens und Hinterbeins ist in ▶ Abb. 2.13 gezeigt. Das Neuron reagierte sowohl auf das Quetschen des lumbalen *M. multifidus* als auch auf das Kneifen der darüber liegenden *Fascia thoracolumbalis* sowie auf leichtes Berühren der Haut des Oberschenkels. Um sicherzustellen, dass das rezeptive Feld im Multifidus tatsächlich tief unterhalb der thorakolumbalen Faszie lag, wurde eine schmerzhafte Dosis einer 5 %igen Kochsalzlösung in den Muskel injiziert, mit klarer Reizantwort. Das Neuron reagierte somit hauptsächlich auf Schmerzreize, hatte aber eine niedrige mechanische Schwelle, wie die Antwort auf leichtes Berühren der Haut zeigt. Dies ist das Antwortverhalten eines *Wide-dynamic-range(WDR)-Neurons*, eines der häufigsten nozizeptiven Hinterhornneurone im Rückenmark.

Wie kann man sich die Verschaltung eines solchen Neurons vorstellen? In ▶ Abb. 2.14 ist eine mögliche Verschaltung skizziert; dargestellt sind nur einige wenige Synapsen von den vielen Tausend vorhandenen: Die Zelle besitzt *effektive Synapsen* mit dem M. multifidus, der Fascia thoracolumbalis und der Haut (rote Dreiecke). Hinzu kommen wahrscheinlich noch viele weitere *ineffektive Synapsen* mit weiteren Geweben (weiße Dreiecke). Man kann sich gut vorstellen, welche Folgen der Übergang der ineffektiven zu effektiven Synapsen auf dieses Neuron

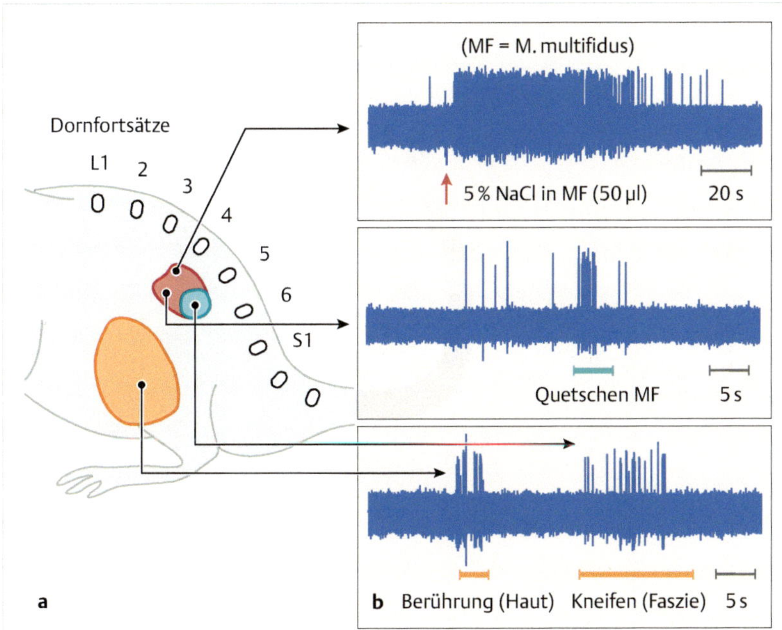

Abb. 2.13 Antworten eines einzelnen Hinterhornneurons auf Reizung der Weichteile des kaudalen Rückens bei der anästhesierten Ratte. Das Neuron reagierte auf schmerzhaftes Quetschen des M. multifidus (MF), auf die Injektion einer schmerzhaften Dosis hypertoner Kochsalzlösung (5 % NaCl) in den MF und auf Kneifen der Fascia thoracolumbalis. Zusätzlich antwortete die Zelle auch auf leichte Berührung der Haut des Oberschenkels. Die farbig umrandeten Areale in **a** sind die rezeptiven Felder des Neurons in den verschiedenen Geweben. Das Antwortverhalten des Neurons ist typisch für ein nozizeptives WDR-Neuron mit konvergenten Verbindungen zu den Weichteilen des kaudalen Rückens.

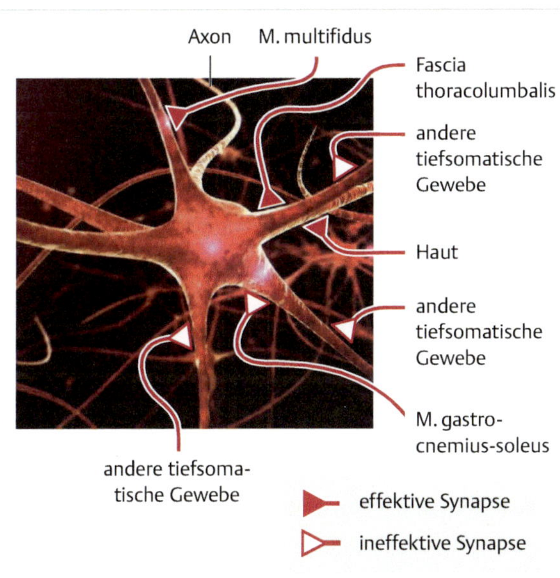

Abb. 2.14 Mögliche Verschaltung des in Abb. 2.13 gezeigten konvergenten WDR-Neurons. Dargestellt sind effektive synaptische Verbindungen (rote Dreiecke) mit dem M. multifidus, der Fascia thoracolumbalis und der Haut sowie ineffektive Synapsen (weiße Dreiecke) mit weiteren Geweben des kaudalen Rückens und des Hinterbeins. Wenn APs in die ineffektiven Synapsen einlaufen, wird das nachgeschaltete Neuron nur minimal beeinflusst und produziert keine APs. Dagegen können die effektiven Synapsen überschwellige EPSPs hervorrufen, die im postsynaptischen Neuron APs auslösen. Diese APs können dann im Axon des Neurons zu anderen Zellen laufen.

hat: Es bekommt *neue rezeptive Felder* in anderen Geweben, und damit Verbindungen zu Körpergebieten, von denen aus das Neuron ursprünglich nicht erregt werden konnte. Ein solcher Effekt wurde bei sensibilisierten Hinterhornneuronen tatsächlich beobachtet (Hoheisel et al. 2015). Diese Ausbildung neuer Verbindungen ist bereits ein Ausdruck von *zentraler Sensibilisierung* (s. u. Kap. 2.4).

2.4 Zentrale Sensibilisierung

Ursprünglich wurde angenommen, dass die Weiterleitung der APs vom Nozizeptor über verschiedene zentralnervöse Stationen bis zum Kortex, wo die Schmerzen entstehen, wie in einem *Kabelbaum* funktioniert. Dies bedeutet, dass die nozizeptive Information unverändert von einer Station zur nächsten weitergeleitet wird, und dass die Neurone immer in der gleichen Weise auf die ankommenden APs reagieren. Einige Beobachtungen an *chronischen Schmerzpatienten*, wie z. B. die *Schmerzausbreitung*, deuteten jedoch darauf hin, dass die nozizeptiven Neurone durchaus Änderungen in ihrem Antwortverhalten entwickeln. Meist zeigen sich solche Veränderungen in Form einer *Steigerung der Erregbarkeit* (Mense 2004; Mense u. Hoheisel 2008).

Die offizielle Definition der Internationalen Gesellschaft zum Studium des Schmerzes (IASP) für die zentrale Sensibilisierung lautet:

Increased responsiveness of nociceptive neurons in the central nervous system to their normal or subthreshold afferent input (*IASP 1994*, **aktualisiert 2017**).

Gesteigerte Erregbarkeit nozizeptiver Neurone im zentralen Nervensystem durch ihren normalen oder unterschwelligen Input (**Übersetzung des Autors**).

2.4.1 Vorgänge im Hinterhornneuron

Der entscheidende Faktor für die Auslösung einer zentralen Übererregbarkeit ist ein *hochfrequenter oder länger anhaltender* Einstrom von APs über nozizeptive afferente Fasern zu zentralnervösen Neuronen. Dies bedeutet, dass starke Schmerzreize oder chronisch schmerzhafte Entzündungen besonders geeignet sind, eine *zentrale Sensibilisierung* auszulösen. Daneben spielen *Funktionsstörungen* der ständig aktiven *Hemmung* und Gliazellen (s. u. Kap. 2.5) eine Rolle.

Betrachten wir einmal die Vorgänge in einem nozizeptiven Rückenmarksneuron vor und nach der Auslösung einer Sensibilisierung:

▶ Abb. 2.15 zeigt den Zustand der beginnenden Sensibilisierung. In der präsynaptischen Endigung einer afferenten Faser sind zwei Substanzen in Bläschen gespeichert, nämlich *Glutamat und Substanz P* (SP). Substanz P ist ein sog. *Neuromodulator*, der nur bei hochfrequenter Entladung der primär afferenten Faser zusätzlich zu Glutamat freigesetzt wird und die postsynaptischen Effekte von Glutamat verstärkt. Auf der postsynaptischen Seite finden sich Rezeptormoleküle für Glutamat (*NMDA- und AMPA-Rezeptoren*) sowie der *Neurokinin1-Rezeptor* (NK1) für Substanz P. Normalerweise ist der NMDA-Kanal durch ein Mg^{++}-Molekül verschlossen und daher nicht funktionstüchtig. Für die Signalübertragung mittels Glutamat bleibt daher nur der AMPA-Rezeptor. Falls dieser fehlt oder nicht gut permeabel für Na^+ ist, handelt es sich um eine stumme oder ineffektive Synapse, die keine neuronale Information weiterleiten kann.

Wenn nun ein *hochfrequenter oder langdauernder nozizeptiver Impulseinstrom* das Neuron erreicht, kommt es durch verstärkte Ausschüttung von Glutamat über den AMPA-Kanal zu einem stärkeren Na^+-Einstrom und damit zu einer *Depolarisation* der postsynaptischen Zelle (▶ Abb. 2.16). Durch die positiv geladenen Na^+ wird das Mg^{++}-Ion im NMDA-Kanal ausgestoßen und Ca^{++} kann einströmen. Dieses Ion setzt eine intrazelluläre Signalkaskade in Gang: Proteinkinasen A und C (PKA, PKC) werden aktiviert, was zu einer *Phosphorylierung* der AMPA-Kanäle führt. Auch SP kann über die Bindung an den NK1-Rezeptor die Signalkaskade in Gang setzen.

Definition

Phosphorylierung bedeutet, dass die Kinasen Phosphatreste an Kanalproteine ankoppeln.

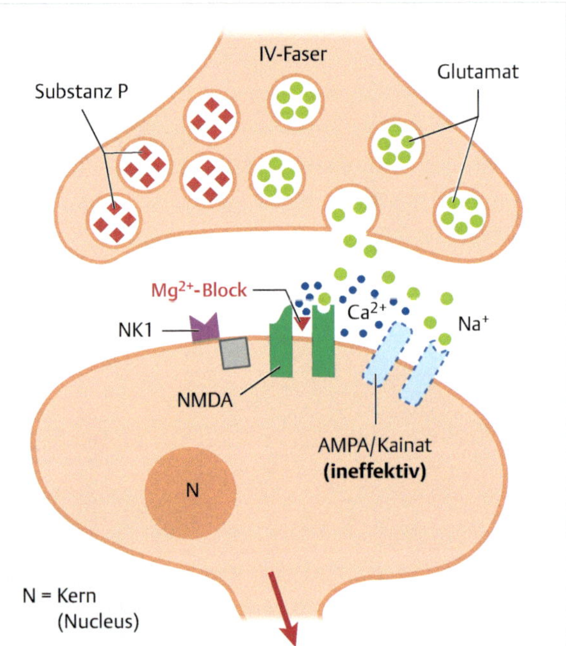

Abb. 2.15 Beginnende zentrale Sensibilisierung. Von oben kommt eine marklose nozizeptive Faser (IV-Faser), die präsynaptisch ein Endknöpfchen bildet. Das Endknöpfchen enthält als Transmitter Glutamat und als Co-Transmitter (Modulator) das Neuropeptid Substanz P (SP). SP wird nur freigesetzt, wenn die Entladungsfrequenz in der afferenten Faser sehr hoch ist. Für die Bindung von SP ist in der postsynaptischen Membran das Rezeptormolekül Neurokinin 1 (NK 1) vorhanden, das SP bindet. NK 1 ist kein Ionenkanal, sondern beeinflusst bei Bindung von SP die Bildung von Signalmolekülen in der nachgeschalteten Zelle. Postsynaptisch sind weiterhin Rezeptormoleküle für Glutamat (NMDA und AMPA) eingezeichnet. Der AMPA-Kanal ist gestrichelt dargestellt, weil er eine geringe Durchlässigkeit für Na^+-Ionen aufweist und daher nicht effektiv ist. Der NMDA-Kanal ist durch ein Mg^{++}-Ion blockiert; die Synapse ist bei geringer AP-Frequenz in der afferenten Faser ineffektiv und überträgt keine Informationen.

Durch das Ankoppeln von Phosphatresten im Rahmen der Phosphorylierung werden die Kanalproteine besser durchgängig für Na^+-Ionen und die Zelle reagiert stärker auf externe Reize. Die Kanalproteine bestehen aus mehreren Untereinheiten und die bessere Durchgängigkeit nach Phosphorylierung könnte dadurch zustande kommen, dass sich die Untereinheiten gegeneinander verschieben und so die Pore innerhalb des Kanalproteins größer wird.

Mittelfristig kommen noch weitere Wirkungen der zentralen Sensibilisierung hinzu. Eine Wirkung ist die *Neusynthese von Ionenkanälen* durch Änderung der *Genablesung im Kern* der postsynaptischen Zelle. Eine weitere Wirkung ist die *Verbreiterung der präsynaptischen Kontaktstelle*, d. h. des synaptischen Endknöpfchens der afferenten Faser. Dadurch wird pro einlaufendem AP mehr

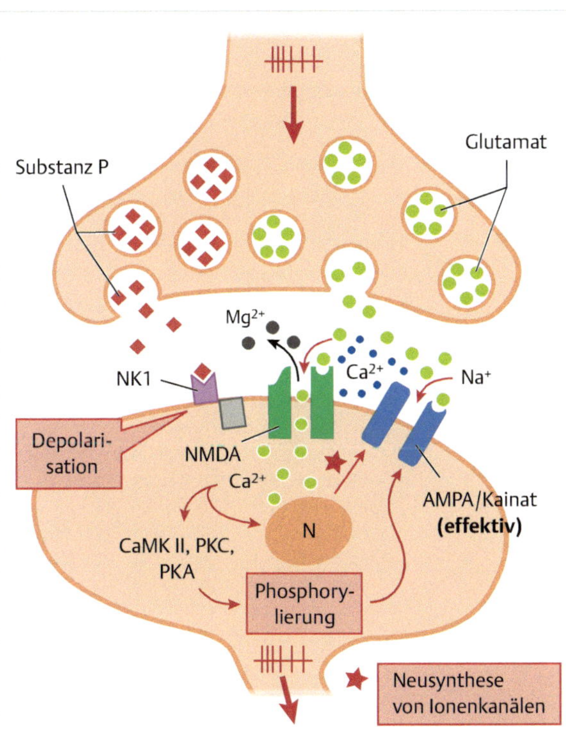

Abb. 2.16 Vorgänge bei fortschreitender Sensibilisierung der in ▶ Abb. 2.15 gezeigten Synapse. Über die afferente Faser läuft eine hohe Frequenz von APs in die präsynaptische Endigung ein und setzt hier Glutamat und SP in den synaptischen Spalt frei. Dadurch wird postsynaptisch der NK 1-Rezeptor aktiviert und durch den nur gering durchlässigen AMPA-Rezeptor dringen immer mehr Na^{+}-Ionen ein. Die Folge ist eine Depolarisation der postsynaptischen Membran, die das positiv geladene Mg^{++}-Ion aus dem NMDA-Kanal treibt. Durch den NMDA-Kanal können nun Ca^{++}-Ionen in die postsynaptische Zelle strömen, die intrazellulär Proteinkinasen (u. a. Proteinkinasen C und A [PKC und PKA]) aktivieren. Diese Moleküle bewirken eine Phosphorylierung von Kanalproteinen. Durch die Phosphorylierung werden die Kanäle besser durchlässig – auch der vorher ineffektive AMPA-Kanal – und die Erregbarkeit der postsynaptischen Zelle steigt. Zusätzlich wird im Kern (N für Nucleus) die Genablesung verändert, sodass es zur Neusynthese von Ionenkanälen kommt.
Insgesamt hat sich durch die Sensibilisierung die Synapse völlig verändert: Aus einer ineffektiven Synapse ist eine hocheffektive geworden.

Transmitter freigesetzt und die postsynaptische Zelle reagiert stärker.

Die am längsten anhaltende Veränderung eines sensibilisierten Neurons besteht darin, dass auch die *Gen-Ablesung* im Kern des Neurons verändert wird. Die neu aktivierten Gene führen zu einer *verstärkten Synthese von AMPA- und NMDA-Kanälen*. Damit ist das Neuron in seinen Antworteigenschaften dauerhaft verändert. Falls es vor der Sensibilisierung wegen des Fehlens von AMPA-Kanälen nur stumme Verbindungen mit der Peripherie besaß, ist es nun ein Neuron mit effektiven Synapsen. Dadurch entstehen neue effektive Verbindungen mit der Peripherie.

2.4.2 Folgen der zentralen Sensibilisierung

Betrachtet man nicht nur ein einzelnes Neuron, sondern die gesamte Population von Zellen, die auf einen bestimmten Reiz reagieren, ergibt sich folgendes Bild (▶ Abb. 2.17): Es handelt sich um ein Experiment mit narkotisierten Ratten, bei denen die Lage aller Neurone im Rückenmark festgestellt wurde, die auf die elektrische Reizung des Nerven des M. gastrocnemius-soleus (GS-Muskel) reagierten. Die Lage aller Neurone wurde *Einflussgebiet* des Muskels genannt. Bei Kontrolltieren war dieses Gebiet relativ klein und auf die Rückenmarkssegmente L5 und L4 beschränkt. Bei den Test-Tieren wurde 2–8 h vor der Untersuchung eine *Entzündung* des GS-Muskels (Myositis) ausgelöst. Die Myositis bewirkte einen anhaltenden nozizeptiven Impulseinstrom ins Rückenmark und steigerte die Erregbarkeit der Neurone im Randbereich des Einflussgebiets. Dies führte dazu, dass bei den Tieren mit einer Myositis deutlich mehr Neurone auf die Reizung reagierten und diese Neurone in einem weit größeren Einflussgebiet lagen, das auch die Segmente L3 und L6 einschloss.

Durch die Muskelentzündung sind ursprünglich *ineffektive Synapsen* von Neuronen mit dem GS-Muskel *effektiv* geworden. Insgesamt liegt eine Umorganisation des gesamten hinteren Rückenmarks vor (Hoheisel et al. 1997). Es ist nicht schwierig sich vorzustellen, dass Patienten diesen Vorgang als eine *Ausbreitung von Schmerzen* empfinden würden, denn durch die Myositis werden nun auch solche Neurone durch APs aus dem GS-Muskel erregt, die ursprünglich keine synaptischen Verbindungen mit dem Muskel hatten.

Merke

Die Sensibilisierung eines zentralnervösen Neurons ist Ausdruck der Fähigkeit aller Neurone, durch häufige Benutzung ihre Erregbarkeit zu steigern. Dieser Vorgang ist die Grundlage von *Lernprozessen*, die ebenfalls am effektivsten ablaufen, wenn die zu lernende Information mehrfach wiederholt wird. In diesem Sinne muss man die Chronifizierung von Schmerzen als einen ungewollten Lernprozess ansehen. Schon einfachste Netzwerke, z. B. die von Meeresschnecken, zeigen die Eigenschaft, ihre Reaktionen bei wiederholtem Kontakt mit Schmerzreizen zu ändern.

Bei *Schmerzpatienten* mit länger anhaltenden Schmerzen muss man davon ausgehen, dass eine zentrale Sensibilisierung stattgefunden hat. Auch wenn sich ein peripherer

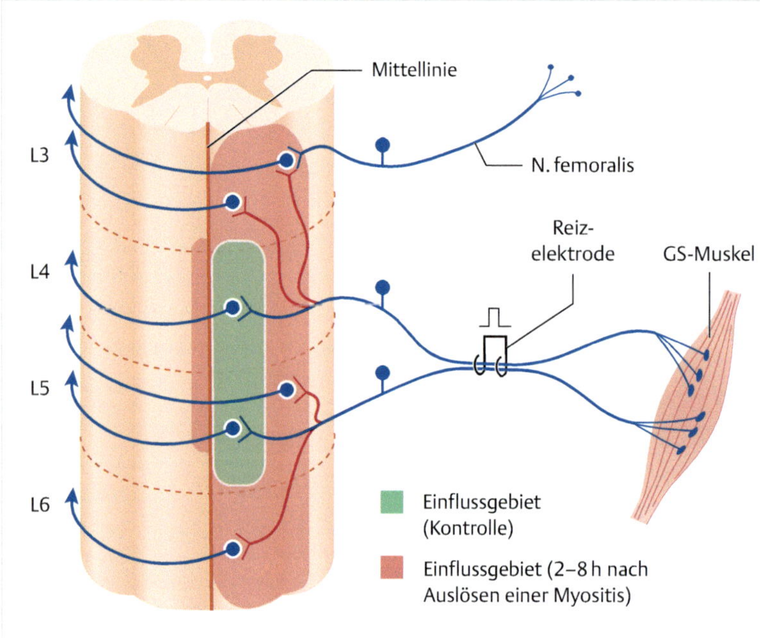

Abb. 2.17 Darstellung des Gebiets im Rückenmark, in dem Hinterhornneurone auf elektrische Reizung der Gastrocnemius-Soleus-(GS-)Muskelnerven reagieren. Zu sehen ist der Vergleich von Tieren mit einem normalen (nichtentzündeten) Muskel (Kontrolle) und solchen mit einem entzündeten GS-Muskel. In anästhesierten Ratten wurden die Nerven elektrisch mit konstanter Reizstärke gereizt. Im normalen Muskel konnten nur Neurone in den Segmenten L 4 und L 5 erregt werden (grüne Fläche). Nach wenigen Stunden einer experimentell ausgelösten Muskelentzündung (Myositis) war die erregte Neuronenpopulation deutlich größer geworden (orangene Fläche). Die roten Kollateralen besaßen vor Auslösung der Myositis ineffektive Synapsen mit den nachgeschalteten Hinterhornneuronen. Offensichtlich sind viele ursprünglich ineffektive Synapsen durchgeschaltet worden, sodass nun Neurone in einem größeren Gebiet auf den elektrischen Reiz reagieren.

schmerzhafter Gewebsschaden nachweisen lässt (z. B. eine Arthrose), liegt fast immer neben einer peripheren eine zentrale Sensibilisierung vor. Jede länger dauernde Erregung von peripheren Nozizeptoren wird zu einer zentralen Sensibilisierung führen. Für den Therapeuten ist es daher wichtig, eine periphere von einer zentralen Sensibilisierung zu unterscheiden. Dies ist allerdings schwierig, denn die Hauptfolgen einer zentralen Sensibilisierung treten auch bei sensibilisierten peripheren Nozizeptoren auf.

Hauptfolgen bei Vorliegen einer *zentralen Sensibilisierung*:

- *Muskelschwäche* (Details s. u. Kap. 3).
- Lokale *Druckschmerzhaftigkeit* in einem größeren Gebiet als es der Verletzung entspricht. Hierbei spielt die sog. *sekundäre Hyperalgesie* eine Rolle. Diese Form der Hyperalgesie entsteht dadurch, dass *niederschwellige Mechanorezeptoren* (z. B. Berührungsrezeptoren) durch einen nichtschmerzhaften Reiz erregt werden. Durch synaptische Umschaltvorgänge während der zentralen Sensibilisierung bekommen Mechanorezeptoren Zugang zu nozizeptiven Neuronen im ZNS. Normalerweise sind diese Verbindungen ineffektiv, sie werden aber durch die Sensibilisierung aktiviert (Woolf 2011).
- *Ausbreitung* der spontanen Schmerzen im Laufe der letzten Wochen.
- Abhängigkeit von *psychischem Stress*. Die Schmerzen werden als stärker empfunden, wenn die Patienten unter Stress stehen (Zeitdruck bei der Arbeit, Unzufriedenheit mit der Arbeit, Schikanen durch Vorgesetzte, familiäre Probleme; Woolf 2011).

Im Vergleich dazu die Folgen einer *peripheren Sensibilisierung*:

- *Allodynie*. D.h. Schmerzauslösung durch sicher nichtschmerzhafte Reize.
- *Hyperalgesie*. D.h. verstärkte Schmerzen bei Testung mit einem schmerzhaften Reiz. Diese sog. *primäre Hyperalgesie* wird durch die Reizung von Nozizeptoren durch einen Schmerzreiz ausgelöst.
- *Bewegungsschmerz*. Dieses Merkmal ist oft das erste Symptom für eine periphere Sensibilisierung und kann in der Frühphase bei der Unterscheidung zwischen peripherer und zentraler Sensibilisierung helfen. Das Merkmal ist für die Therapie wichtig, denn eine periphere Sensibilisierung kann lokal physiotherapeutisch behandelt werden (u. U. auch mit peripher wirkenden nichtsteroidalen Antirheumatika [NSAR]), wenn nicht schon klare Anzeichen einer zentralen Sensibilisierung vorliegen. Aber selbst dann kann die Beseitigung der peripheren Schmerzquelle den Schmerzzustand insgesamt lindern.

Insgesamt ist die Unterscheidung zwischen peripherer und zentraler Sensibilisierung sehr schwierig. Hinzu kommt, dass praktisch jede periphere Sensibilisierung nach einer gewissen Zeit eine zentrale Sensibilisierung auslöst. Schmerzen auf der Grundlage einer zentralen Sensibilisierung erfordern (evtl. zusätzlich zur peripheren Behandlung) eine Therapie mit zentral wirkenden Präparaten und psychotherapeutischen Methoden.

Bei solchen Betrachtungen wird häufig übersehen, dass für die Schmerzen bei Patienten auch die *Spontanaktivität* in nozizeptiven Neuronen von Bedeutung ist. Unter Spontanaktivität werden Entladungen in der Abwesenheit von äußeren Reizen verstanden. Normalerweise sind Nozizeptoren und nozizeptive sekundäre Neurone stumm, d. h. sie feuern keine APs, wenn sie nicht gereizt werden. Erst im sensibilisierten Zustand oder bei Reizung entwickeln sie eine Spontanaktivität. Klinisch äußert sich die Spontanaktivität durch das Auftreten von *spontanen Schmerzen*, ohne dass äußere Reize einwirken (Devor 2006).

Im Tierexperiment an narkotisierten Ratten kann eine hohe Spontanaktivität in nozizeptiven Neuronen dadurch erzeugt werden, dass die Tiere vor den eigentlichen Experimenten unter Stress gesetzt werden (z. B. durch Einschränkung der Bewegungsfreiheit; Hoheisel et al. 2015). Dies Ergebnis zeigt die große Bedeutung von psychischem Stress bei der Erzeugung von Spontanschmerzen (wenn man voraussetzt, dass die Ergebnisse auf den Menschen übertragbar sind).

Das *Durchschalten* neuer synaptischer Verbindungen mit der Peripherie lässt sich in Tierexperimenten zeigen, in denen bei narkotisierten Ratten periphere Gewebe entzündet und dann die Verbindungen mit der Peripherie untersucht werden. ▶ Abb. 2.18 zeigt einen solchen Versuch, in dem die *Fascia thoracolumbalis* entzündet wurde. Gemessen wurden die rezeptiven Felder in der Peripherie, d. h. die Gebiete, von denen aus Hinterhornneurone gereizt werden konnten (in der ▶ Abb. 2.18a und ▶ Abb. 2.18b durch rote und blaue Umrisslinien begrenzt).

Es ist offensichtlich, dass

- bei Tieren mit einer Fasziitis deutlich *mehr Neurone* rezeptive Felder in der Muskulatur der Peripherie aufwiesen. Dieser Befund zeigt, dass viele Neurone ursprünglich ineffektive Verbindungen mit den Beinmuskeln gehabt haben, die durch den ständigen Impulseinstrom von den Nozizeptoren der entzündeten Faszie durchgeschaltet (effektiv) wurden.
- Die neuen rezeptiven Felder bei den Fasziitis-Tieren lagen hauptsächlich auf dem *Hinterbein* und nicht im kaudalen Rücken. Subjektiv könnte diese Veränderung etwas mit der *Schmerzausbreitung* in die Peripherie zu tun haben.
- Entzündet war die *Faszie*, aber die meisten neuen rezeptiven Felder lagen in der *Muskulatur*. Offensichtlich besteht auf Hinterhornebene eine enge Verbindung (ein „Übersprechen") zwischen dem Weg für den *Faszienschmerz* und dem Weg für den *Muskelschmerz*. Der umgekehrte Fall trat ebenfalls auf: War ein Muskel entzündet, reagierten die Neurone mit Verbindungen zur Fascia thoracolumbalis stärker als die mit Verbindungen zum Muskel. Diese Befunde lassen vermuten, dass auf Hinterhornebene die Wege für den Faszien- und Muskelschmerz eng miteinander verknüpft sind.

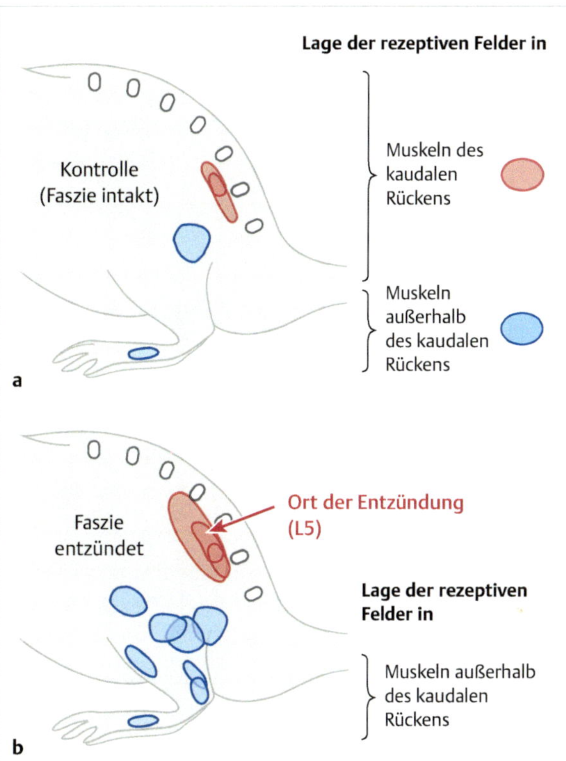

Abb. 2.18 Effekt einer Faszienentzündung auf die Erregbarkeit von Hinterhornneuronen. Entzündet wurde die Fascia thoracolumbalis durch Injektion eines Reizstoffes in Höhe des Wirbelkörpers L 5, dargestellt sind die rezeptiven Felder in der Muskulatur (rote und blaue Flächen).

a Das Kontrollbild zeigt die rezeptiven Felder (also die Gebiete, von denen aus einzelne Neurone erregt werden konnten) bei Tieren ohne Entzündung.

b Bei den Tieren mit einer entzündeten Faszie war die Zahl der erregten Neurone und damit der rezeptiven Felder erhöht und die Felder lagen nun vermehrt auf dem Hinterbein. Offensichtlich bestanden vor der Entzündung viele ineffektive synaptische Verbindungen zwischen den rezeptiven Feldern auf dem Bein und den Hinterhornneuronen, die durch den ständigen nozizeptiven Impulseinstrom aus der entzündeten Faszie effektiv geworden sind.

2.5 Gliazellen

Früher wurde angenommen, dass *Gliazellen* eine Art Binde- und Stützgewebe des Nervensystems darstellen („Glia" bedeutet im Griechischen „Leim"). Auch war bekannt, dass Narbengewebe im ZNS nach Verletzungen von Gliazellen gebildet wird. Neben diesen rein mechanischen Funktionen waren für Gliazellen keine weitergehenden Aufgaben bekannt. Heute weiß man, dass es im ZNS unterschiedliche Typen von Gliazellen gibt, die die Neurone bei ihren Aufgaben unterstützen und durchaus eigenständige Aufgaben wahrnehmen. Der Anteil der Gliazellen im ZNS ist mit *ca. 50 % aller Zellen* erheblich (Azevedo et al. 2009).

2.5.1 Typen und allgemeine Funktionen

Die 3 Haupttypen von Gliazellen im ZNS sind *Mikrogliazellen, Astrozyten* und *Oligodendrogliazellen* (▸ Abb. 2.19). Zusätzlich sind im peripheren Nervensystem *Schwann-Zellen* vorhanden, die alle Axone (markhaltige und marklose) umgeben. Nur bei den markhaltigen Axonen wickeln sich die Schwann-Zellen um die Axone und bilden so eine Markscheide.

▸ **Mikrogliazellen:** Dieser Zelltyp entspricht den Makrophagen (Fresszellen) des Immunsystems. Die Zellen haben stark verzweigte Fortsätze, mit denen sie ständig ihre Umgebung abtasten. Sie sind in der Lage, Zelltrümmer von gestorbenen Zellen aufzunehmen und sich aktiv fortzubewegen. Wenn ein Gewebsschaden auftritt, werden sie von Substanzen angelockt, die dabei freigesetzt werden (z. B. Interleukine), und bewegen sich dabei aktiv auf den Gewebsschaden zu.

Die Mikrogliazellen spielen eine *wichtige Rolle bei schmerzhaften Zuständen* (Milligan u. Watkins 2009; Jacobsen et al. 2016). Bevor sie diese Rolle wahrnehmen können, müssen sie aktiviert werden. Die Aktivierung erfolgt dadurch, dass nozizeptive Impulse präsynaptisch ankommen und nicht nur Glutamat freisetzen, sondern auch Kotransmitter wie Substanz P und weitere Substanzen wie *Fraktalkin*, die an Rezeptormoleküle in der Membran der Mikrogliazelle binden (▸ Abb. 2.20).

Die Aktivierung der Mikrogliazellen kann im Mikroskop beobachtet werden, denn Mikrogliazellen ändern bei der Aktivierung ihr Aussehen. Während der Aktivierung ziehen sie ihre Zellfortsätze ein und nehmen eine *rundlichere Form* an (Chacur et al. 2009; ▸ Abb. 2.21).

Für die Aktivierung der Mikrogliazellen durch Substanzen, die von Neuronen freigesetzt werden, sind mehrere Rezeptormoleküle in der Membran der Gliazellen vorhanden: Für Glutamat sind dies AMPA- und NMDA-Rezeptoren, für SP der NK1-Rezeptor. Besonders Fraktalkin ist bekannt dafür, dass es die Aktivierung der Gliazellen verursacht und Schmerzen verstärkt (Milligan et al. 2005). Für diesen Zweck bindet *Fraktalkin* an den CX3CR1-Rezeptor der Mikrogliazelle (▸ Abb. 2.20). Das wichtigste Ergebnis der Glia-Aktivierung ist eine *Änderung des Stoffwechsels*, die dazu führt, dass die Mikrogliazelle nun eine Reihe von Substanzen synthetisiert und freisetzt, die die Wirkung der präsynaptischen Transmitter auf die postsynaptische Zelle verstärken. Hierzu gehören Interleukine (IL), Tumornekrosefaktor α (TNF-α), ATP und PG.

Da diese Substanzen den Effekt der nozizeptiven Transmitter auf die postsynaptische Zelle verstärken, ist die Aktivierung von Mikrogliazellen *ein wichtiger Mechanismus für die zentrale Sensibilisierung*.

▸ **Astrozyten:** Die *Astrozyten* sind die häufigsten Gliazellen im ZNS, von denen viele verschiedene Typen vorkommen. Der Name dieser Zellen rührt daher, dass sie mehrere *sternförmige Fortsätze* haben (▸ Abb. 2.19). Die Fortsät-

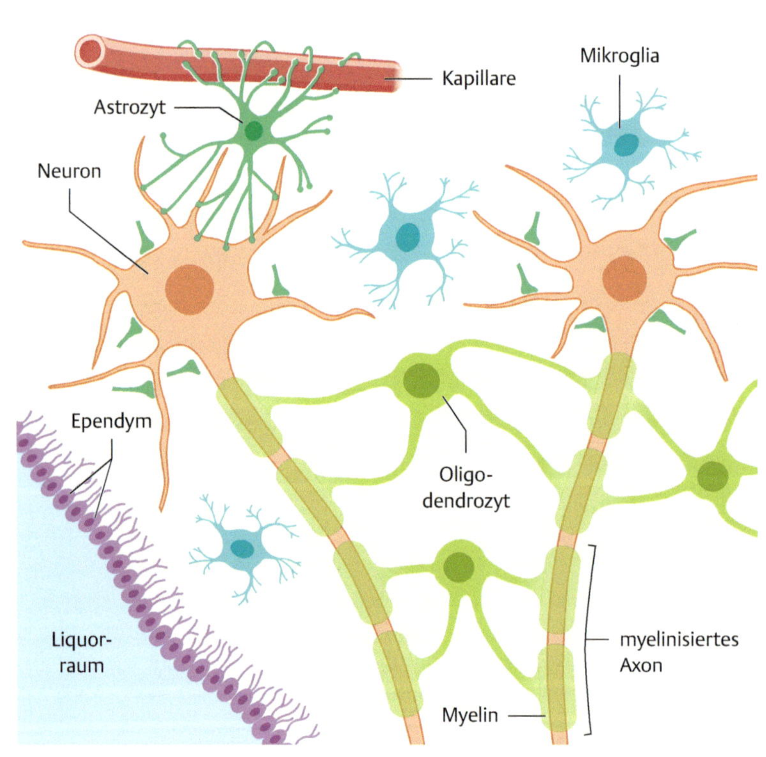

Abb. 2.19 Übersicht über die drei Haupttypen von Gliazellen im ZNS. Oligodendrogliazellen (Oligodendrogliazyten), Mikroglia und Astrozyten. Oligodendrogliazellen bilden eine Markscheide um Axone; Mikrogliazellen sind Abwehrzellen, die ständig durch das ZNS wandern und Fremdkörper (Bakterien, Zellreste) beseitigen, Astrozyten kontrollieren den Stofftransport von den Blutgefäßen zu den Neuronen. Ependym-Zellen kleiden die mit Liquor gefüllten Hohlräume im ZNS aus.

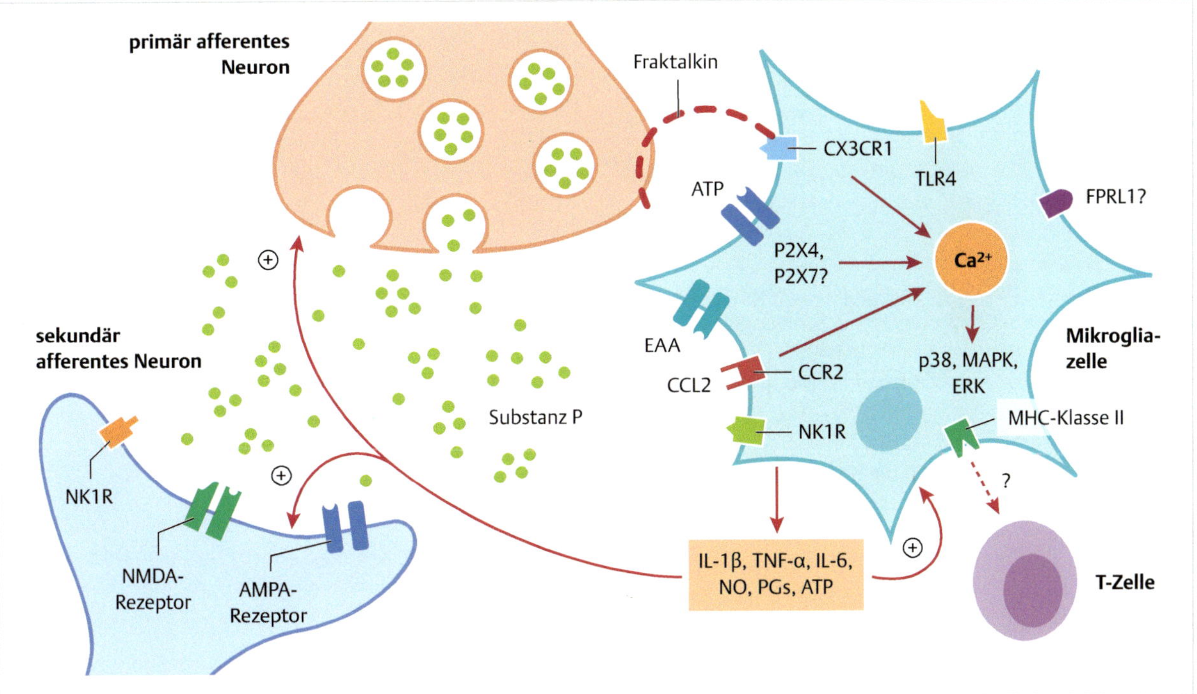

Abb. 2.20 Veränderungen an einer Synapse durch eine aktivierte Mikrogliazelle. Bei einer schmerzhaften Verletzung in der Körperperipherie laufen nozizeptive APs in das Endknöpfchen des primär afferenten Neurons ein und setzen hier neben Transmittern auch Fraktalkin frei. Die Mikrogliazellen besitzen i.G. zu Neuronen das Rezeptormolekül CX3CR1, das Fraktalkin bindet und so die Mikrogliazelle aktiviert. Im aktivierten Zustand setzt die Mikrogliazelle eine ganze Reihe von Substanzen frei wie Interleukin 1β (IL-1β), Tumornekrosefaktor α (TNF-α), Interleukin 6 (IL-6), Stickstoffmonoxid (NO), Prostaglandine (PGs) und Adenosintriphosphat (ATP). Alle diese Substanzen steigern die Erregbarkeit des postsynaptischen Neurons und tragen so zu einer zentralen Sensibilisierung bei.

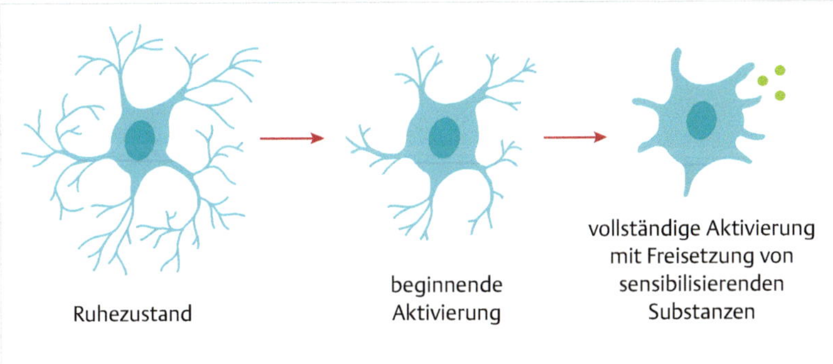

Abb. 2.21 Formveränderung einer Mikrogliazelle während der Aktivierung. *Links:* Ruhezustand (nicht aktiviert). Die Zelle hat viele ausgedehnte Fortsätze, die weit in die Umgebung reichen.
Mitte: Beginnende Aktivierung. Die Fortsätze sind an Zahl reduziert und kürzer, weil die Mikrogliazelle nach Auslösung der Aktivierung die Fortsätze einzieht.
Rechts: Vollständige Aktivierung. Die Zelle hat nun eine abgerundete Form und setzt eine große Zahl von Substanzen frei, die umgebende Neurone sensibilisieren.

ze eines Astrozyten enden zum einen auf den Kapillaren des Gehirns, zum anderen auf Neuronen und kontrollieren so die Ernährung der Nervenzellen, denn Sauerstoff und Glucose als Hauptnährstoffe können die Neurone nur über den Kreislauf erreichen. Die Astrozyten-Fortsätze auf der Oberfläche der Gehirnkapillaren bilden zusammen mit den Endothelzellen, die die Kapillaren innen auskleiden, die *Blut-Hirn-Schranke (BHS)*.

Die BHS besteht hauptsächlich aus besonders dichten Zellkontakten zwischen den Endothelzellen. Diese Schranke verhindert, dass Bakterien, andere infektiöse Zellen und Gifte aus dem Blut in das Gehirn übertreten. Eine weitere Funktion der Astrozyten besteht in der Überwachung des Ionenhaushalts außerhalb der Neurone, besonders durch Aufnahme von K^+-Ionen, die während der AP-Bildung aus den Neuronen austreten. Weiterhin nehmen Astrozyten die von Neuronen freigesetzten Transmittermoleküle Glutamat und Glyzin in ihr Zytoplasma auf.

Merke

Die Neurone des Gehirns benötigen für ihr Funktionieren ein *konstantes äußeres Milieu* (Ionenkonzentration, Sauerstoff, Glukose), das hauptsächlich von den Astrozyten und der *Blut-Hirn-Schranke (BHS)* aufrechterhalten wird. Eine entscheidend wichtige Funktion der Schranke ist das Blockieren von Bakterien und deren Giften, damit periphere Infektionen nicht in das Gehirn übertreten können. Das weitverbreitete Genussgift *Alkohol* überwindet die Schranke aber ohne Schwierigkeiten.

Allerdings verhindert die BHS auch den Übertritt von Medikamenten, die im ZNS wirken sollen. Ein Beispiel ist die Behandlung der *Parkinson-Krankheit* mit Dopamin. Diese Substanz wirkt als Transmitter bei den Neuronen des Großhirns, die für die normale Durchführung von Bewegungen nötig sind. Gibt man Dopamin als Medikament, kann es wegen der BHS die Neurone nicht erreichen. Man hilft sich damit, dass man eine Vorstufe von Dopamin zuführt, die die Schranke passiert und dann im Gehirn in Dopamin umgebaut wird.

Auch Astrozyten werden durch Substanzen ***aktiviert***, die durch nozizeptive Impulse oder Zellschäden im ZNS freigesetzt werden. Sie teilen sich daraufhin am Ort des Zellschadens (z. B. bei einem Schlaganfall oder Unfall) und bilden hier eine Glianarbe. Die Narben können später der Ausgangspunkt für ***epileptische Anfälle*** (anfallsartig auftretende motorische Krämpfe) werden.

Die Astrozyten spielen ebenfalls bei schmerzhaften Vorgängen eine Rolle und scheinen zusammen mit Mikrogliazellen entscheidende Faktoren für die ***zentrale Sensibilisierung*** zu sein. Durch eine experimentelle Blockade der Aktivierung sowohl von Mikrogliazellen als auch von Astrozyten kann im Tierversuch die Sensibilisierung von Hinterhornneuronen verhindert oder sogar rückgängig gemacht werden (Zhang et al. 2017).

Eine Besonderheit der Astrozyten sind ***kanalartige Verbindungen*** zwischen benachbarten Zellen, durch die Ionen von einer Zelle zur nächsten übertreten können. Da Astrozyten sehr häufig sind, bilden die Zellen Netzwerke, in denen sich eine Information über große Entfernungen ausbreiten kann. Diese Funktion spielt wahrscheinlich bei der ***Übertragung*** von Schmerzen eine Rolle (s. u. Kap. 8).

▸ **Oligodendrogliazellen:** Diese Gliazellen bilden die Markscheide um markhaltige Axone im ZNS; sie erfüllen damit dieselbe Funktion wie die Schwann-Zellen des peripheren Nervensystems. Im Unterschied zu den Schwann-Zellen, bei denen eine Zelle nur *einen* kurzen Abschnitt eines Axons umhüllen kann, bildet eine Oligodendrogliazelle Markscheiden um *mehrere* Abschnitte desselben Axons (▸ Abb. 2.19).

Merke

Die Zahl der Gliazellen im ZNS ist ähnlich groß wie die der Neurone. Die verschiedenen Typen von Gliazellen haben vielfältige Funktionen im ZNS. Besonders *Mikrogliazellen* und *Astrozyten* sind an der *zentralen Sensibilisierung* beteiligt. Sie werden durch nozizeptive Impulse aus der Peripherie aktiviert und sensibilisieren zentrale Neurone, indem sie Substanzen wie Interleukin-6, TNF-α, ATP und Prostaglandine freisetzen.

2.6 Neuroinflammation

Definition

Unter *Neuroinflammation* versteht man eine Entzündung des zentralen Nervensystems, die meist chronisch verläuft.

Neuroinflammation wird oft durch das Eindringen von Bakterien oder Viren aus dem Blut über die Blut-Hirn-Schranke in das Hirngewebe ausgelöst. Sie kann aber auch steril ablaufen, d. h. ohne Beteiligung von Bakterien oder Viren. Dann spielen andere Faktoren eine Rolle, wie z. B. ***Verletzung***, ***Autoimmunkrankheit*** oder ***Neurodegeneration***.

Definition

Eine *Neurodegeneration* ist der Untergang oder Funktionsverlust von Nervenzellen im ZNS, die oft im hohen Alter in Form der *Parkinson- oder Alzheimer-Krankheit* auftreten.

Verbunden ist die Neuroinflammation praktisch immer mit einer ***Aktivierung der Gliazellen***, besonders der Mikrogliazellen. Sie führt daher auch zu einer zentralen Sensibilisierung mit allen weiter oben besprochenen Folgen.

2.7 Schmerz: Definition und Komponenten

Die offizielle Definition der Internationalen Gesellschaft zum Studium des Schmerzes (IASP) für Schmerzen allgemein lautet (IASP 1994, aktualisiert 2017):

An unpleasant sensory and emotional experience associated with actual or potential tissue damage, or described in terms of such damage.

(Schmerz ist) eine unangenehme emotionale Erfahrung, die mit tatsächlichen oder möglichen Gewebsschäden verbunden ist oder wie ein solcher Schaden beschrieben wird **(Übersetzung des Autors).**

> **Merke**
>
> Bitte beachten Sie, dass nach der Definition der IASP kein tatsächlicher Gewebsschaden vorliegen muss. Wenn ein Patient über Schmerzen klagt, muss der Therapeut ihm glauben, auch wenn alle Palpationsbefunde und bildgebenden Verfahren keinen Hinweis auf einen Gewebsschaden geben. Gerade bei tiefsomatischen Schmerzen zeigen die apparativen Untersuchungen oft keine Abweichungen von der Norm. Einige Therapeuten halten den Patienten dann für einen Simulanten oder nehmen an, dass allein psychische Störungen vorliegen.
>
> Die entgegengesetzte Situation kommt auch vor: Besonders ältere Patienten haben oft massive degenerative Befunde in den bildgebenden Untersuchungen. Die Schmerzen können aber nicht in jedem Fall auf die degenerativen Veränderungen am Skelettsystem zurückgeführt werden, denn die Veränderungen sind oft schmerzlos. Auch bei diesen Patienten kann eine Schmerzquelle in den Weichteilen vorliegen. Gegen eine Fehldiagnose hilft nur eine gründliche manuelle und funktionelle Untersuchung.

Schmerz ist nicht gleich Schmerz, sondern der Schmerz hat verschiedene Komponenten (▶ Abb. 2.22), die bei verschiedenen Schmerzformen unterschiedlich stark ausgeprägt sein können. Folgende Komponenten werden üblicherweise unterschieden:

- *Sensorisch diskriminative Komponente.* Sie liefert genaue Informationen über Art, Intensität und Lokalisation des Schmerzreizes.
- *Affektive (emotionale) Komponente.* Sie ist verantwortlich dafür, wie unangenehm ein Schmerzreiz empfunden wird. Tiefsomatische Schmerzen sind im Allgemeinen sehr unangenehm, haben daher eine starke affektive Komponente.
- *Vegetative (autonome) Komponente.* Sie beschreibt die Begleiterscheinungen im sympathischen und parasympathischen Nervensystem wie z. B. Schwitzen, Herzklopfen und Blutdruckveränderungen.
- *Motorische Komponente.* Sie enthält u. a. unbewusste motorische Reflexe bei Einwirkung eines Schmerzreizes. Ein typisches Beispiel ist der Flexorreflex beim Tritt auf einen Nagel, der zur Flexion des betroffenen Beins durch Aktivierung der Flexor-Muskeln führt.
- *Kognitive Komponente.* Sie ist das Ergebnis der bewussten Bewertung der Schmerzen durch den Patienten i. B. auf die Gefährlichkeit der Schmerzen. Es wird bewertet, ob die Schmerzen evtl. von einer Krebserkrankung oder einem sonstigen lebensbedrohlichen Zustand herrühren.
- *Psychomotorische Komponente.* Sie betrifft die Möglichkeit, den Schmerz nach außen zu zeigen, z. B. Gesicht verziehen oder sogar vor Schmerzen zu schreien (Schmerzäußerung).

Es wird allgemein angenommen, dass die Schmerzerfahrung von Tieren alle genannten Komponenten enthält, evtl. mit Ausnahme der kognitiven Komponente.

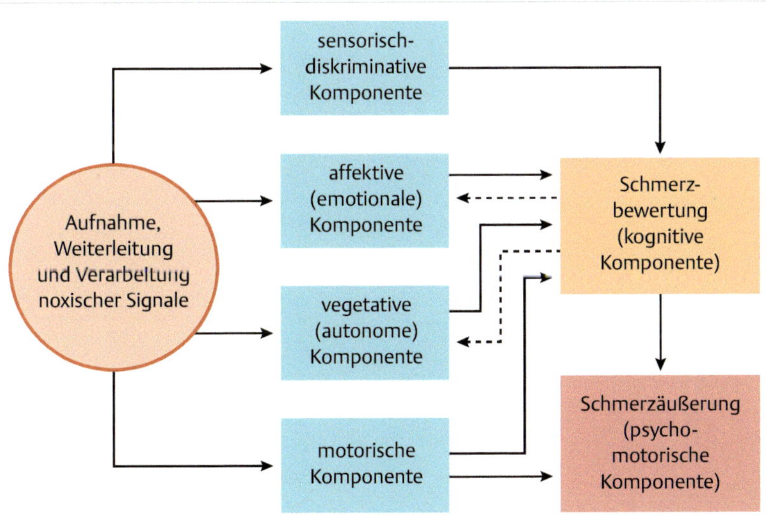

Abb. 2.22 Komponenten einer Schmerzempfindung. *Links:* Nozizeptive Vorgänge auf Ebenen des Nervensystems unterhalb des Kortex (noxisch = schädlich, schmerzhaft).
Mitte: Die Schmerzkomponenten. Alle Komponenten beeinflussen die kognitive Komponente, die zu einer Bewertung der Schmerzen i.B. auf ihre Gefährlichkeit für das Überleben und Langzeitfolgen führt. Bitte beachten: Die Schmerzbewertung wirkt auch auf die affektive und vegetative Komponente zurück. Auf diese Weise kann es über die affektive Komponente zu depressiven Verstimmungen bzw. über die vegetative Komponente zu Blutdrucksteigerungen kommen, wenn Schmerzen als gefährlich bewertet werden.

2.8 Wege für die Nozizeption im Rückenmark: Aszendierende Trakte

Trakte (Bahnen) bestehen aus gebündelten Axonen, die alle dieselbe Funktion erfüllen. *Aszendierende* (aufsteigende) Trakte stellen die Verbindung zwischen Hinterhornneuronen und höheren Zentren (Hirnstamm, Thalamus, Kleinhirn) her. Hier interessieren nur die Trakte, die etwas mit der Nozizeption zu tun haben.

2.8.1 Tractus spinothalamicus lateralis

Dieser Trakt (▸ Abb. 2.23; Bowsher 1978) besteht aus 2 Teilen, nämlich dem entwicklungsgeschichtlich älteren *Tractus paläo-spinothalamicus* und dem entwicklungsgeschichtlich neueren *Tractus neo-spinothalamicus*. Beide Trakte entspringen von Neuronen in den oberflächlichen und tieferen Schichten des Hinterhorns, kreuzen auf die andere Seite und enden an Kernen des Thalamus. Der paläo-spinothalamische Trakt macht Kontakt mit dem Nucleus centralis lateralis im medialen Thalamus und vermittelt wahrscheinlich die *affektive Komponente* der Schmerzempfindung, während der neo-spinothalamische Trakt im Nucleus ventralis posterolateralis endet und eher für die *diskriminative Komponente* zuständig ist.

Eine ältere klinische Beobachtung besagt, dass die *lateralen Anteile* des Thalamus, also auch der Nucleus ventralis posterolateralis, die *medialen Anteile* hemmen. Wenn die lateralen Kerne zerstört sind, z. B. durch einen *Schlaganfall*, sind die medialen Kerne enthemmt und der Patient entwickelt u. U. massive Schmerzen auf der kontralateralen Körperseite.

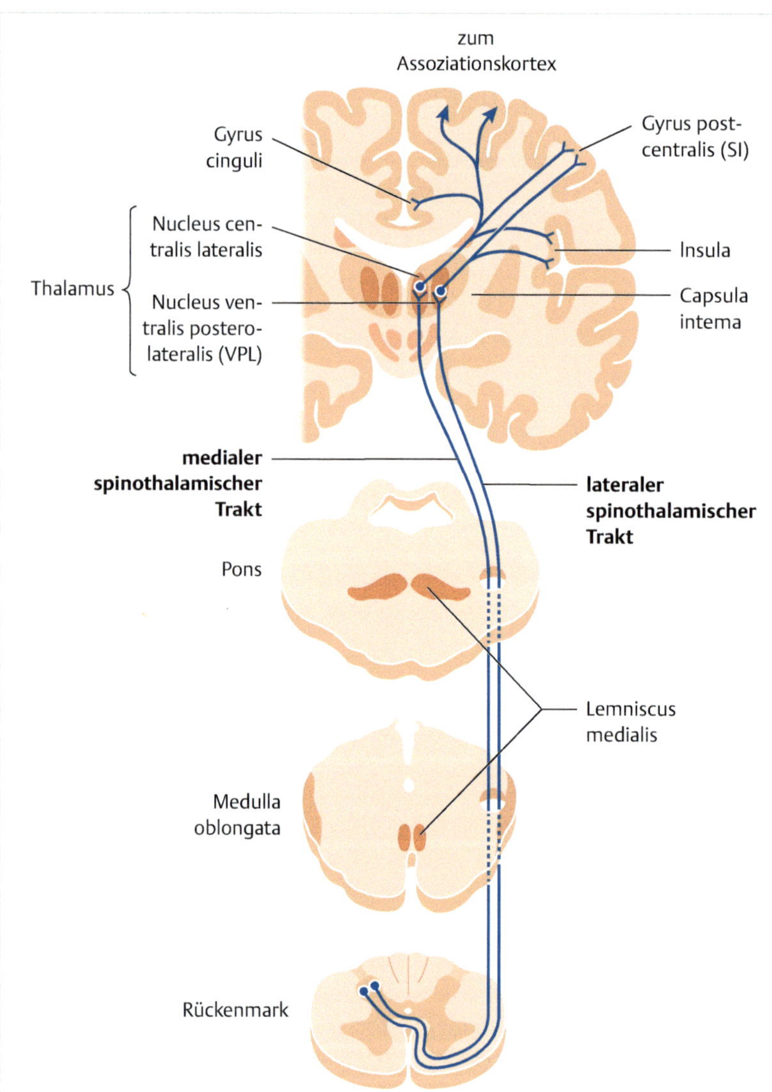

Abb. 2.23 Die wichtigste aufsteigende Bahn für nozizepive Information: Der Traktus spinothalamicus lateralis. Die Bahn hat zwei Anteile, nämlich den neo-spinothalamischen Trakt (lateraler spinothalamischer Trakt), der im lateralen Thalamus (im Nucleus ventralis posterolateralis) endet, und den paläo-spinothalamischen Trakt (medialer spinothalamischer Trakt), der im medialen Thalamus (u. a. Nucleus centralis lateralis) umgeschaltet wird. Da es im Kortex kein Schmerzzentrum gibt, verteilen sich die Efferenzen des Thalamus auf viele Bereiche des Kortex. (Schünke M, Schulte E, Schumacher U. Prometheus. LernAtlas der Anatomie. Kopf, Hals und Neuroanatomie. Illustrationen von M. Voll und K. Wesker. 5. Aufl. Stuttgart: Thieme; 2018)

2.8.2 Tractus spinoreticularis

Einige Autoren setzen den Tractus paläo-spinothalamicus mit dem Tractus spinoreticularis (▶ Abb. 2.24) gleich. Dieser Trakt endet u. a. in der *Formatio reticularis*, einem netzähnlichen Gebilde aus Neuronen und Nervenfasern, die sich über den gesamten Hirnstamm und das Rückenmark erstrecken. Von dort aus erreichen die Traktfasern über die medialen Thalamuskerne den Kortex. Die Formatio steuert den *Wachzustand* des Organismus und enthält das *Atem- und Kreislaufzentrum*. Bei Einwirkung eines Schmerzreizes löst er eine *Weck- und Alarmreaktion* aus. Der Trakt hat eine Verbindung zur *Amygdala*, dem Mandelkern. Der Kern gehört zum limbischen System (s. u. Kap. 2.10), das u. a. Emotionen steuert. Dazu gehört auch die Bewertung der Gefährlichkeit einer Situation, nicht nur von Schmerzen. Die Amygdala kontrolliert Angst und Aggressionen und ist an der Entscheidung über Flucht oder Angriff beteiligt.

Zusätzlich gibt es noch weitere nozizeptive Wege, die ebenfalls nicht im Kortex enden, sondern weiter kaudal im Hirnstamm an verschiedenen Kerngebieten. Zu diesen Trakten gehören:

- *Tractus spino-mesencephalicus*. Dieser Trakt besitzt u. a. die *periaquäduktale graue Substanz (PAG)* als Endpunkt. Der Name beschreibt die Lage des Gebiets um den Aquädukt herum, der einen Teil des Hohlraumsystems bildet, der im Inneren des Gehirns liegt und mit „Hirnwasser" (Liquor cerebrospinalis) gefüllt ist. Graue Substanz besteht aus Neuronen i.G. zur weißen Substanz, die wegen der vielen auf- und absteigenden markhaltigen Fasern eher weiß aussieht.
- *Tractus spinoparabrachialis*. Dieser Trakt endet an den parabrachialen Kernen (Nuclei parabrachiales), die am oberen Kleinhirnstiel liegen, der mit zwei anderen das Kleinhirn mit dem Hirnstamm verbindet. Diese Kerne scheinen bes. für den *Muskelschmerz* von Bedeutung zu sein (Basbaum et al. 2009; ▶ Abb. 2.24). Hinzu kommt, dass sowohl das PAG als auch die parabrachialen Kerne Ausgangspunkte für *absteigende (deszendierende) schmerzhemmende Bahnen* sind.

Die erwähnten Gebiete erhalten auch indirekt nozizeptive Information über den Traktus spinoreticularis (▶ Abb. 2.25).

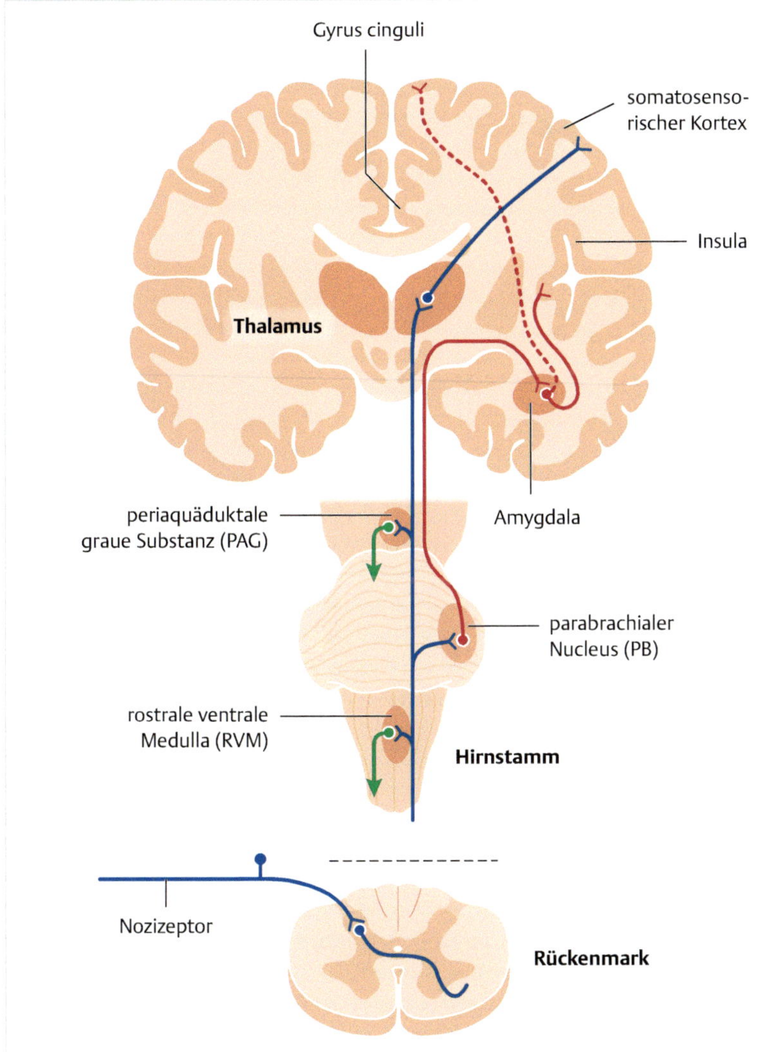

Abb. 2.24 Traktus spinoreticularis. Es handelt sich um eine entwicklungsgeschichtlich ältere Bahn, die weniger der Erkennung von Schmerzreizen dient als zur Auslösung von Alarm- und Schreckreaktionen im Gesamtorganismus. Der Trakt endet auch in Teilen der Formatio reticularis, von denen aus wichtige schmerzhemmende deszendierende Bahnen ausgehen. Zu diesen Teilen gehören die rostrale ventrale Medulla (RVM) und die periaquäduktale graue Substanz, die mit den größten Anteilen im Mesencephalon liegt. (Schünke M, Schulte E, Schumacher U. Prometheus. LernAtlas der Anatomie. Kopf, Hals und Neuroanatomie. Illustrationen von M. Voll und K. Wesker. 5. Aufl. Stuttgart: Thieme; 2018)

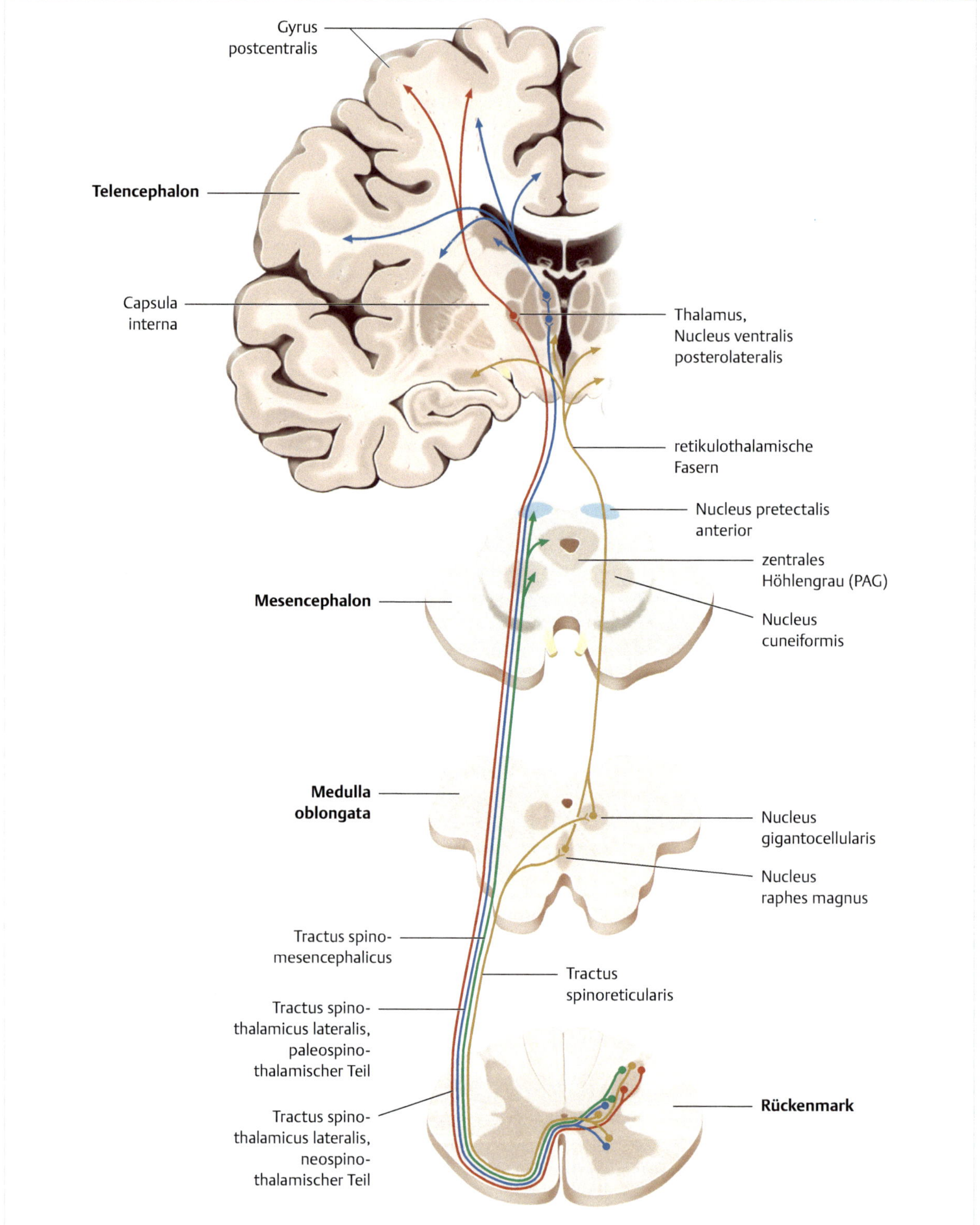

Abb. 2.25 Übersicht über alle aufsteigenden nozizeptiven Bahnen. Die periaquäduktale Substanz wird in der Abbildung zentrales Höhlengrau genannt. Alle Bahnen kreuzen im Rückenmark direkt nach dem Ursprung der Axone im Hinterhornneuron. Eine Durchtrennung der Bahnen unterhalb des Thalamus führt daher zu Ausfällen auf der Gegenseite. Die einzige Ausnahme ist der Traktus spinoreticularis, der zum einen auf Ebene der Medulla oblongata kreuzt und zum anderen die von ihm geleitete Information auf beide Seiten des Großhirns verteilt. (Schünke M, Schulte E, Schumacher U. Prometheus. LernAtlas der Anatomie. Kopf, Hals und Neuroanatomie. Illustrationen von M. Voll und K. Wesker. 5. Aufl. Stuttgart: Thieme; 2018)

> **Merke**
>
> Der *Tractus spinothalamicus lateralis* ist der Haupttrakt für die Weiterleitung nozizeptiver Information vom Rückenmark an höhere Zentren. Alle erwähnten Bahnen verlaufen nach der Synapse mit den primär afferenten Fasern *gekreuzt*, d. h. bei der Verletzung eines Trakts kommt es zu Ausfällen auf der Gegenseite. Besonders der spinoretikuläre Trakt und der paläo-spinothalamische Trakt haben auf ihrem Weg mehrere Synapsen. Da an jeder Synapse die Information modifiziert (verstärkt, abgeschwächt, blockiert) werden kann, bedeutet dies, dass die Übertragung oft nicht unverändert an den höheren Zentren ankommt.

2.9 Thalamus

Der Thalamus ist ein großes Kerngebiet, das aus mehr als 50 Kernen besteht (Kern = massive Ansammlungen von Neuronen gleicher oder ähnlicher Funktion). Die Kerne haben vielfältige Funktionen, auch nozizeptive. ▶ Abb. 2.25 zeigt einen Überblick über den gesamten Verlauf des *Tractus spinothalamicus lateralis* mit dem Thalamus direkt unterhalb des Kortex. Tatsächlich enthält der Thalamus die letzte Synapse des Tractus spinothalamicus lateralis vor Erreichen des Kortex. Der *Nucleus ventralis posterolateralis (VPL)* erhält nozizeptive Informationen aus dem Körper der Gegenseite, mit Ausnahme des Kopfes. Für die Nozizeption aus dem Kopfgebiet ist der nahe der Mittellinie liegende *Nucleus ventralis posteromedialis (VPM)* zuständig. Die nozizeptiven Afferenzen zum VPM stammen aus dem Nervus trigeminus der Gegenseite.

Der Thalamus ist nicht nur ein Ort der synaptischen Umschaltung vom 2. auf das 3. Neuron des Tractus spinothalamicus lateralis, sondern hier findet eine umfangreiche Verarbeitung der nozizeptiven und anderer Informationen statt. Die folgende Aufzählung zeigt eine Übersicht über die allgemeinen Funktionen des Thalamus.

- *Letzte Station der Sinnesbahnen vor Erreichen des Kortex* (Ausnahme: Riechbahn).
- *Entstehung der affektiven Komponente der Sinnesempfindungen* (wahrscheinlich durch die Kerne nahe der Mittellinie). Diese Funktion gilt nicht speziell für den Schmerz, sondern auch für andere Sinnesempfindungen, die oft eine affektive Tönung haben, d. h. als unangenehm oder angenehm empfunden werden. So spricht man von „schreienden Farben" oder „kreischenden Tönen". Es macht auch für die meisten Menschen einen Unterschied, ob man ein warmes Tierfell streichelt oder einen kalten schlüpfrigen Frosch.
- *Steuerung der Rhythmen der Gehirnwellen* während des Schlafes.
- *Beeinflussung der motorischen Aktivität*, bevor Bewegungen vom Motorkortex ausgeführt werden.

Besonders bei der Entstehung der affektiven Komponente arbeitet der Thalamus eng mit dem limbischen System zusammen. Er hat für diesen Zweck spezielle Kerne (Nuclei anteriores thalami), die starke Verbindungen mit dem limbischen System haben, das ihn fast kreisförmig umgibt.

2.10 Limbisches System

Das *limbische System* hat seinen Namen von seiner Form und Lage im Großhirn, denn es bildet eine Art Saum (Limbus = Saum) um das Zwischenhirn herum, zu dem auch der Thalamus gehört.

Zu den *allgemeinen Funktionen* des limbischen Systems gehören:

- *Entstehungsort von Affekten* (Gemütserregungen wie Freude, Wut, Angst). Das System entwirft ein affektives Gesamtbild der Situation: Angenehm? Gefährlich? etc. Emotion ist eine Gemütsbewegung, die meist länger als ein Affekt dauert.
- *Beteiligung an der affektiven Komponente der Schmerzempfindungen.* Dies gilt nicht nur für den Schmerz, sondern auch für den Geruchssinn, der eine besonders starke affektive Komponente besitzt (es gibt kaum einen neutralen Geruch).
- *Integration von vielen Sinneskanälen*, d. h. das System verarbeitet die Information von vielen Sinnesbahnen gleichzeitig. Die Integration ist nötig, um ein Gesamtbild der Situation zu erstellen und entsprechend zu handeln. Das limbische System ist in seinen Funktionen nicht nur von einem Sinneskanal abhängig.
- *Steuerung des autonomen Nervensystems* (Sympathikus und Parasympathikus).
- *Kontrolle des Hormonhaushalts.*

Aus diesen allgemeinen Funktionen leiten sich die *speziellen Funktionen* des limbischen Systems ab:

- Steuerung der *Nahrungsaufnahme.*
- Spezies-spezifisches *Sozialverhalten* (Sexualität, Aufzucht von Kindern).
- Anlegen von *Gedächtnisspuren* (Engrammen), besonders im Hippocampus (u. a. Gyrus parahippocampalis; vgl. ▶ Abb. 2.26). Die Speicherung von Gedächtnisinhalten erfolgt aber je nach Inhalt in unterschiedlichen Gebieten des Großhirns.

> **Merke**
>
> Die affektiv-emotionale Komponente der Schmerzempfindung entsteht im *Thalamus* und im *limbischen System* und wird dann in speziellen Regionen der Großhirnrinde empfunden. Die affektive Komponente ist besonders bei *tiefsomatischen Schmerzen* stark ausgeprägt. Sie bestimmt das subjektive Leiden des Patienten und ist der Hauptgrund dafür, dass Patienten einen Therapeuten aufsuchen.

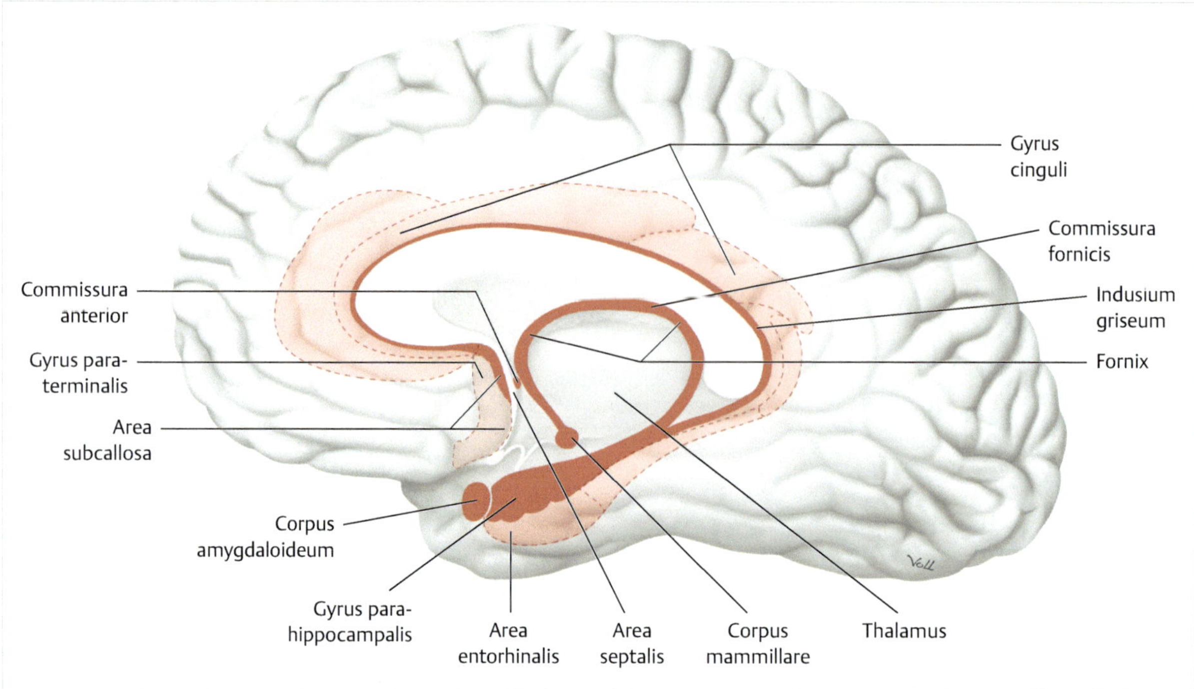

Abb. 2.26 Das limbische System (rot). Hier entsteht u. a. die affektiv-emotionale Komponente der Schmerzempfindung. Eine weitere Funktion besteht in dem Anlegen einer Gedächtnisspur, also eines neuen Gedächtnisinhalts im Hippocampus-Komplex, zu dem u. a. auch der Gyrus parahippocampalis, die Area entorhinalis und das Corpus amygdaloideum (Mandelkern) gehören. (Schünke M, Schulte E, Schumacher U. Prometheus. LernAtlas der Anatomie. Kopf, Hals und Neuroanatomie. Illustrationen von M. Voll und K. Wesker. 5. Aufl. Stuttgart: Thieme; 2018)

2.11 Kortex (Großhirnrinde)

Der Kortex ist der *Entstehungsort der Schmerzen.* Wie schon mehrfach erwähnt, gehören alle Vorgänge unterhalb des Kortex (z. B. im Rückenmark oder im Thalamus) zur *Nozizeption.* Man sollte daher nicht von „Schmerzrezeptoren, Schmerztrakten und Schmerzzentren" unterhalb des Kortex sprechen.

Die Verbindungen vom Nozizeptor in der Peripherie bis zum Kortex darf man sich nicht als eine Kette von Neuronen vorstellen, die von der Information über Schmerzreize unverändert durchlaufen wird und dann im Kortex zu Schmerzempfindungen führt. Gerade der Schmerz ist auf allen Ebenen (Nozizeptoren, Rückenmark, Thalamus) vielfältigen *Modulationen* unterworfen, die ihn hemmen oder auch verstärken können.

Im Gegensatz zu anderen Sinnen wie Sehen und Hören besitzt der Schmerz *kein kortikales Zentrum.* Stattdessen gibt es im Kortex mehrere Gebiete, die die verschiedenen Komponenten einer Schmerzempfindung vermitteln (Peyron et al. 2000; Abb. 2.27):

- Der *primäre* somatosensorische Kortex dient hauptsächlich der *Mechanorezeption* von der Haut, d. h. er vermittelt bewusste Sinnesempfindungen, die durch leichte mechanische Reize ausgelöst werden (vorwiegend Berührung und Druck). Die Afferenzen kommen von den Hautrezeptoren *der gegenüberliegenden Körperseite.* Hier ist auch der Endpunkt von nozizeptiven Afferenzen, u.zw. entsteht hier die *diskriminative Komponente* des Schmerzes. In dieser Region wird der Reiz *erkannt* i.B. auf Art, Ort, Intensität und zeitlichen Verlauf des Reizes. In der Hirnwindung direkt dahinter enden Afferenzen aus den tiefsomatischen Geweben. Sie vermitteln bewusste Empfindungen über die Einwirkung von *Vibrations- und Schmerzreizen* aus Muskeln und wahrscheinlich auch Gelenken.
- Der *sekundäre* somatosensorische Kortex liegt weiter seitlich auf dem Kortex. Er erhält Informationen vom primären somatosensorischen Kortex und von Rezeptoren *auf beiden Körperseiten* und ist daher gut geeignet, um z. B. das motorische Zusammenspiel beider Hände zu koordinieren. Eventuell spielt er bei der *Diskrimination* von Schmerzreizen eine Rolle.
- Der *präfrontale Kortex* ist die am weitesten vorn (in Richtung Stirn) liegende Region. Hier entsteht wahrscheinlich die *kognitive Komponente* der Schmerzen. Sie wird aktiviert, wenn der Patient darüber grübelt, ob die Schmerzursache lebensgefährlich ist, ob der Schmerzzustand noch lange anhält und evtl. in einer Behinderung endet.

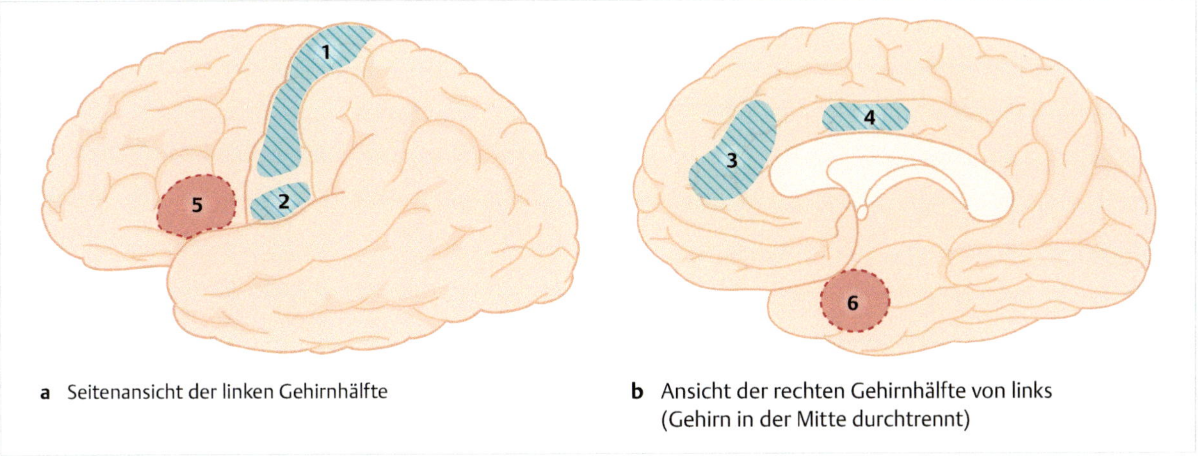

a Seitenansicht der linken Gehirnhälfte

b Ansicht der rechten Gehirnhälfte von links (Gehirn in der Mitte durchtrennt)

Abb. 2.27 Kortexareale, die an der Entstehung von Schmerzen beteiligt sind. Mit gestrichelten Umrandungen sind die Gebiete dargestellt, die nicht an der Kortexoberfläche liegen.
1: Primärer somatosensorischer Kortex; 2: Sekundärer somatosensorischer Kortex; 3: Präfrontaler Kortex; 4: Vorderer Gyrus cinguli; 5: Inselregion (Insula); 6: Mandelkern (Corpus amygdaloideum).

- Der *vordere Gyrus cinguli* ist der vordere Teil einer Hirnwindung, die zum limbischen System gehört und ohne Zerlegung des Gehirns nicht sichtbar ist. Neben einer Beteiligung an der *affektiven Schmerzkomponente* wird für dieses Gebiet auch eine Funktion bei der Selbstbeobachtung und Konzentrationsaufgaben beschrieben. Dieser Hirnteil ist auch an motorischen Funktionen beteiligt: Eine Schädigung ist oft mit Bewegungsarmut verbunden.
- Die *Inselregion* liegt weit seitlich im Großhirn, vor dem sekundären somatosensorischen Kortex. Der Insel-Kortex ist ein bei der Entwicklung des Gehirns in die Tiefe verlagerter Hirnteil und daher von außen schwer zugänglich. Dies ist einer der Gründe, warum über den Insel-Kortex relativ wenig bekannt ist. Es wird angenommen, dass der vorn-unten liegende Abschnitt die *affektive Komponente* der Schmerzen vermittelt, während die hinten-oben liegende Insula-Region eher an der *diskriminativen Komponente* einer Schmerzempfindung beteiligt ist.
- Der Mandelkern wird ebenfalls zum limbischen System gerechnet. Er vermittelt nicht nur die *affektive Schmerzkomponente*, sondern ist an *Stress- und Angstreaktionen* beteiligt. Der Kern analysiert die Gesamtsituation und bewirkt eine Ausschüttung von Stresshormonen (Noradrenalin, Kortison), wenn sie als bedrohlich erkannt wird. Der Kern kann über seine vielfältigen Verbindungen mit anderen Zentren einen Vergleich mit früheren Erfahrungen vornehmen. Wird die Angst zu groß, leitet der Kern zusammen mit anderen Zentren die *Flucht oder den Angriff* ein.

Eine Übersicht über einige der Gebiete zeigt ▶ Abb. 2.27.

Bitte beachten: Die ▶ Abb. 2.27 ist stark vereinfacht. Die angesprochenen Regionen haben nicht nur nozizeptive, sondern auch andere Aufgaben. Darüber hinaus sind die Hirngebiete nicht so scharf abgegrenzt wie dargestellt. Einige Autoren betrachten die erwähnten Hirnstrukturen und noch einige andere zusammen als sog. *Schmerzmatrix*. Man hatte gehofft, dass man im *funktionellen MRT* – das aktivierte Hirngebiete sichtbar macht – feststellen kann, ob ein Patient Schmerzen empfindet. Diese Möglichkeit wäre besonders bei tiefsomatischen Schmerzen wichtig, die meist völlig normale Laborbefunde zeigen. Es ist daher schwierig, die Angaben der Patienten über das Vorliegen von Schmerzen zu untermauern, auch für Versicherungs- und Rentenzwecke.

Allerdings hat es sich ergeben, dass bei Anwendung schwacher Schmerzreize die sog. Schmerzmatrix auch dann im MRT aufleuchtet, wenn der betreffende Patient aufgrund einer genetischen Störung keine Schmerzen empfinden kann. Dies bedeutet, dass die dargestellten Strukturen *nicht spezifisch für Schmerzempfindungen* sind. Sie werden offenbar auch unabhängig von subjektiven Schmerzen aktiviert. Derzeit wird angenommen, dass die Aktivität in vielen der besprochenen Hirnregionen eher die *Reaktion auf Schmerzen* (Aufmerksamkeit, Einleitung von motorischen und autonomen Reaktionen) widerspiegelt, aber kaum etwas mit der Entstehung von Schmerzen zu tun hat (Iannetti u. Mouraux 2010).

2.12 Schmerzformen

2.12.1 Akuter Schmerz

Diese Schmerzform hat eine sinnvolle *Schutzfunktion* und ist meist durch eine erkennbare Schmerzquelle (Verletzung, Entzündung) bedingt. Der akute Schmerz wird typischerweise durch eine ständige Erregung von peripheren Nozizeptoren unterhalten. Sein Sinn liegt darin, dass durch den Schmerz der Körper den betroffenen Körperteils *schont* und dadurch die Heilung beschleunigt. Akuter Schmerz klingt in den meisten Fällen von selbst wieder nach relativ kurzer Zeit ab oder wird vom Therapeuten meist ohne große Probleme behandelt.

Akute Schmerzen sind die normale physiologische Wirkung eines Schmerzreizes auf ein gesundes nozizeptives System. Sie sind die physiologische Funktionsweise der Nozizeption als Warnsystem. Man unterscheidet:

- *Somatische Schmerzen*, die ihre Ursache in der Haut, im Bindegewebe inkl. der Faszie, in Muskeln, Knochen und Gelenken haben. Oft werden somatische Schmerzen noch in *Haut- und Tiefenschmerz* unterteilt.
- *Viszerale Schmerzen*, die von Nozizeptoren im Thorax oder im Gastrointestinaltrakt und in den Harnorganen ausgehen. ▸ Abb. 2.28 zeigt eine Übersicht über die Schmerzformen, die in einem intakten nozizeptiven System auftreten.

2.12.2 Chronischer Schmerz

Der chronische Schmerz hat *keine Schutzfunktion* mehr und wird selbst zum eigentlichen Problem. Man spricht auch von der *Schmerzkrankheit*. Die Zeitdauer der Schmerzen ist nicht das Hauptkriterium, das den akuten vom chronischen Schmerz abgrenzt. In der Klinik spricht man aber aus praktischen Gründen von chronischem Schmerz, wenn er nach einigen Wochen bis ca. 3 Monaten immer noch vorhanden ist.

Merke

Der chronische Schmerz ist nicht nur einfach eine Fortsetzung des akuten Schmerzes, er ist durch das Vorliegen einer *zentralen Sensibilisierung* mit *Umbauprozessen im ZNS* gekennzeichnet und oft unabhängig von der Aktivität in peripheren Nozizeptoren. Oft besteht er weiter, wenn eine Schmerzquelle beseitigt oder nicht mehr erkennbar ist. Therapeutisch ist er entsprechend schwer zu behandeln. Eine Selbstheilung des Zustands ist meist nicht möglich.

Eine der wichtigsten Ursachen der Chronifizierung von Schmerzen ist die zentrale Sensibilisierung. Wenn dieser Vorgang längere Zeit anhält, kommt es zu *Umbauprozessen* in allen Stationen der Nozizeption, inkl. des Kortex. Man spricht von einer *Reorganisation*, die dazu führt, dass die Patienten auch leichte Reize als schmerzhaft empfinden. Langfristig wird auch die Ablesung der Gene in den Kernen der nozizeptiven Zellen verändert, was zu verstärkter Synthese von NMDA-Kanälen führt. All diese Umbauprozesse im ZNS kann man als *Schmerzgedächtnis* ansehen.

Der chronische Schmerz ist oft mit *biopsychosozialen Problemen* verbunden:

- *Bio:* Durch Umbauprozesse im ZNS, besonders des propriozeptiven Systems, kommt es zu Fehlhaltungen und schlechter Muskelkoordination.

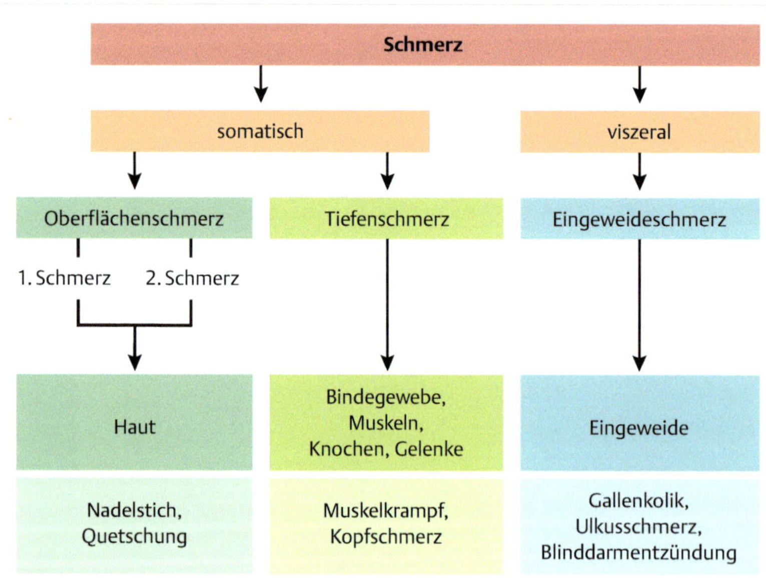

Abb. 2.28 Übersicht über akute Schmerzformen. Für das vorliegende Buch ist besonders die mittlere Reihe von Bedeutung, die den somatischen Tiefenschmerz oder tiefsomatischen Schmerz darstellt. Als Quellen für diesen Schmerz sind Bindegewebe, Muskeln, Knochen und Gelenke angegeben. Beispiele für diese Schmerzform sind Muskelkrampf und Kopfschmerz.

- *Psycho:* Durch die lange Dauer der Schmerzen kann es zu Depressionen, Katastrophisieren (Überbewertung von möglichen negativen Folgen) und Angststörungen kommen.
- *Sozial:* Rückzug aus sozialen Kontakten, Auftreten von Eheproblemen und Problemen am Arbeitsplatz, falls überhaupt noch Arbeitsfähigkeit besteht.

Zum chronischen Schmerz gehören folgende Unterformen, die teilweise auch beim akuten Schmerz vorkommen können:

- *Nozizeptiver Schmerz.* Er geht von gereizten Nozizeptoren in der Peripherie aus, das Nervensystem ist insgesamt intakt. Chronischer nozizeptiver Schmerz führt bei längerer Dauer zu Umbauprozessen am Nozizeptor (Synthese von neuen Rezeptormolekülen) und an Neuronen im ZNS (Sensibilisierung). Es besteht trotzdem eine gewisse Reversibilität der Symptome. Die Schmerzen sind meist von dumpfem Charakter und zermürbend, obwohl sie keine hohe Intensität erreichen.
- *Neuropathischer Schmerz.* Das Entscheidende für die Diagnose „neuropathischer Schmerz" ist eine Schädigung der nozizeptiven Strukturen im peripheren Nervensystem oder im ZNS. Neuropathische Schmerzen werden als brennend oder elektrisierend empfunden und oft von heftigen Schmerzattacken begleitet. Die möglichen Ursachen sind zahlreich:
  - Verletzungen des peripheren und zentralen Nervensystems. Hierzu gehören *Kompressionen* von Nerven oder Hinterwurzeln, z. B. durch eine verrutschte Bandscheibe (*Radikulopathie*). Am Kompressionsort entstehen dann APs, die sowohl in die Peripherie als auch nach zentral laufen. Die Schmerzen werden aber nicht am Ort der Kompression oder Verletzung empfunden, sondern in der Region, die von den komprimierten Nervenfasern sensibel versorgt werden. Es handelt sich um *projizierte Schmerzen* als Sonderform des neuropathischen Schmerzes. Ein typisches Beispiel für einen projizierten Schmerz ist der Schmerz, der sich beim Anstoßen des Ellenbogens an einen harten Gegenstand ergibt (sog. Musikantenknochen). Dabei wird der N. ulnaris komprimiert, was zur AP-Entstehung an der Kompressionsstelle führt. Die Schmerzen werden aber nicht am Ort der Kompression, sondern im kleinen Finger empfunden. Im ZNS werden alle APs, die im *N. ulnaris* nach zentral laufen, so interpretiert, als ob sie vom Nozizeptor im kleinen Finger und seiner Umgebung kommen, was normalerweise der Fall ist. (▶ Abb. 2.29; in diesem Fall wird an einem akuten Modell der zum chronischen Schmerz gehörende projizierte Schmerz erklärt.)
  - *Einklemmungen* von Nerven in Engpässen, z. B. beim Durchtritt durch Faszien oder durch den Karpaltunnel. Auch *mangelnde Verschieblichkeit* von peripheren Nerven in den Nervenhüllen oder den Bindegeweben, die die Nerven fixieren, können zu neuropathischen Schmerzen führen. Bewegungen der Extremität sind dann schmerzhaft.
  - Mangeldurchblutung oder Genussgifte (Alkohol).
  - Diabetes und Krankheiten des Nervensystems wie multiple Sklerose (MS).
- *Gemischter Schmerz* (mixed pain). Im typischen Fall handelt es sich um eine *Mischung von nozizeptiven und neuropathischen Schmerzen.* Oft ist auch eine entzündliche Komponente beteiligt. Relativ häufig tritt gemischter Schmerz nach Rückenoperationen mit Entfernung einer Bandscheibe oder Teilen einer Bandscheibe auf. Die postoperativen Ursachen können vielfältig sein, z. B. Narbenbildung, Blutergüsse, Überlastung der kleinen Zwischenwirbelgelenke. Es besteht dann oft eine Kombination von lokalen dumpfen Schmerzen am Ort der Operation (nozizeptive Schmerzen) mit heftigen ein-

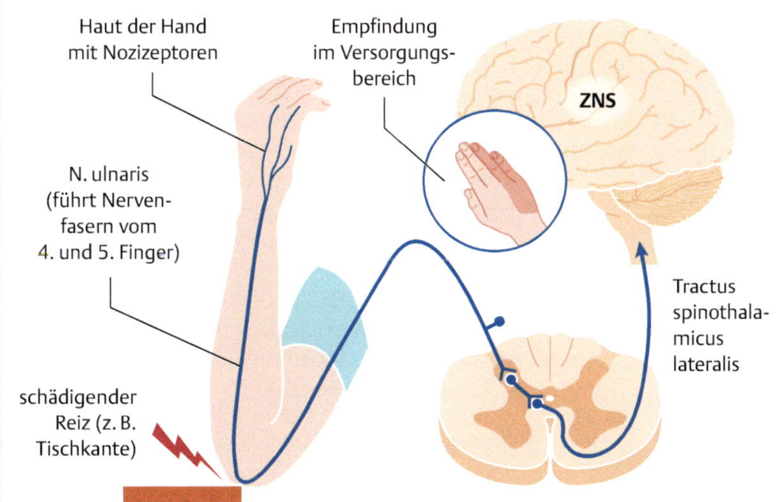

Abb. 2.29 Vorgänge bei projizierten Schmerzen. Als Beispiel wird das Anschlagen des Ellenbogens an eine harte Kante angenommen. Der über den Ellenbogen ziehende N. ulnaris wird gequetscht und an der Kompressionsstelle entstehen APs, die sich in die Peripherie und nach zentral ausbreiten. Die in die Peripherie laufenden APs werden subjektiv nicht bemerkt, die nach zentral laufenden APs lösen Schmerzen aus, wenn nozizeptive Fasern komprimiert worden sind. Die Schmerzen werden nicht an der Kompressionsstelle empfunden, sondern im Versorgungsbereich des N. ulnaris an der Hand, also in der Haut des 4. und 5. Fingers. Allgemein: Wenn ein Nerv verletzt wird, werden die Schmerzen im Versorgungsbereich dieses Nervs empfunden.

schießenden Schmerzattacken, die sich auch im Sinne von projizierten Schmerzen in die Beine ausbreiten können (neuropathische Schmerzen).

- *Noziplastischer Schmerz* (nociplastic pain). Da mit den Definitionen für nozizeptive und neuropathische Schmerzen immer noch viele Patienten nicht ausreichend bzgl. ihrer Schmerzen beschrieben werden können, ist kürzlich eine dritte Bezeichnung für Schmerzen von der International Association for the Study of Pain (IASP) vorgeschlagen worden, nämlich der noziplastische Schmerz. Grundlage des Vorschlags ist ein Artikel über die bisherige Entwicklung von Schmerzdefinitionen von Kosek et al. (2016). Noziplastischer Schmerz tritt bei Patienten auf, die weder eine dauerhafte Aktivierung von Nozizeptoren noch irgendwelche Schäden am nozizeptiven System erkennen lassen. Als Beispiele werden u. a. die *Fibromyalgie* und der *nichtspezifische Rückenschmerz* genannt. Im weiteren Sinne gehören in die neue Kategorie alle Schmerzen, die größere Regionen des Körpers oder den gesamten Körper – wie bei der Fibromyalgie – umfassen. Als Ursache für noziplastische Schmerzen wird eine *veränderte zentrale Nozizeption* angenommen, ohne dass sich eine Schädigung des nozizeptiven Systems nachweisen lässt. Die Folge ist eine *Ausbreitung* der Schmerzen und eine *erhöhte Erregbarkeit* von Nozizeptoren und zentralen Neuronen.
- *Übertragener Schmerz.* In der Praxis wird diese Schmerzform auch oft als „fortgeleiteter Schmerz" bezeichnet. Dieser Ausdruck ist irreführend, denn er kann mit dem projizierten Schmerz verwechselt werden. Leider wird in Klinik und Praxis noch ein weiterer Begriff verwendet, nämlich der „ausstrahlende Schmerz", der keinen Unterschied zwischen projizierten und übertragenen Schmerzen macht. Da der übertragene Schmerz für das myofasziale System besonders wichtig ist, wird er nachfolgend etwas ausführlicher behandelt.

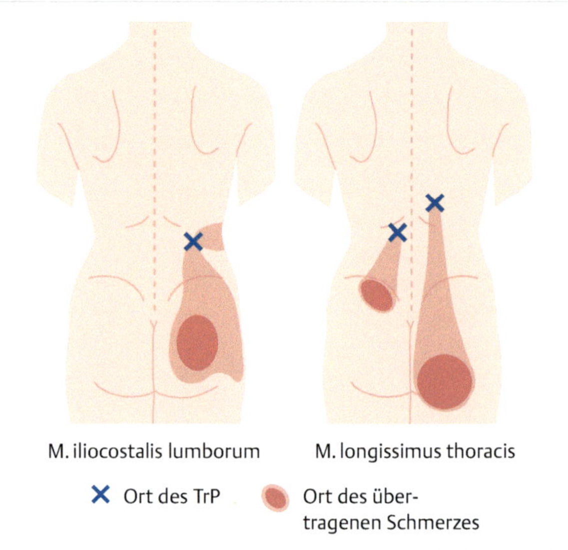

Abb. 2.30 Beispiele für übertragene Schmerzen. Die Patienten haben myofasziale Triggerpunkte (TrPs) in der Rückenmuskulatur, die stärksten Schmerzen geben die Patienten aber in der Gesäßmuskulatur an. Die Schmerzen werden von den Rückenmuskeln in die Gesäßmuskeln übertragen. Bei den Patienten führt die Übertragung zu einer Fehllokalisation der Schmerzquelle. Wenn der Therapeut nicht an diese Möglichkeit denkt und den Patienten nicht gründlich manuell untersucht, kann diese Situation zu einer langwierigen Fehlbehandlung führen. Die Behandlung muss sich gegen die TrPs richten, nicht gegen die Schmerzen im Gesäßbereich. Wenn die TrPs in den Rückenmuskeln erfolgreich therapiert worden sind, verschwinden auch die Schmerzen in der Gesäßmuskulatur.

Definition

Unter *Schmerzübertragung* versteht man das Phänomen, dass Schmerzen oft nicht an der Schmerzquelle selbst empfunden werden, sondern an anderer Stelle. (Eine Übersichtsarbeit findet sich unter Arendt-Nielsen u. Svensson 2001.)

Als Beispiel soll die Übertragung der Schmerzen von myofaszialen Triggerpunkten dargestellt werden, u.zw. die Übertragung von einem Muskel zu einem anderen. Die Triggerpunkte werden erst später genau behandelt, hier soll genügen, dass es sich um kleine *palpable Knötchen* in der Muskulatur handelt, die entweder *spontan* oder schon bei *leichtem Druck* schmerzhaft sind.

In der ▶ Abb. 2.30 erfolgt die Übertragung aus dem M. iliocostalis lumborum bzw. M. longissimus thoracis – wo sich die Triggerpunkte befinden – nach kaudal in die Glutäus-Muskeln, in denen die stärksten Schmerzen empfunden werden. Der Patient wird in so einem Fall dem Therapeuten schildern, dass er Schmerzen in der Gesäßgegend hat. Die eigentliche Schmerzquelle befindet sich aber in den Rückenmuskeln, die nur wenig schmerzen. Aufgrund der Schmerzübertragung kommt es zu einer *Fehllokalisation* der Schmerzen durch den Patienten.

Die mit Triggerpunkten verbundenen Schmerzmuster sind zwar nicht konstant, aber relativ ähnlich, sodass der Therapeut oft aus dem Ort der stärksten Schmerzen auf den Ort des Triggerpunktes rückschließen kann. Die Behandlung muss am Ort des Triggerpunktes erfolgen, nicht am Ort der übertragenen Schmerzen.

Ein möglicher Mechanismus für die Übertragung von Schmerzen ist in ▶ Abb. 2.31 beschrieben. Es handelt sich um *Head-Zonen*, die nach Ruch's convergence projection theory (1965) dadurch entstehen, dass ein Hinterhornneuron sowohl Afferenzen aus einem inneren Organ als auch von der Haut erhält. Wenn man annimmt, dass das Neuron ursprünglich Hautschmerzen vermittelt hat, kann eine erhöhte Aktivität in den viszeralen Afferenzen – die ja auch das Neuron erregen können – von höheren Zen-

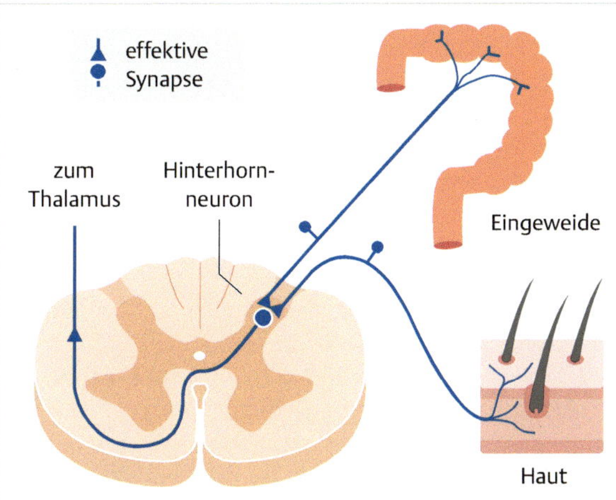

Abb. 2.31 Head-Zonen als ein Modell der Schmerzübertragung. Dargestellt ist die convergence projection theory nach Ruch. Das Hinterhornneuron besitzt synaptische Verbindungen sowohl mit den Eingeweiden als auch mit der Haut. Es wird angenommen, dass das Neuron ursprünglich Hautschmerz vermittelt; die Verbindung mit den Viscera ist meist unbenutzt, weil schmerzhafte Läsionen der Eingeweide nur selten auftreten. Wenn nun aber der nozizeptive Impulseinstrom von den Eingeweiden wegen einer Läsion (z. B. Entzündung) sehr hoch ist, wird das Neuron durch die Verbindung mit den Eingeweiden erregt. Da die Zelle zum Hautschmerzsystem gehört, führt die Eingeweideläsion zu Hautschmerzen. Der Schmerz wird von den Viscera zur Haut übertragen.

tren als Hautschmerz fehlinterpretiert werden. Subjektiv äußert sich die Head-Zone in einer *überempfindlichen oder schmerzhaften Stelle* in der Haut. Die Haut-Hyperästhesie oder Hautschmerzen treten in dem Dermatom auf, das von den Hinterhornneuronen sensibel versorgt wird, die auch Afferenzen aus dem erkrankten inneren Organ erhält. Ein Beispiel sind Überempfindlichkeit in der Haut des rechten Unterbauchs bei einer Blinddarmentzündung.

Das Modell ist für die Übertragung von Muskelschmerzen von einem Muskel zu einem anderen nur bedingt einsetzbar, weil es primär als Erklärung für die Übertragung von Eingeweideschmerz *in die Haut* entwickelt wurde. Weiterhin erklärt das Modell nur die Übertragung *innerhalb eines Rückenmarkssegments*. Die Übertragung von Muskelschmerzen kann aber Segmentgrenzen überschreiten, wie ▸ Abb. 2.30 deutlich macht. Klinisch-experimentelle Beobachtungen zeigen, dass Eingeweideschmerz auch in die Muskulatur übertragen werden kann (Giamberardino et al. 1996).

Eine weitere Hypothese der Schmerzübertragung ist die convergence-facilitation theory nach MacKenzie, die schon 1909 entwickelt wurde. Das MacKenzie-Modell kann auch die Übertragung *über Segmentgrenzen hinweg* erklären, auch die Übertragung von einem Muskel zum anderen (▸ Abb. 2.32). Es ist lange bekannt, dass im Rückenmark *lange Kollateralen* von Muskelafferenzen von kranial nach kaudal verlaufen (Wall u. Werman 1976). Wenn man nun annimmt, dass diese Kollateralen 1. ursprünglich über ineffektive Synapsen mit den kaudalen Hinterhornneuronen verbunden sind und 2. diese Synap-

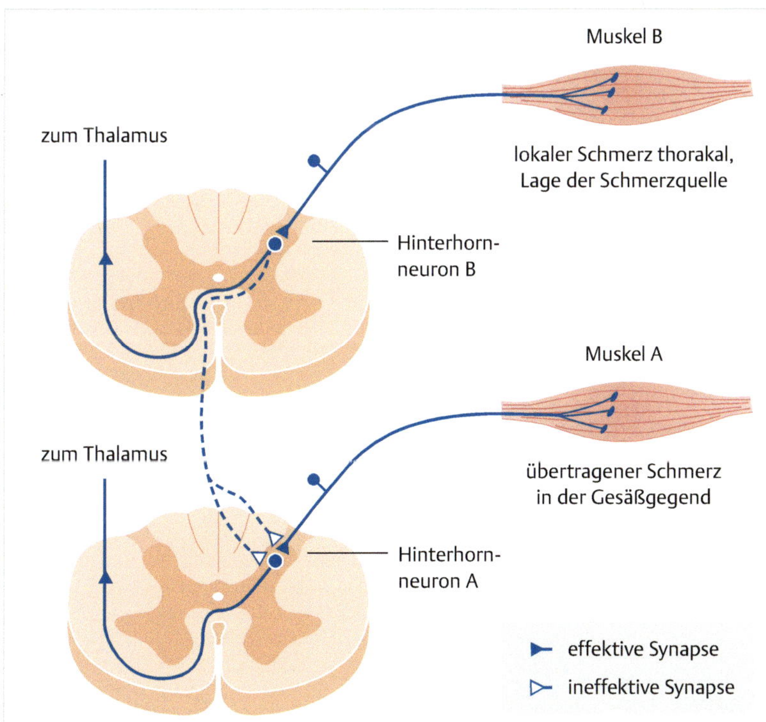

Abb. 2.32 Die Convergence-facilitation-Theorie der Schmerzübertragung nach MacKenzie. In der Abbildung wird die Theorie auf die in ▸ Abb. 2.30 gezeigte Situation angewendet. Die Schmerzquelle ist im Muskel B (Rückenmuskel) lokalisiert, dessen Nozizeptoren mit dem Hinterhornneuron B verbunden sind. Neuron B besitzt lange Kollateralen, die über mehrere Segmente im Rückenmark nach kaudal laufen und synaptische Verbindungen mit Neuron A haben. Ursprünglich sind die Synapsen auf Neuron A ineffektiv (weiße Dreiecke), aber wenn die Schmerzen im Muskel B sehr stark sind oder lange dauern, werden die Synapsen effektiv und erregen dann Neuron A. Sobald dies geschieht, empfindet der Patient übertragene Schmerzen in Muskel A (dem Gesäßmuskel). Das weiße Dreieck auf der primär afferenten Faser von Muskel A soll andeuten, dass unklar ist, ob die absteigende Kollaterale direkt Kontakt mit Neuron A herstellt oder auf der afferenten Faser endet.

sen durch ständigen nozizeptiven Impulseinstrom vom kranialen Muskel effektiv werden, ergibt sich eine Verschaltung für eine Schmerzübertragung vom kranialen in den kaudalen Muskel.

Diese Hypothese erklärt auch die Tatsache, dass die *Schmerzübertragung* von der *Intensität der Schmerzen* abhängt und *Zeit erfordert*, d. h. es dauert einige Minuten bis Stunden, bis bei experimenteller Anwendung von einem Schmerzreiz neben dem akuten der übertragene Schmerz auftritt. In dieser Zeit könnte der Übergang von den ineffektiven zu den effektiven Synapsen stattfinden.

Neben dieser Erklärung für die Schmerzübertragung werden noch weitere Mechanismen diskutiert:

- Die Freisetzung von Substanzen aus den nozizeptiven Neuronen des ZNS, wobei angenommen wird, dass die Substanzen über weite Strecken im Rückenmark diffundieren und die Erregbarkeit von Zellen im Nachbarsegment steigern können. Zu diesen Substanzen gehören *BDNF* (brain-derived neurotrophic factor), *SP* und *CGRP*.
- Die *Astrozyten* bilden im Rückenmark lange Ketten und setzen Glutamat frei. Es ist möglich, dass die Erregung von nozizeptiven Neuronen in einem kranialen Segment über die Astrozyten-Kette an Hinterhornneurone in einem kaudalen Segment weitergegeben wird.

2.13 Physiologische Schmerzhemmung

Merke

Ob ein Mensch Schmerzen hat oder nicht, hängt nicht allein von der Erregung der Nozizeptoren ab. Ein ebenso wichtiger Faktor ist die Stärke der *körpereigenen Hemmprozesse*. Wenn diese Hemmung sehr aktiv ist, kann trotz des Vorliegens einer schmerzhaften Läsion in der Peripherie jeder Schmerz fehlen (s. u. Kap. 2.13.2). Auch der umgekehrte Fall kann eintreten: Wenn die Chronifizierung der Schmerzen mit Umbauprozessen im ZNS voll entwickelt ist, kann der Patient Schmerzen haben, ohne dass in der Körperperipherie eine Schmerzquelle nachweisbar ist.

Die wichtigsten physiologischen Hemmprozesse sind die *segmentale Hemmung* und die *deszendierende Hemmung*.

2.13.1 Segmentale Hemmung

Definition

Unter *segmentaler Hemmung* versteht man Hemmprozesse, die durch primär afferente Fasern ausgelöst werden, u.zw. von nichtnozizeptiven Fasern, die zu denselben Neuronen im Rückenmark ziehen, die von nozizeptiven APs aus demselben Gebiet der Körperperipherie erregt werden.

Grundlage des Konzepts der segmentalen Hemmung ist die gate control theory von Melzack u. Wall (1965; ▸ Abb. 2.33), in der angenommen wird, dass es im Rückenmark eine Art Tor (gate) gibt, das die nozizeptive Aktivität aus der Peripherie mehr oder weniger blockiert. Eine neuere Bewertung der Theorie findet sich bei Treede (2016).

Vereinfacht dargestellt bedeutet eine hohe Aktivität in den dicken afferenten Fasern, dass das Tor für nozizeptive Aktivität weniger durchgängig ist, während gesteigerte Aktivität in den dünnen Afferenzen das Tor für nozizeptive Impulse öffnet. Oder anders ausgedrückt: Die Erregung der hemmenden SG-Zellen durch dicke Afferenzen hemmt die Durchschaltung in dem Schaltkreis, während dünne Afferenzen die hemmenden SG-Neurone hemmen und damit die Durchschaltung für nozizeptive Aktivität

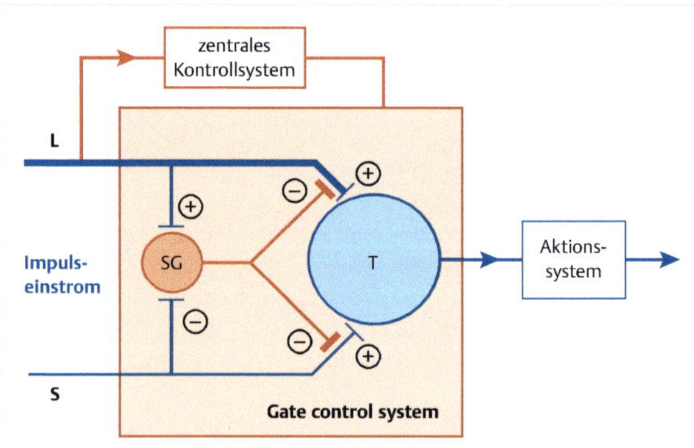

Abb. 2.33 Die gate control theory von Melzack und Wall (Abbildung nach der Originalarbeit). Die Theorie beschreibt eine Möglichkeit der segmentalen Hemmung, die in demselben Rückenmarkssegment abläuft, in dessen Innervationsgebiet eine Schmerzquelle vorhanden ist. Nach der Theorie existiert im Rückenmark ein Kontrollsystem, das im dorsalen Hinterhorn lokalisiert ist (die substantia gelatinosa, SG). In der SG wird der Impulseinstrom über die dicken (L; nichtnozizeptiven) Fasern und die Aktivität in den dünnen (S; teils nozizeptiven) Fasern verglichen. Ob Schmerzen empfunden werden, hängt von der Balance in der Aktivität beider Fasersysteme ab, nicht allein von der Aktivität in nozizeptiven Afferenzen. Die SG-Zellen haben eine hemmende Wirkung auf die T-Neurone am Ausgang des Tors. Die nozizeptiven Afferenzen hemmen die SG-Zellen und erregen gleichzeitig die T-Zellen. Dadurch wird das Tor geöffnet. Die dicken Afferenzen erregen die SG-Zellen und schließen das Tor, weil ihre gleichzeitige erregende Wirkung auf die T-Zellen nicht stark genug ist. Dieser Effekt kann therapeutisch durch bewusste Aktivierung der dicken Afferenzen ausgenutzt werden. Die T-Zellen übertragen das Ergebnis des Vergleichs zwischen der Aktivität in dicken und dünnen Fasern auf das sog. Aktionssystem. Dieses System steuert die Reaktionen des Körpers auf den Schmerzreiz (Alarmierung, Hinwendung zum Reiz, vegetative Reaktionen, Flexorreflex u. a.). Oft wird vergessen, dass das Kontrollsystem von kranial durch deszendierende Trakte beeinflusst werden kann (s. u. Kap. 2.13.2). (Schünke M, Schulte E, Schumacher U. Prometheus. LernAtlas der Anatomie. Kopf, Hals und Neuroanatomie. Illustrationen von M. Voll und K. Wesker. 5. Aufl. Stuttgart: Thieme; 2018)

enthemmen, also fördern. Jeder von uns nutzt die schmerzreduzierende Wirkung eines Impulseinstroms über dicke Fasern, wenn man nach einem Stoß vor das Schienbein automatisch die Haut in der Nähe der Läsion reibt. Tiere lecken in vergleichbarer Situation die Haut in der Umgebung einer Wunde.

In der praktischen therapeutischen Anwendung wird ebenfalls eine hohe Aktivität in den dicken Afferenzen erzeugt, um das Tor zu schließen und Schmerzen zu lindern. Dies geschieht z. B. durch Massage, Geräte zur Vibrationserzeugung (dies erregt die dicken Muskelspindel-Afferenzen) oder elektrische Reizung wie bei der *transkutanen elektrischen Nervenstimulation (TENS)*. Die TENS wird mit kleinen Geräten angewendet, die der Patient selbst bedienen kann. Dies hat den Vorteil, dass der Patient selbst eine gewisse Kontrolle über die Intensität seiner Schmerzen hat.

Die gate control theory ist wegen des *stark vereinfachten Schaltkreises* im Hinterhorn kritisiert worden. Zwar ist die Schmerzhemmung durch Aktivierung der dicken afferenten Fasern lange bekannt und wissenschaftlich gesichert, aber die „Öffnung" des Tors durch die dünnen nozizeptiven Fasern konnte von einigen Forschergruppen nicht nachgewiesen werden. Hinzu kommt, dass in der Skizze von ▸ Abb. 2.33 die nozizeptive dünne Faser mit einer Kollateralen eine *hemmende* Wirkung (auf das SG-Neuron) hat, mit einer anderen Kollateralen eine *erregende* Wirkung (auf das T-Neuron). Dies widerspricht einem allgemeinen Prinzip in der Neurophysiologie, dass jedes Neuron mit allen Kollateralen dieselbe (hemmende oder erregende) Wirkung haben muss. Zwar könnte das Problem durch das Einschalten von *hemmenden Interneuronen* in den Schaltkreis gelöst werden, aber dadurch würde die gate control theory ihre attraktive Einfachheit verlieren.

2.13.2 Deszendierende Schmerzhemmung

Wie der Name andeutet, geht dieses System von höheren nozizeptiven Zentren aus, steigt im Rückenmark ab und hemmt die sekundär afferenten Neurone im Hinterhorn des Rückenmarks. Die deszendierende Schmerzhemmung ist in der Lage, die nozizeptiven Impulse aus der Peripherie im Hinterhorn völlig zu blockieren und so *Schmerzfreiheit* zu bewirken. Mit der segmentalen Schmerzhemmung wird dieser Zustand meist nur vorübergehend erreicht; die Hauptwirkung ist eine Schmerzlinderung.

Das deszendierende System besteht aus einer Kette von Neuronen, die ihren Ursprung in höheren Stationen haben, die alle auch nozizeptive Information über Kollateralen des spinothalamischen und spinoreticulären Trakts erhalten (linke Seite in der ▸ Abb. 2.34). Das schmerzhemmende System ist *multipel angelegt*, d. h. mehrere deszendierende Bahnen verlaufen im Rückenmark parallel. Die Bahnen verwenden verschiedene Transmittersub-

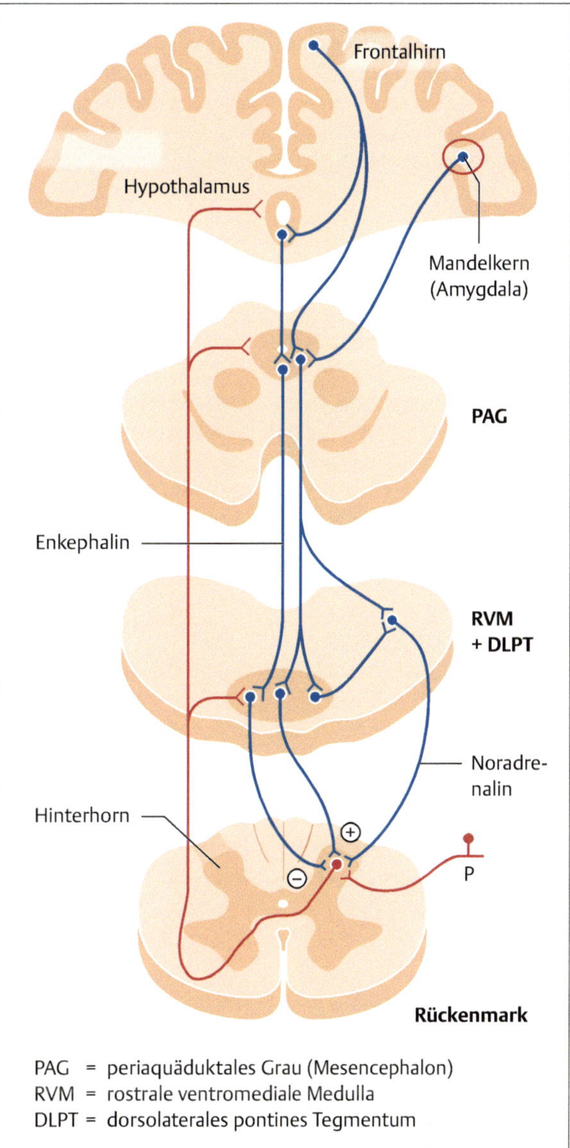

Abb. 2.34 Die deszendierenden Hemmsysteme. Der Name rührt daher, dass die hemmenden Bahnen von höheren Zentren ausgehen und im Rückenmark absteigen. Der Ort der Hemmung sind Neurone im Hinterhorn des Rückenmarks. Das System besteht aus vielen parallelen Trakten, die vielfach unterbrochen sind.
Die Ursprungsgebiete sind: 1. Das Frontalhirn, 2. Der Mandelkern, 3. Die periaquäduktale graue Substanz (PAG). 4. Die rostrale ventromediale Medulla (RVM). Die RVM enthält Neurone, die von der PAG angesteuert werden und Enkephalin – einen körpereigenen Transmitter mit morphinähnlicher Wirkung – verwenden. Enkephalin ist auch im Blut von Ausdauersportlern nachgewiesen worden. 5. In der rostralen Medulla liegt auch das dorsolaterale pontine Tegmentum (DLPT), das für die Hemmung den Transmitter Noradrenalin benutzt. Das rote Pluszeichen soll andeuten, dass von RVM und DLPT auch schmerzfördernde Einflüsse ausgehen. (Schünke M, Schulte E, Schumacher U. Prometheus. LernAtlas der Anatomie. Kopf, Hals und Neuroanatomie. Illustrationen von M. Voll und K. Wesker. 5. Aufl. Stuttgart: Thieme; 2018)

stanzen wie *Enkephalin* (eine körpereigene Substanz mit Morphinwirkung), *Noradrenalin* und *Serotonin*. Der Ort der Schmerzhemmung ist das Hinterhorn des Rückenmarks, hier werden die nozizeptiven Neurone gehemmt, wodurch die Aktivität im aufsteigenden Tractus spinothalamicus lateralis abnimmt. Funktionell wichtig ist die Tatsache, dass ein Teil des deszendierenden Hemmsystems immer aktiv ist.

▸ Aktivierung der deszendierenden Schmerzhemmung:

- Da die aszendierenden nozizeptiven Trakte über Kollateralen mit den schmerzhemmenden Schaltkreisen verbunden sind, wird bei Einwirkung von *jedem Schmerzreiz* auch immer die deszendierende Schmerzhemmung aktiviert. Die Aktivierung ist allerdings nicht sehr stark, denn sonst würden wir überhaupt keine Schmerzen empfinden. Das deszendierende schmerzhemmende System ist in geringem Ausmaß *ständig aktiv* (Cervero et al. 1991), es kann aber durch äußere Faktoren verstärkt aktiviert werden.
- *Stress* in Form von *lebensbedrohenden Gefahren oder Verletzungen* ist ein starker aktivierender Faktor. So ist bekannt, dass Soldaten im Kampf schwere Verletzungen erleiden können, ohne Schmerzen zu haben. Erst im Lazarett treten dann die Schmerzen auf. Man vermutet, dass die neuronalen Verbindungen des Mandelkerns, durch den Angst und die emotionale Einschätzung der Umgebung vermittelt werden (Adolphs, 2004), mit der periaquäduktalen grauen Substanz und den parabrachialen Kernen dabei eine Rolle spielen. Wie schon bemerkt, gehen von diesen Gebieten deszendierende schmerzhemmende Trakte aus. Ein wichtiges Rezeptormolekül für die Schmerzhemmung ist der *μ-Rezeptor*, an den das körpereigene Enkephalin bindet. Derselbe Rezeptor ist der Angriffspunkt für therapeutisch zugeführtes Morphin, das ebenfalls die deszendierende Schmerzhemmung aktiviert. Der Überlebenswert der Schmerzhemmung in großer Gefahr besteht darin, dass die mentale und motorische *Handlungsfähigkeit* erhalten bleibt und nicht durch starke Schmerzen gelähmt wird. Das ist bei Wildtieren besonders wichtig, die trotz starker Verletzungen noch flüchten müssen.
- *Leistungs- und Dauersport* hat in gewisser Weise eine ähnliche Wirkung wie lebensbedrohender Stress. Bekanntermaßen werden unter diesen Bedingungen Enkephaline freigesetzt, die nicht nur die Schmerzhemmung aktivieren, sondern auch das sog. „runner's high" verursachen, d. h. Euphorie erzeugen (Boecker et al. 2008). Medizinisch gesehen hat die durch Sport bedingte Schmerzhemmung den Nachteil, dass Ermüdungsbrüche (z. B. während eines Marathonlaufs im Fuß) nicht bemerkt werden.
- *Gering ausgeprägter Stress*, besonders wenn er lange dauert, wiederholt auftritt und mit dem Gefühl der Hilflosigkeit verbunden ist, hat oft den gegenteiligen Effekt, nämlich eine *Schmerzverstärkung oder Schmerzförderung*. Diese Tatsache ist von vielen Patienten mit chronischen nichtspezifischen Rückenschmerzen bekannt, die angeben, dass ihre Schmerzen stärker sind, wenn sie unter Stress stehen. Der neuronale Mechanismus der Schmerzverstärkung besteht wahrscheinlich in einer Aktivierung von deszendierenden schmerzfördernden Trakten, die von dem *vorderen zingulären Kortex* (Gyrus cinguli; vgl. ▸ Abb. 2.27), der PAG und der rostromedialen ventralen Medulla (RVM) ausgehen. Die wichtigsten Transmitter auf spinaler Ebene sind das *Serotonin (5-HT)* und *Glutamat* (Neubert et al. 2004; Zhuo 2017; ▸ Abb. 2.35).

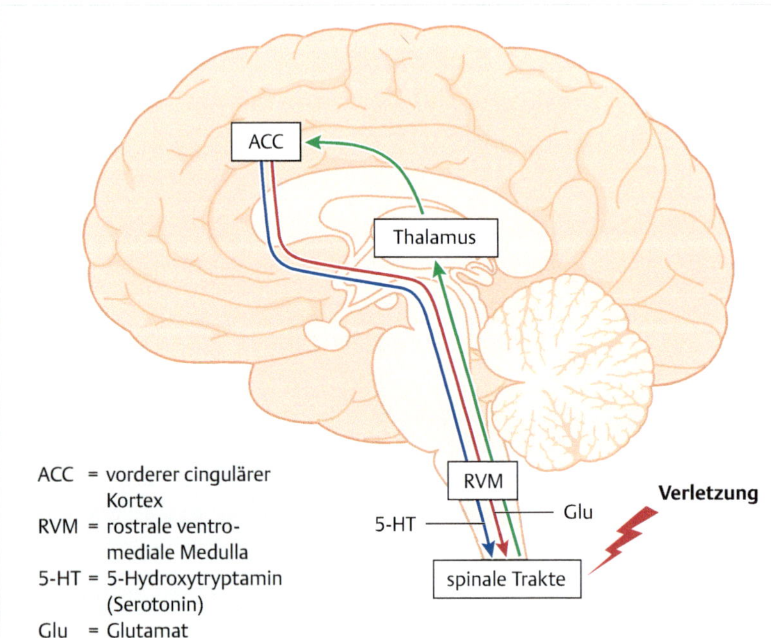

Abb. 2.35 Skizze des deszendierenden schmerzfördernden Systems. Bei einer peripheren Verletzung steigt die nozizeptive Information über den Thalamus zum vorderen zingulären Kortex (ACC) auf. Hier entspringen zwei schmerzfördernde deszendierende Bahnen: zum einen eine Bahn, die direkt das Rückenmark erreicht und Glutamat als Transmitter verwendet, und zweitens ein Trakt, der zunächst die rostromediale ventrale Medulla erreicht, dort umgeschaltet wird und durch Freisetzung von 5-HT (5-Hydroxytryptamin, Serotonin) die nozizeptiven Hinterhornneurone leichter erregbar macht. (Schünke M, Schulte E, Schumacher U. Prometheus. LernAtlas der Anatomie. Kopf, Hals und Neuroanatomie. Illustrationen von M. Voll und K. Wesker. 5. Aufl. Stuttgart: Thieme; 2018)

Zusatzinfo

Für Serotonin gibt es auf Rückenmarksebene eine Vielzahl von Rezeptormolekülen, von denen einige die Nozizeption hemmen und andere sie fördern. Es gilt das Prinzip, dass die Wirkung eines Transmitters primär von den aktivierten Rezeptormolekülen in der postsynaptischen Membran abhängt und nicht vom Transmitter selbst. Die Schmerzförderung erfolgt wahrscheinlich durch Verstärkung der Wirkung der AMPA-Rezeptormoleküle in der Membran der nozizeptiven Hinterhornneurone. Die AMPA-Kanäle werden dann leichter durchgängig für Na^+-Ionen.

Der *Überlebenswert* der deszendierenden Schmerzförderung liegt vermutlich darin, dass besonders Wildtiere einer drohenden Gefahr schon frühzeitig – bevor starke Schmerzen auftreten – entgehen können, denn die Schmerzverstärkung wirkt im Gegensatz zur Schmerzhemmung auch auf nichtschmerzhafte Reize. Beim Menschen spielt die Schmerzverstärkung eine wichtige Rolle bei *chronischen Muskel- und Eingeweideschmerzen*. Der direkte Weg vom zingulären Kortex zum Rückenmark kann dabei die Verstärkung von chronischen Schmerzen durch *emotionale Faktoren wie Katastrophisieren, Depression* und *Hoffnungslosigkeit* erklären.

2.14 Propriozeption

Definition

Propriozeption ist ein Teil der sog. *Interozeption*, die Informationen nicht über die Umwelt vermittelt, sondern über Vorgänge im eigenen Körper. Die Interozeption wird üblicherweise noch einmal in die Propriozeption und *Viszerozeption* (Information über Vorgänge in den Eingeweiden) unterteilt. Die Propriozeption beinhaltet den *Stellungs-*, *Bewegungs-* und *Kraftsinn*.

Die Information von den propriozeptiven Rezeptoren (Propriozeptoren) endet zum einen im Kortex und führt zu bewussten Empfindungen, zum anderen läuft sie zum Kleinhirn, was subjektiv nicht bemerkt wird. Das propriozeptive System hat zwei Funktionen:

- Vermittlung von *bewussten* Empfindungen über die Haltung des Körpers im Raum, über ablaufende Bewegungen und die aufgewendete Kraft. Die bewussten Empfindungen entstehen in der *Großhirnrinde (Kortex)*.
- *Unbewusste* Steuerung von Körperhaltung und Bewegungen (*Muskelkoordination*) sowie Aufrechterhaltung des Gleichgewichts, besonders während Bewegungen. Für diese Funktionen ist das *Kleinhirn* von entscheidender Bedeutung (Lephart et al. 1998).

2.14.1 Periphere Rezeptoren des Stellungs- und Bewegungssinns

Die Muskelspindel

Die wichtigsten Rezeptoren für den *Stellungs- und Bewegungssinn* sind die *Muskelspindeln*, die auch in körperlicher Ruhe ständig APs feuern und damit die Stellung der Gelenke an das Großhirn und das Kleinhirn melden (▸ Abb. 2.36a, ▸ Abb. 2.36b). Da jeder Muskel hunderte bis tausende Muskelspindeln besitzt, muss die Gelenkstellung vom ZNS aus der AP-Frequenz der vielen Muskelspindeln berechnet werden, die in den Muskeln um das betreffende Gelenk lokalisiert sind. Die Gelenkrezeptoren, die sich in der *Gelenkkapsel* befinden, werden hauptsächlich in den Endstellungen der Gelenke erregt und können daher die Gelenkstellung in der Mittellage nur schlecht messen (Proske u. Gandevia 2009). Auch die *Berührungs- und Druckrezeptoren* der Haut tragen über die Messung der Verformung der Haut zum Bewegungssinn bei.

Die Muskelspindel ist afferent und efferent innerviert. Sie enthält sog. *intrafusale Muskelfasern* (intrafusal = innerhalb der Spindel), deren mittlerer Abschnitt als Dehnungsrezeptor dient. Dieser mittlere Teil ist von spiralig angeordneten Nervenfasern umwickelt, die *Ia-Fasern* und *II-Fasern* genannt werden. Die Ia-Fasern gehören zu den am schnellsten leitenden Nervenfasern des Körpers (bis zu 100 m/s). Über diese Nervenfasern werden der Dehnungszustand der Spindel und damit die *Muskellänge* an höhere Zentren gemeldet. Die Muskelspindel ist extrem empfindlich gegenüber *Längenänderungen* des Muskels, wobei auch die Geschwindigkeit der Längenänderung eine Rolle spielt: Je höher die Geschwindigkeit der Längenänderung, desto höher die Änderung der Entladungsrate der Spindel. Bei Kontraktion der Arbeitsmuskulatur außerhalb der Spindel sinkt die Entladung der Spindel stark ab, weil die Muskellänge und der Dehnungszustand abnehmen.

Die äußeren Anteile der intrafusalen Muskelfasern sind *kontraktil* und können durch efferente Nervenfasern zur Kontraktion gebracht werden. Diese Fasern heißen *γ-Fasern*. Über die γ-Fasern wird der mittlere Teil der intrafusalen Muskelfasern gedehnt (vorgespannt) und damit empfindlicher gegen Dehnung. Die Muskelspindel ist damit ein Rezeptor, dessen Empfindlichkeit durch efferente Nervenfasern verändert werden kann.

Das Sehnen-(Golgi-)Organ

Der Bewegungssinn hat noch einen zweiten Rezeptor, nämlich das *Sehnen-(Golgi-)Organ* (▸ Abb. 2.36). Es liegt am Übergang des Muskels in die Sehne und hat keine efferente Innervation. Die afferenten Nervenfasern heißen *Ib-Fasern*. Früher wurde angenommen, dass diese Rezeptoren den Kraftsinn vermitteln, weil sie *sowohl durch Muskelkontraktion als auch durch Dehnung* erregt wer-

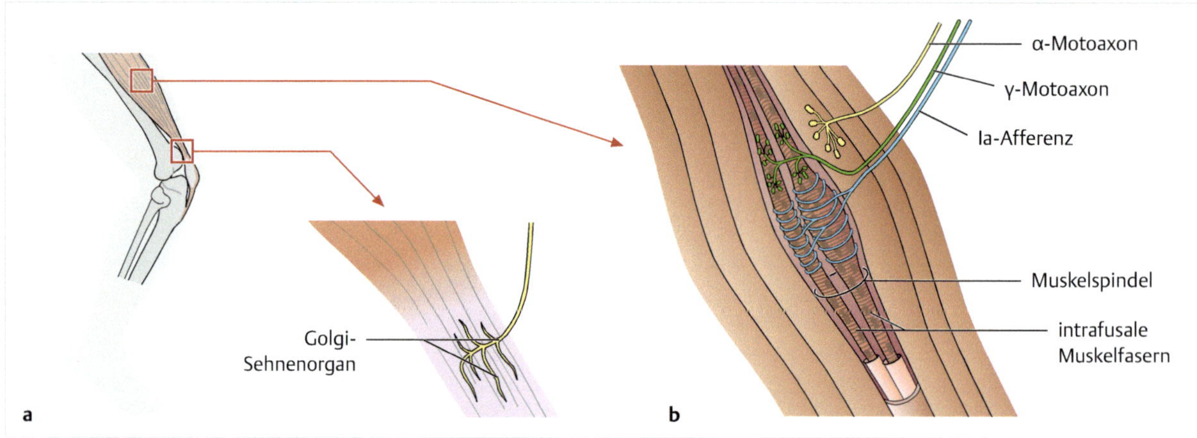

Abb. 2.36 Die wichtigsten Propriozeptoren.

a Sehnen-(Golgi-)Organ. Es liegt typischerweise am Muskel-Sehnen-Übergang und wird sowohl durch Kontraktion als auch durch Muskeldehnung erregt. Die afferente Faser heißt Ib-Faser. Sie hat hemmende Wirkung auf α-Motoneurone. (Schünke M, Schulte E, Schumacher U. Prometheus. LernAtlas der Anatomie. Kopf, Hals und Neuroanatomie. Illustrationen von M. Voll und K. Wesker. 5. Aufl. Stuttgart: Thieme; 2018)

b Muskelspindel. Sie besitzt intrafusale (innerhalb der Spindel gelegene) Muskelfasern, die nur in ihren äußeren Teilen kontraktil sind. Die Muskelspindel wird durch Muskeldehnung erregt, aber durch Kontraktion des extrafusalen Muskels (der außerhalb der Spindel liegenden Arbeitsmuskulatur) gehemmt. Die afferente Faser ist die Ia-Faser. Sie erregt α-Motoneurone. Die Muskelspindel kann durch efferente Fasern in ihrer Empfindlichkeit erhöht werden. Diese γ-Efferenzen bringen die Endabschnitte der intrafusalen Muskelfasern zur Kontraktion. Dadurch wird der Mittelteil vorgedehnt und die Spindel reagiert empfindlicher auf eine Dehnung.

den. Inzwischen ist aber bekannt, dass viele der Sehnenorgane empfindlicher als angenommen sind und schon bei normalen Bewegungen aktiv werden. Da sie aber keine Ruheaktivität haben, können sie die Muskellänge nicht messen.

Kraftsinn

Definition

Kraftsinn ist die Fähigkeit, die *Muskelkraft abzuschätzen*, die aufgewendet werden muss, um einen Gegenstand zu halten, zu bewegen oder auf andere Weise Muskelkraft gegen einen Widerstand einzusetzen.

Ob es spezielle Rezeptoren gibt, die den Kraftsinn vermitteln, ist unbekannt. Wahrscheinlich spielen Muskelrezeptoren eine Rolle, denn die benötigte Kraft, um ein schweres Gewicht in der Hand zu halten, lässt sich am besten durch Bewegung (Auf- und Abbewegen) der Hand feststellen.

Hautrezeptoren spielen beim Kraftsinn kaum eine Rolle, denn wenn das Gewicht in die auf einem Tisch liegende Hand platziert wird, wird die Schwere des Gewichts sehr viel ungenauer abgeschätzt, d. h. der Kraftsinn ist genauer, wenn die Muskelrezeptoren beteiligt werden.

2.14.2 Aufsteigende Trakte der Propriozeption

Merke

Grundsätzlich gibt es zwei Wege der Propriozeption, nämlich

a) einen Weg, der im Kleinhirn endet und dessen Aktivität nicht mit bewussten Sinnesempfindungen verbunden ist (die sog. unbewusste Propriozeption), und
b) einen Weg, der den Kortex erreicht und zu bewussten Sinnesempfindungen führt.

Tractus spinocerebellaris anterior und posterior

Wie die Namen andeuten, enden beide Trakte (▸ Abb. 2.37a, ▸ Abb. 2.37b) im Kleinhirn (Zerebellum). Sie dienen der Propriozeption und erhalten ihre primär afferenten Fasern aus den Propriozeptoren (Muskelspindeln, Sehnen-[Golgi-]Organe und evtl. Gelenkrezeptoren) der *unteren Körperhälfte*, besonders der Beine. Die Bahnen sind für die Aufrechterhaltung des Gleichgewichts und die Koordination von Bewegungen zuständig. Bitte beachten Sie, dass der Tr. spinocerebellaris ant. auf Rückenmarksebene zur Gegenseite *kreuzt*, was der posteriore Trakt nicht tut. Da der anteriore Trakt aber beim Ein-

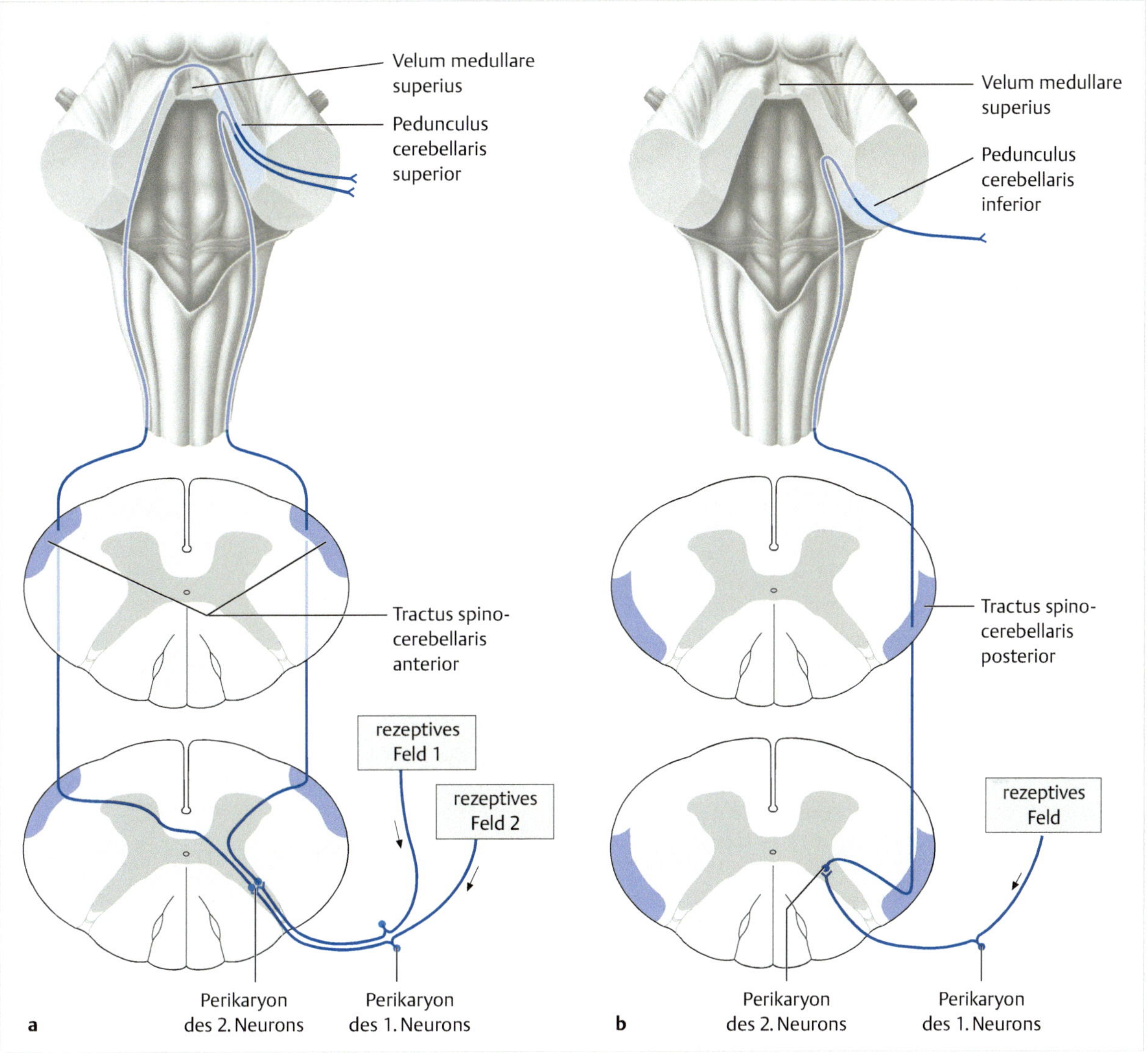

Abb. 2.37 Aufsteigende Bahnen der Propriozeption. Beide Trakte enden im Zerebellum, es handelt sich daher um Bahnen der unbewussten Propriozeption. Die Bahnen leiten Information von der unteren Körperhälfte. (Quelle: Schünke M, Schulte E, Schumacher U, Voll M, Wesker K, Hrsg. Prometheus LernAtlas – Kopf, Hals und Neuroanatomie. 6. Auflage. Stuttgart: Thieme; 2022)

a Tractus spinocerebellaris anterior. Der Hauptanteil dieser Bahn kreuzt nach dem Eintritt der propriozeptiven Afferenz (1. Neuron; Perikaryon bedeutet Soma oder Zellkörper) und synaptischer Umschaltung im 2. Neuron auf die Gegenseite, steigt dann im Rückenmark auf und erreicht über den oberen Kleinhirnstiel (Pedunculus cerebellaris superior) das Kleinhirn. Ob die Bahn auch noch einen ungekreuzten Anteil besitzt, ist nicht eindeutig geklärt.

b Tractus spinocerebellaris posterior. Dieser Trakt verläuft ungekreuzt und zieht über den unteren Kleinhirnstiel (Pedunculus cerebellaris inferior) in das Zerebellum.

tritt in das Kleinhirn *noch einmal kreuzt*, enden beide Bahnen im Endeffekt auf derselben Kleinhirnseite wie die ins Rückenmark einlaufenden primär afferenten Fasern.

Diese Tatsache ist praktisch wichtig, denn bei einem einseitigen Kleinhirnschaden kommt es zu motorischen Ausfällen auf derselben Körperseite. Umgekehrt kann der Therapeut aus einem peripheren Ausfall der Koordination des linken Beins angeben, dass der Kleinhirnschaden auf der linken Seite des Kleinhirns liegen muss.

Der Tr. cuneocerebellaris ist eine wichtige propriozeptive Bahn für die obere Körperhälfte, bes. die Arme. Die Bahn hat ihren Ursprung in Höhe der Brücke (einem Teil des Hirnstamms, s. ▶ Abb. 2.1) in einem besonderen Kerngebiet – dem Nucleus cuneatus accessorius –, das Informationen von den Propriozeptoren der oberen Körperhälfte erhält. Die hier entspringenden Nervenfasern laufen dorsal (auf der Rückseite des Hirnstamms) in das Kleinhirn.

▸ **Funktionen des Kleinhirns zusammengefasst:**

a) *Aufrechterhaltung des Gleichgewichts in Ruhe und bei Bewegungen.* Das motorische Gleichgewicht wird hierbei über eine Tonusverstellung der Muskulatur erreicht, d. h. die unbewussten Kontraktionen der beteiligten Muskelgruppen werden entsprechend verstärkt oder vermindert.

b) *Koordination und Korrektur von langsamen Bewegungen (z. B. Zeigen).* Ein berühmtes Beispiel für die Koordinationsleistungen des Kleinhirns ist der *Finger-Nase-Versuch*, bei dem mit geschlossenen Augen und gestrecktem Arm der Zeigefinger auf die Nasenspitze gelegt werden soll. Bei einem Kleinhirnschaden beginnt die Hand kurz vor Erreichen des Ziels an zu zittern und verfehlt meist die Nasenspitze.

c) *Programmbildung und Ausführung schneller Bewegungen (z. B. Sprung).* Hierbei muss die Landung nach dem Sprung durch das Kleinhirn vorprogrammiert sein, sonst verliert man bei der Landung das Gleichgewicht. Eine Voraussetzung für die koordinierte Durchführung einer Bewegung ist, dass das Kleinhirn als Steuerorgan ständig über die Stellung der Gelenke im Raum und den Kontraktionszustand der verschiedenen Muskeln informiert wird. Dazu dienen die Propriozeptoren.

d) *Steuerung der Blickmotorik (z. B. bei Kopfbewegungen und beim Laufen).* Beim Laufen muss der *Fixationspunkt der Augen* stabil gehalten werden, obwohl sich der Kopf ständig auf- und abbewegt. Wenn diese Funktion gestört ist, wischt das auf die Netzhaut projizierte Bild über die Netzhaut und wird nicht scharf abgebildet. Daher kippt das Kleinhirn die Sehachse beider Augen nach unten, wenn der Kopf sich nach oben bewegt. Um diese Funktion wahrzunehmen, besitzt das Kleinhirn Verbindungen mit dem Gleichgewichtssystem (in diesem Fall sind die Makulaorgane im Innenohr wichtig).

Weg für die bewusste Propriozeption

Die afferenten APs von den Propriozeptoren werden nicht nur in die eigentlichen propriozeptiven Bahnen geleitet, sondern immer auch gleichzeitig in die aufsteigenden Trakte der Mechanorezeption (Berührungs-, Druck-, Vibrationssinn). Diese aufsteigenden Bahnen verlaufen dorsal im Rückenmark (im Hinterstrang) und erreichen über Synapsen im verlängerten Mark und Thalamus den Kortex. Hier gibt es ein Zentrum für die bewusste Mechanorezeption und direkt daneben liegt das Endgebiet für die bewusste Propriozeption.

Merke

Die Propriozeption verarbeitet die Information von den Propriozeptoren (Muskelspindeln, Sehnen-[Golgi-]Organe) über die Stellung der Extremitäten, Körperbewegungen und die aufgewendete Kraft. Im ZNS sind zwei Wege für die Propriozeption vorhanden:

- die *bewusste Propriozeption*, die zusammen mit den Bahnen der Mechanorezeption im Hinterstrang verläuft und im Kortex endet, sowie
- die *unbewusste Propriozeption*, die eigene Trakte im Rückenmark besitzt und im Kleinhirn endet. Dieser Weg ist wichtig für die Steuerung der Bewegungen, denn ein koordinierter Bewegungsablauf ist nur möglich, wenn die motorischen Steuerzentren genau über die Lage und Haltung aller Teile des Körpers informiert sind.

2.15 Literatur

Adolphs R: Emotional vision. In: Nature Neuroscience. 2004; 7: 1167–1168

Arendt-Nielsen L, Svensson P. Referred Muscle Pain: Basic and Clinical Findings. Clin J Pain. 2001; 17: 11–19

Azevedo FA, Carvalho LR, Grinberg LT et al. Equal numbers of neuronal and nonneuronal cells make the human brain an isometrically scaled-up primate brain. J Comp Neurol. 2009; 513: 532–541

Basbaum AI, Bautista DM, Scherrer G et al. Cellular and molecular mechanisms of pain. Cell. 2009; 139: 267–284

Boecker H, Sprenger T, Spilker ME et al. The runner's high: opioidergic mechanisms in the human brain. Cereb. Cortex. 2008; 18: 2523–2531

Bowsher D. Pain pathways and mechanisms. Anaesthesia. 1978; 33: 935–944

Cervero F, Schaible HG, Schmidt RF. Tonic descending inhibition of spinal cord neurones driven by joint afferents in normal cats and in cats with an inflamed knee joint. Exp Brain Res. 1991; 83: 675–678

Chacur M, Lambertz D, Hoheisel U et al. Role of spinal microglia in myositis-induced central senstization: An immunohistochemical and behavioural study in rats. Eur J Pain. 2009; 13: 915–923

Chiu IM, von Hehn CA, Woolf CJ. Neurogenic inflammation and the peripheral nervous system in host defense and immunopathology. Nat Neurosci. 2012; 15: 1063–1067

Devor M. Sodium channels and mechanisms of neuropathic pain. J Pain. 2006; 7 (1 Suppl 1): S3–S12

Gekle M. Taschenlehrbuch Physiologie. Stuttgart: Thieme; 2010

Giamberardino MA, Dalal A, Valente R et al. Changes in activity of spinal cells with muscular input in rats with referred muscular hyperalgesia from ureteral calculosis. Neurosci Lett. 1996; 203: 89–92

Hermansen L, Osnes JB. Blood and muscle pH after maximal exercise in man. J appl Physiol. 1972; 32: 304–308

Hille B. Chapter 8. Sensory transduction and excitable cells. Ion Channels of Excitable Membranes. 3. Aufl. Sunderland, Massachusetts: Sinauer; 2001: 237–268

Hodgkin AL, Huxley AF. A quantitative description of membrane current and its application to conduction and excitation in nerve. J. Physiol 1952; 117: 500–544

Hoheisel U, Sander B, Mense S. Myositis-induced functional reorganization of the rat dorsal horn: effects of spinal superfusion with antagonists to neurokinin- and glutamate receptors. Pain. 1997; 69: 219–230

Hoheisel U, Vogt MA, Palme R et al. Immobilization stress sensitizes rat dorsal horn neurons having input from the low back. Eur J Pain. 2015; 19: 861–870

Iannetti GD, Mouraux A. From the neuromatrix to the pain matrix (and back). Exp Brain Res. 2010; 205: 1–12

IASP 1994, updated 2017: Classification of Chronic Pain, Second Edition, IASP Task Force on Taxonomy, edited by H. Merskey and N. Bogduk. Seattle: IASP Press; 1994

Jacobsen DP, Moen A, Haugen F et al. Hyperexcitability in Spinal WDR Neurons following Experimental Disc Herniation Is Associated with Upregulation of Fractalkine and Its Receptor in Nucleus Pulposus and the Dorsal Root Ganglion. Int J Inflam. 2016. doi: 10.1155/2016/6519408

Jänig W, Häbler HJ. Physiologie und Pathophysiologie viszeraler Schmerzen. Der Schmerz. 2002; 16: 429–446

Jankowski MP, Rau KK, Koerber HR. Cutaneous TRPM8-expressing sensory afferents are a small population of neurons with unique firing properties. Physiol Rep. 2017. doi: 10.14814/phy2.13234

Kalia M, Mei SS, Kao FF. Central projections from ergoreceptors (C fibers) in muscle involved in cardiopulmonary responses to static exercise. Circ Res. 1981; 48: I48–162

Kosek E, Cohen M, Baron R et al. Do we need a third mechanistic descriptor for chronic pain states? Pain. 2016; 157: 1382–1386

Lephart SM, Pincivero DM, Rozzi SL. Proprioception of the ankle and knee. Sports Med. 1998; 25: 149–155

Levi-Montecalcini R, Angeletti PU. Nerve growth factor. Physiol. Rev. 1968; 48: 534–569

Lewin GR, Mendell LM. Nerve growth factor and nociception. Trends Neurosci. 1993; 16: 353–359

Melzack R, Wall PD. Pain mechanisms: a new theory. Science. 1965; 150: 971–979

Mense S. Mechanismen der Chronifizierung von Muskelschmerz. Orthopäde. 2004; 33: 525–532

Mense S. Algesic agents exciting muscle nociceptors. Exp Brain Res. 2009; 196: 89–100

Mense S. Peripheral mechanisms of muscle pain: response behaviour of muscle nociceptors and factors eliciting muscle pain. In: Mense S, Gerwin RD. Hrsg. Muscle Pain-Understanding the Mechanisms. Heidelberg: Springer; 2010: 49–104

Mense S, Gerwin RD. Hrsg. Muscle Pain. Understanding the mechanisms. Berlin, Heidelberg: Springer; 2010

Mense S, Hoheisel U. Mechanisms of Central Nervous Hyperexcitability Due to Activation of Muscle Nociceptors. In: Graven-Nielsen T, Arendt-Nielsen L, Mense S. Hrsg. Fundamentals of Musculoskeletal Pain. Seattle, USA: IASP Press; 2008: 48–60

Milligan ED, Watkins LR. Pathological and protective roles of glia in chronic pain. Nat Rev Neurosci. 2009; 10: 23–36

Milligan E, Zapata V, Schoeniger D et al. An initial investigation of spinal mechanisms underlying pain enhancement induced by fractalkine, a neuronally released chemokine. Eur J Neurosci. 2005; 22: 2775–2782

Neubert MJ, Kincaid W, Heinricher MM. Nociceptive facilitating neurons in the rostral ventromedial medulla. Pain 2004; 110: 158–165

Peyron R, Laurent B, García-Larrea L. Functional imaging of brain responses to pain. A review and meta-analysis Neurophysiol Clin. 2000; 30: 263–288

Proske U, Gandevia SC .The kinaesthetic senses. J Physiol. 2009; 587: 4139–4146

Schaible HG. Joint Pain: Basic Mechanisms. In: McMahon SB, Tracey I, Koltzenburg M, Turk DC. Hrsg. Wall and Melzack's Textbook of Pain, sixth edition. Philadelphia, PA: Elsevier Saunders; 2013: 609–619

Schilder A, Magerl W, Hoheisel U et al. Electrical high-frequency stimulation of the human thoracolumbar fascia evokes long-term potentiation-like pain amplification. Pain. 2016; 157: 2309–2317

Schmidt RF. Physiologie des Menschen: Mit Pathophysiologie. Berlin, Heidelberg: Springer; 2007

Treede RD. Gain control mechanisms in the nociceptive system. Pain. 2016; 157: 1199–1204

Wall PD, Werman R. The physiology and anatomy of long ranging afferent fibres within the spinal cord. J Physiol. 1976; 255: 321–334

Woolf CJ. Central sensitization: implications for the diagnosis and treatment of pain. Pain. 2011; 152 (3 Suppl): S2–15

Zhang J, Mense S, Treede RD. Prevention and reversal of latent sensitization of dorsal horn neurons by glial blockers in a model of low back pain in male rats. J Neurophysiol. 2017; 118: 2059–2069. doi: 10.1152/jn.00680.2016

Zhuo M. Descending facilitation. From basic science to the treatment of chronic pain. Mol Pain. 2017; 13. doi: 10.1177/1744806917699212

Kapitel 3

Funktionelle Eigenschaften des Muskels

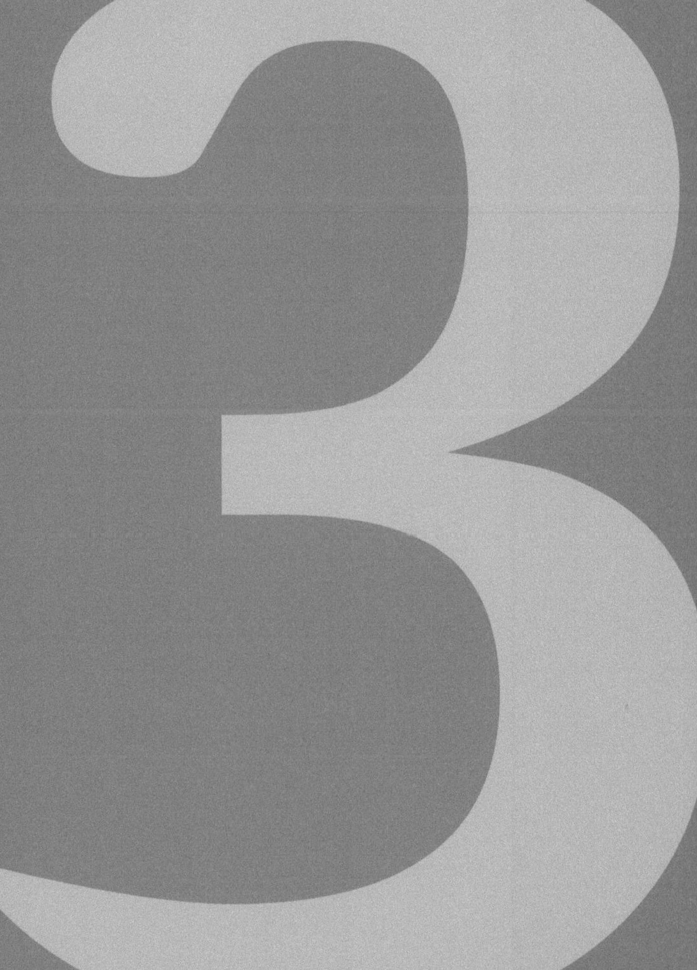

3 Funktionelle Eigenschaften des Muskels

In diesem Kapitel werden der grundsätzliche Aufbau, die Grundlagen der Auslösung von Kontraktionen und die mechanischen Kontraktionsformen des quergestreiften Muskelgewebes behandelt. Der Ausdruck „quergestreift" rührt vom Aussehen der Muskelfasern (= Muskelzellen) unter dem Mikroskop her und grenzt die quergestreifte Skelettmuskulatur von der glatten Muskulatur der Eingeweide ab.

3.1 Aufbau des Muskels

Wenn es sich um einen Muskel handelt, der mit dem Skelett verbunden ist, stellt meist eine Sehne diese Verbindung her (▸ Abb. 3.1). Der Gesamtmuskel besitzt eine Faszie aus straffem Bindegewebe als Umhüllung; ein zwischen Muskel und Faszie gelegenes *Epimysium* besteht aus Bindegewebe, das im Vergleich zur Faszie lockerer ge-

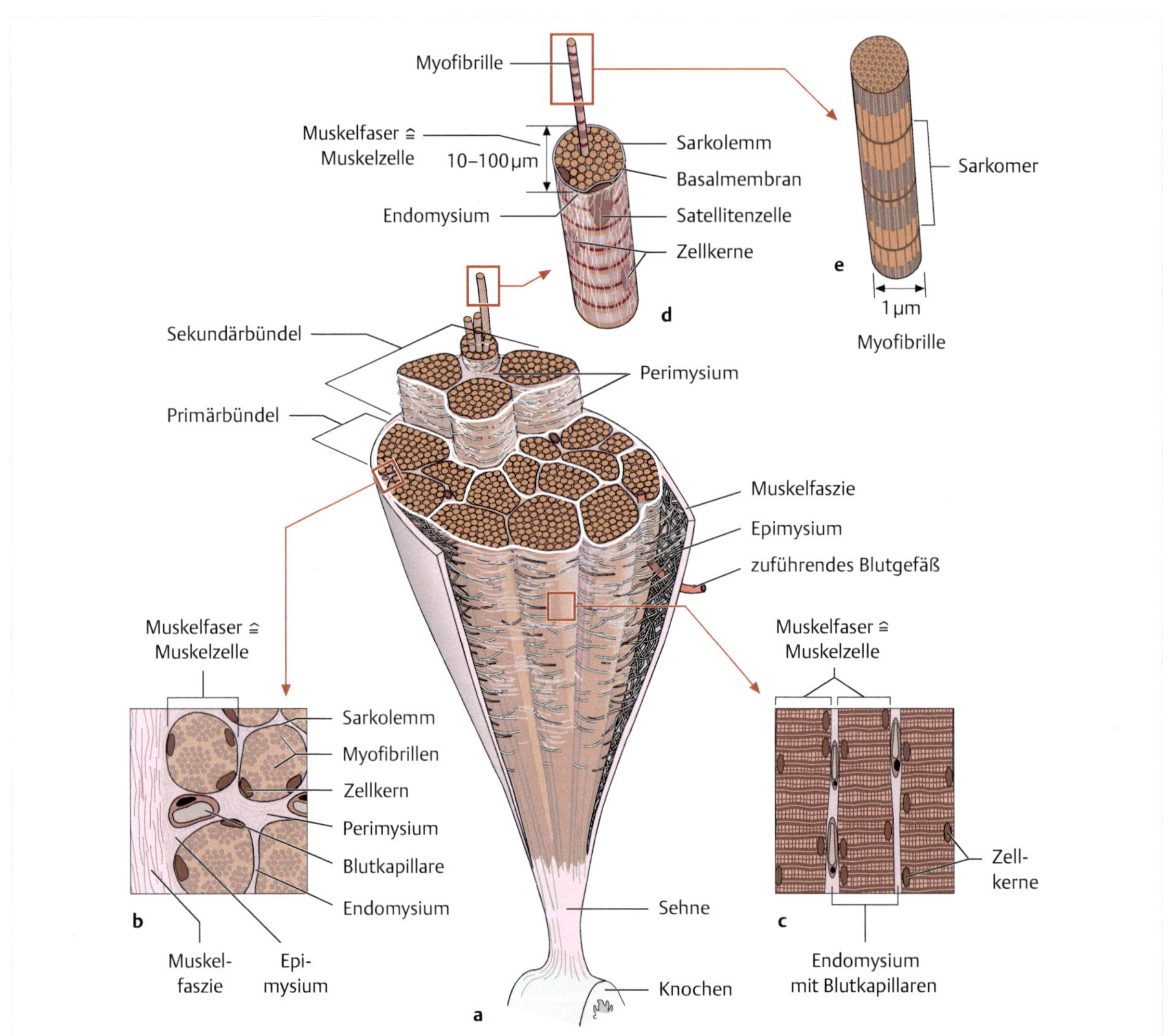

Abb. 3.1 Aufbau eines Skelettmuskels (Schünke M, Schulte E, Schumacher U. Prometheus. LernAtlas der Anatomie. Allgemeine Anatomie und Bewegungssystem. Illustrationen von M. Voll und K. Wesker. 5. Aufl. Stuttgart: Thieme; 2018)

a Skelettmuskel, quer angeschnitten.
b Ausschnittvergrößerung im Querschnitt.
c Ausschnittvergrößerung im Längsschnitt.
d Darstellung einer einzelnen Muskelfaser (= Muskelzelle).
e Darstellung einer Myofibrille.

baut ist. Vom Epimysium gehen Bindegewebsstränge in die Tiefe, die im Muskel *Sekundärbündel* abgrenzen und so das *Perimysium externum* bilden. Innerhalb der Sekundärbündel liegen *Primärbündel*, die von *Perimysium internum* umgeben sind. In den Primärbündeln befinden sich die eigentlichen Muskelzellen, von denen jede von *Endomysium* umhüllt ist. Eine Muskelzelle hat einen Durchmesser von 10–100 µm (0,01–0,1 mm).

Die Muskelzellen enthalten als kontraktile Elemente die *Myofibrillen* (je ca. 1 µm Durchmesser), von denen jede aus einer Kette von *Sarkomeren* besteht. Das Sarkomer ist die kleinste funktionelle Einheit des Muskels, es enthält die *Myofilamente Aktin* und *Myosin* (▶ Abb. 3.2b) und hat eine Länge von ca. 2 µm. Die *A-Streifen* sind Abschnitte des Sarkomers, die vorwiegend Myosin enthalten, die *I-Streifen* enthalten dagegen Aktin. Innerhalb des A-Streifens befindet sich eine Aufhellung, der *H-(Hensen-)Streifen*. Die Anordnung der Aktin- und Myosin-Filamente benachbarter Muskelzellen ist so regelmäßig, dass sich für die gesamte Muskelzelle – die aus vielen nebeneinander liegenden Myofibrillen besteht – das Muster einer Querstreifung ergibt (▶ Abb. 3.2a). Die Sarkomere werden von Z-Streifen (oder Z-Scheiben) begrenzt, an denen die Aktin-Filamente befestigt sind. Die Myosin-Filamente werden innerhalb des Sarkomers vom elastischen *Titin* – dem größten Eiweißmolekül des Körpers – fixiert. Einige Autoren geben an, dass das Titin von einem *Z-Streifen* zum nächsten reicht. Die Aufgabe des Titins besteht darin, die kontraktilen Filamente nach einer Kontraktion wieder in die normale Ausgangslage zu bringen.

Die eigentliche Zellmembran ist das *Sarkolemm*, dem sich außen eine weitere Schicht anlagert, nämlich die *Basalmembran* (oder Basallamina, ▶ Abb. 3.3). Diese Tatsa-

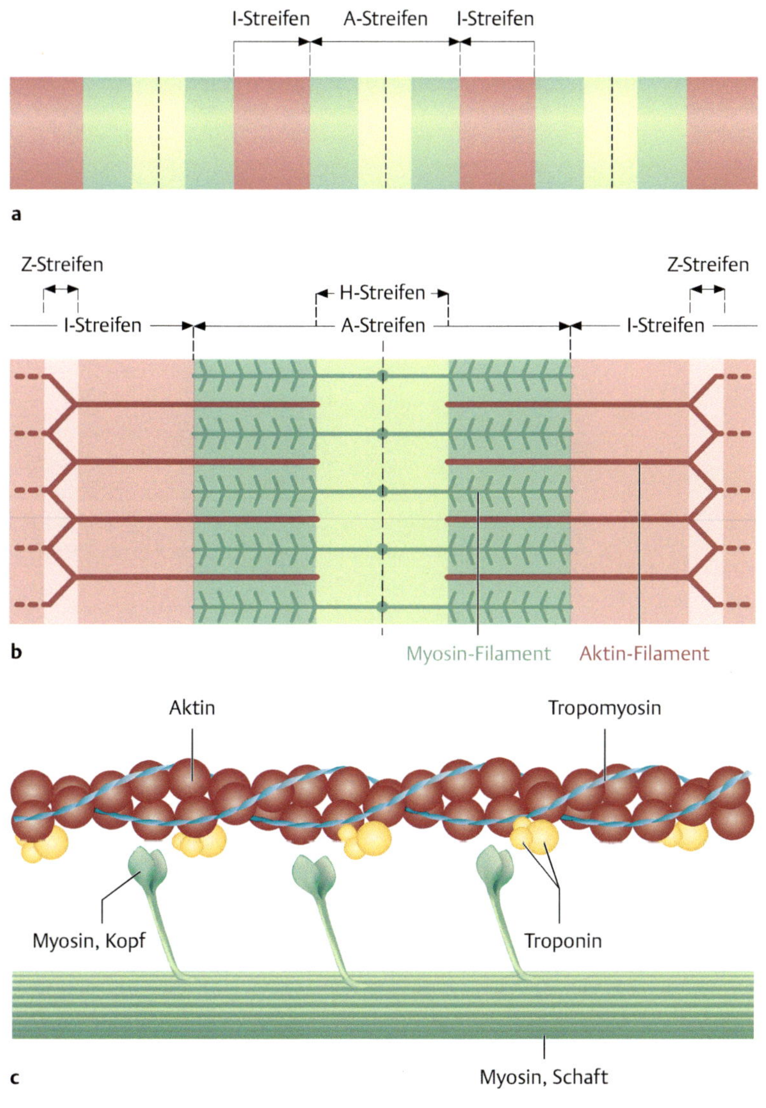

Abb. 3.2 Sarkomer auf verschiedenen Ebenen (Aumüller G. Duale Reihe Anatomie. 5. Aufl. Stuttgart: Thieme; 2020).
a Lichtmikroskopische Struktur.
b Ultrastruktur.
c Molekülstruktur.

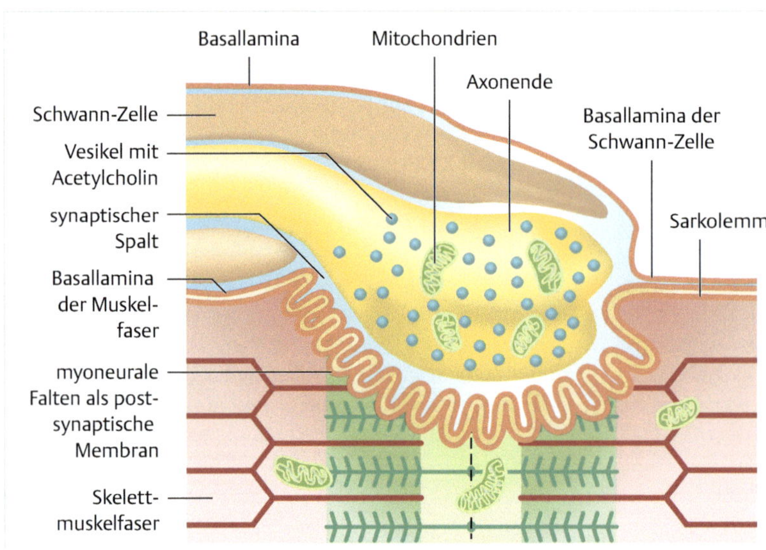

Abb. 3.3 Vergrößerte Darstellung einer neuromotorischen Endplatte. Die gelbe Struktur (Axonende) ist das äußerste Ende des Axons eines α-Motoneurons. Mitochondrien sind intrazelluläre Zellbestandteile, die ATP bilden und an die Zelle abgeben. ATP ist ein energiereiches Molekül, aus dem die Zelle Energie bezieht.

che ist wichtig, denn zwischen beiden Membranen befinden sich *Satellitenzellen*, aus denen bei Verletzungen oder Muskelfaserrissen neue Muskelfasern gebildet werden können. Stabilisiert wird die Zellmembran von innen durch *Dystrophin-Moleküle*, die etwa in Höhe der Z-Streifen verlaufen. Bei der genetisch bedingten *Duchenne-Erkrankung* liegt eine Störung des Dystrophins vor, eine Muskeldystrophie, die meist schon in jungen Jahren zur Zerstörung der gesamten Muskulatur führt.

3.2 Mechanismus der Kontraktion und motorische Einheit

Die Myosin-Filamente besitzen sog. *Köpfe*, mit denen sie sich an die Aktin-Filamente heften können, wenn die Ca^{++}-Konzentration in der Muskelzelle hoch genug ist. Eine entscheidende Eigenschaft des Myosins für die Kontraktion besteht darin, dass der Myosinhals – der den Kopf trägt – abknicken kann. Durch ständiges Anheften an Aktin, Abknicken, Lösen der Verbindung mit Aktin, wieder Anheften, Abknicken usw. ergibt sich eine „rudernde" Bewegung der Myosinköpfe, mit der die Aktin-Filamente zwischen die Myosinfilamente gezogen werden (▸ Abb. 3.2c). Dieser Vorgang wird als *Filament-Gleittheorie* der Muskelkontraktion (Huxley u. Hanson 1954) oder Querbrückentheorie bezeichnet. Im Endeffekt gleiten demnach die Filamente ineinander, ohne ihre Länge zu verändern. Kürzer wird bei der Kontraktion das Sarkomer als Ganzes und die I-Streifen werden schmaler. An den verschmälerten I-Streifen kann man im Mikroskop einen kontrahierten Muskel von einem erschlafften unterscheiden.

Um eine Kontraktion auszulösen, müssen *α-Motoneurone* im Rückenmark aktiv werden und APs über die motorischen Axone zur neuromuskulären Endplatte laufen. Jedes α-Motoaxon verzweigt sich kurz vor Erreichen des Muskels und bildet mehrere Endplatten aus. Auf diese Weise versorgt jedes α-Motoneuron mehrere Muskelfasern. Alle Muskelfasern, die von einem α-Motoneuron versorgt werden, bilden zusammen mit dem Motoneuron eine *motorische Einheit*. Über die Anzahl der erregten motorischen Einheiten kann jeder Muskel seine Kraft abstufen. Je größer die Zahl der aktivierten motorischen Einheiten, desto größer die entwickelte Kraft. Dabei ist die Zahl der Muskelfasern pro motorischer Einheit sehr unterschiedlich (▸ Abb. 3.4**b**):

- Der M. quadriceps femoris und einige Bauchmuskeln besitzen bis zu 2000 Muskelfasern pro motorischer Einheit. Da diese Muskeln zusätzlich nur aus einer geringen Zahl von motorischen Einheiten pro Querschnittfläche bestehen, können sie ihre Kraft nur grob abstufen (Muskeln der *Grobmotorik*).
- Äußere Augenmuskeln (die den Augapfel bewegen) und die kleinen Handmuskeln besitzen dagegen nur ca. 100 Muskelfasern pro motorischer Einheit. Die Kraft kann sehr fein abgestuft werden (Muskeln der *Feinmotorik*).

Die zu einer motorischen Einheit gehörenden Muskelfasern liegen im Muskel nicht als kompaktes Bündel beieinander, sondern sind über einen größeren Bereich des Muskelquerschnitts verstreut.

Die Endplatte funktioniert grundsätzlich wie die in Kapitel 2 beschriebenen Synapsen: Im präsynaptischen Teil der Endplatte ist *Acetylcholin* (ACh) als Transmitter gespeichert. Sobald APs in die Endplatte einlaufen, wird ACh in den synaptischen Spalt ausgeschüttet. Das ACh diffundiert zu den ACh-Rezeptormolekülen in der postsynaptischen Membran (▸ Abb. 3.3) und löst hier ein *Endplattenpotenzial* aus. Die ACh-Rezeptoren sind Ionenka-

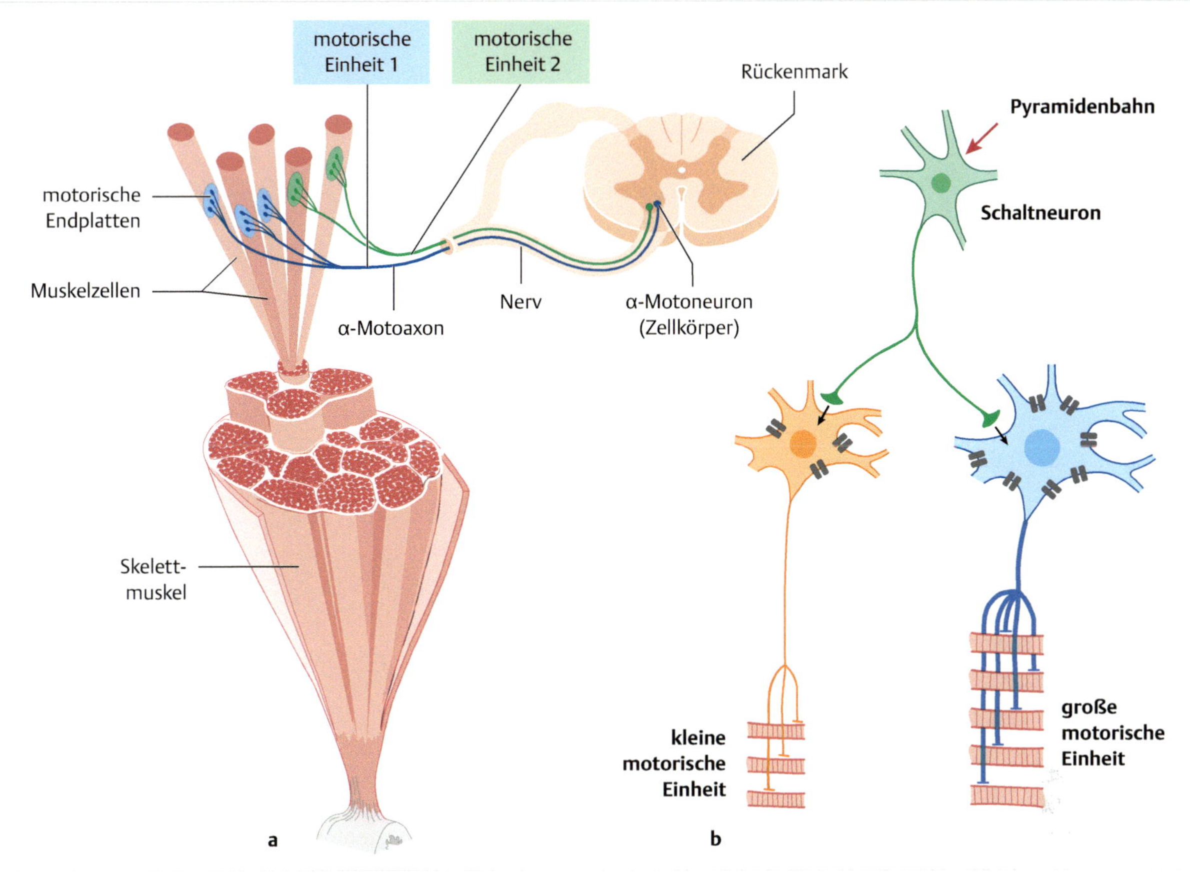

Abb. 3.4 Motorische Einheit (Aumüller G. Duale Reihe Anatomie. 5. Aufl. Stuttgart: Thieme; 2020).

a Darstellung von motorischen Einheiten. Eine motorische Einheit besteht aus einem Motoneuron mit allen vom ihm versorgten Muskelfasern. Einheit 1 versorgt drei Muskelfasern, Einheit 2 zwei Muskelfasern.

b Darstellung der synaptischen Ansteuerung der Motoneurone im Rückenmark. Die absteigenden Fasern der Pyramidenbahn kontaktieren die Motoneurone nicht direkt, sondern über Interneurone (Schaltneurone). Teilabbildung **b** vermittelt insofern einen falschen Eindruck, als die von einem Motoneuron innervierten Muskelfasern im Muskel nicht direkt nebeneinander liegen, sondern über den Muskelquerschnitt weit verstreut sind.

näle, die sich nach Bindung von ACh öffnen und dann für Na^+ und Ca^{++} durchgängig sind. Das Endplattenpotenzial ist eine Depolarisation der Muskelzellmembran (Mense u. Gerwin 2010). Es entspricht dem EPSP neuronaler Synapsen und ist praktisch immer überschwellig. Eventuell fördert die stark gefaltete postsynaptische Membran die Effektivität der synaptischen Übertragung in der Endplatte. Die Membran wird durch die Falten vergrößert und besitzt entsprechend viele ACh-Rezeptoren.

Die ACh-Rezeptoren können durch das Pfeilgift *Curare* blockiert werden, was zu einer motorischen Lähmung führt. Das Vorliegen von Autoantikörpern gegen die ACh-Rezeptormoleküle hat eine ähnliche Wirkung und führt zur *Myasthenia gravis*, einer Muskelschwäche, die sich besonders bei Belastungen bemerkbar macht.

Auch die Zellmembran der Muskelzelle ist, wie die eines Neurons, eine elektrisch erregbare Membran, d. h. sie kann APs bilden. Diese APs entstehen unterhalb der Endplatte, sobald das Endplattenpotenzial die Erregungsschwelle der Muskelzellmembran überschreitet, und breiten sich dann über die gesamte Muskelzellmembran aus. Damit der Gleitvorgang der Filamente eingeleitet wird, muss das AP aber das Zellinnere erreichen, um dort aus den intrazellulären Speichern Ca^{++} freizusetzen. Als Zugang zum Zellinneren gibt es ein spezielles Röhrensystem, das aus Einfaltungen der Zellmembran – den sog. Tubuli (Röhrchen) – besteht. Die APs können so über die *T-Tubuli* (transversale Tubuli, die quer zur Längsrichtung der Zelle verlaufen, ▶ Abb. 3.5) in das Zellinnere eindringen. Im Zytoplasma der Muskelzelle liegt das *sarkoplasmatische Retikulum*, ein vorwiegend in Längsrichtung der Muskelzelle verlaufendes Röhrensystem, das als L-(longitudinales)System bezeichnet wird. Immer dort, wo das L-System dicht an den T-Tubuli liegt, sind Erweiterungen des L-Systems vorhanden, die *Terminalzisternen*. Dies sind die eigentlichen Ca^{++}-Speicher. Die Terminalzister-

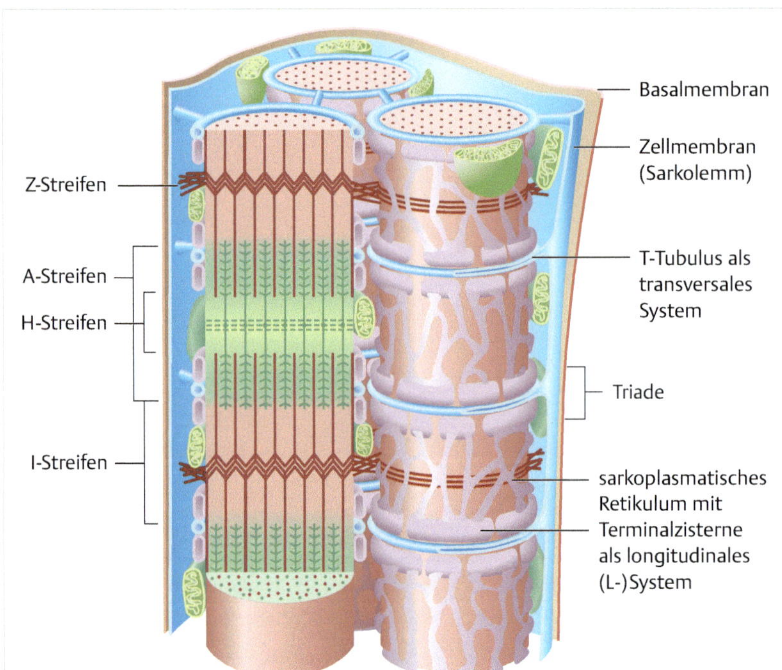

Abb. 3.5 Aufbau eines Sarkomers sowie des transversalen und longitudinalen Systems. Über das transversale System erreicht das über die Muskelzellmembran laufende AP das Innere des Sarkomers. Die Terminalzisternen des longitudinalen Systems sind ein Ca^{++}-Speicher, die bei Eintreffen des APs Ca^{++} in das Zytoplasma des Sarkomers freisetzen. (Aumüller G. Duale Reihe Anatomie. 5. Aufl. Stuttgart: Thieme; 2020)

nen bilden hier mit dem Röhrensystem der T-Tubuli die sog. *Triade* (▸ Abb. 3.5). Sobald ein AP sich in den T-Tubuli ausbreitet, wird aus dem Retikulum *Ca^{++}* freigesetzt. Ein Anstieg der intrazellulären Ca^{++}-Konzentration von normal ca. 10^{-7} M auf 10^{-5} M führt zum Gleiten der Filamente, wenn ausreichend ATP (Adenosintriphosphat) vorhanden ist. (Da die elektrische Aktivität in mechanische Arbeit umgesetzt wird, heißt dieser Vorgang *elektromechanische Kopplung*).

Bei normaler Ca^{++}-Konzentration von 10^{-7} M können die Myosin-Köpfe sich nicht an das Aktin heften, weil die Bindungsstellen für die Myosin-Köpfe durch das fadenförmige Tropomyosin-Molekül verdeckt sind (▸ Abb. 3.6a). Die Hälse der Myosinköpfe sind abgeknickt und haben Ca^{++} gebunden. Bei erhöhter Ca^{++}-Konzentration bindet sich Ca^{++} an das *Troponin*, und *Tropomyosin* macht die Bindungsstellen für die Myosinköpfe durch eine kleine Seitwärtsbewegung auf dem Aktinmolekül frei. Gleichzeitig wird das ATP-Molekül gespalten, der Hals des Myosinmoleküls richtet sich auf und der Myosinkopf heftet sich ans Aktin (▸ Abb. 3.6b). Durch Abgabe der Spaltprodukte des ATP vom Myosinkopf knickt der Myosinhals passiv (ohne Energieverbrauch) ab und bewegt das Aktinmolekül ca. 10 nm (▸ Abb. 3.6c, d). Wenn ausreichend *ATP* in der Muskelzelle vorhanden ist, bindet sich ATP erneut an die Myosinköpfe und die Köpfe können sich wieder vom Aktin lösen (▸ Abb. 3.6e, f). Das energiereiche ATP-Molekül liefert die Energie, die für das Ablösen der Myosinköpfe vom Aktin benötigt wird. Dieser Vorgang wiederholt sich, solange noch genügend Ca^{++} in der Muskelzelle vorhanden ist und APs die Zelle über die Endplatte erreichen.

Wenn die α-Motoneurone aufhören zu feuern, werden die Ca^{++}-Ionen wieder in das sarkoplasmatische Retikulum aufgenommen, wobei eine molekulare *Ca^{++}-Pumpe* für die Wiederaufnahme sorgt. Sobald die Ca^{++}-Konzentration unter 10^{-7} M sinkt, hört die Gleitbewegung der Aktin- und Myosinfilamente auf und die Muskelkontraktion wird beendet.

Merke

Die für die Muskelkontraktion erforderliche Energie ist nicht für das Gleiten der Aktin- und Myosin-Filamente und damit die Verkürzung des Sarkomers nötig, denn das Abknicken der Myosin-Hälse geschieht passiv. Die Energie wird für das *Ablösen der Myosinköpfe* vom Aktin benötigt. Die benötigte Energie liegt innerhalb des Zytoplasmas der Muskelzelle in Form des *energiereichen Moleküls ATP* vor. Fehlt das ATP – wie z. B. nach dem Tod – bleiben die Myosinköpfe am Aktin angeheftet und es besteht *Totenstarre*.

In schwächerer Form hat wahrscheinlich jeder von uns die Wirkung eines ATP-Mangels erlebt, und zwar dann, wenn man längere Zeit einen schweren Eimer an einem dünnen Griff mit geschlossener Faust getragen hat. Beim Absetzen des Eimers fällt es schwer, die Faust zu öffnen, denn die Konzentration an ATP in den Fingerbeugern des Unterarms ist stark gesunken. Die Myosinköpfe können sich daher nur schlecht vom Aktin lösen.

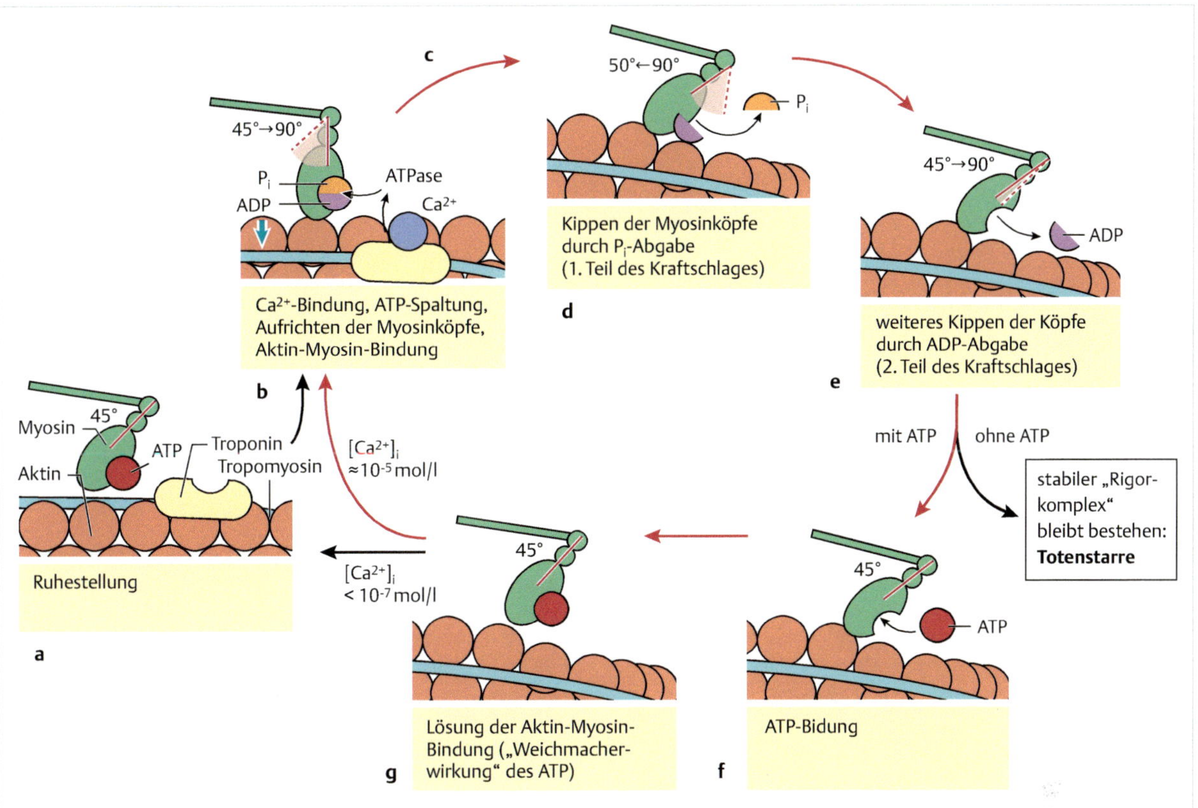

Abb. 3.6 Vollständiger Zyklus des Anheftens und Lösens der Myosinköpfe an das Aktin. Bitte beachten Sie, dass das energiereiche ATP für das Ablösen des Myosinkopfes benötigt wird und nicht für das Abknicken des Halses des Myosinmoleküls. Das Abknicken ist für das Gleiten der Filamente entscheidend, trotzdem geschieht es passiv. (Silbernagl S. Taschenatlas Physiologie. 9. Aufl. Stuttgart: Thieme; 2018)

3.3 Kontraktionsformen

Grundsätzlich kann ein sich kontrahierender Muskel zweierlei bewirken: Er kann sich *verkürzen* oder *Spannung* entwickeln. Normalerweise ändern sich beide Größen gleichzeitig, wenn sich ein Muskel kontrahiert. Bei solchen *konzentrischen Kontraktionen verkürzt* sich der Muskel während der Kontraktion, dies ist eine häufige Form der Muskelarbeit (z. B. beim Bewegen von Gegenständen). Bei *exzentrischen Kontraktionen* ist die Aktivierung des Muskels mit einer *Längenzunahme* verbunden. Das klassische Beispiel für diese Kontraktionsform ist das Bergabgehen, bei dem z. B. der M. quadriceps femoris während der Kontraktion gedehnt wird.

3.3.1 Grundformen der Kontraktion

Nach Behrends et al. (2017) gibt es folgende Grundformen der Kontraktion (▸ Abb. 3.7):

- *Isometrische Kontraktion* (▸ Abb. 3.7a). Spannungszunahme ohne Muskelverkürzung.
  - Beispiel: Bei aufeinanderliegenden Zahnreihen kräftig zubeißen. Da Zähne und Kieferknochen praktisch nicht komprimierbar sind, erfolgt keine Längenänderung des Muskels, aber die ausgeübte Kontraktionskraft steigt.
- *Isotonische Kontraktion* (▸ Abb. 3.7b). Muskelverkürzung ohne Spannungszunahme.
  - Beispiel: Ein am Arm hängendes Gewicht über eine kleine Strecke heben. Wenn man das Gewicht erst aufheben muss, liegt eine Unterstützungszuckung vor (s. u. in dieser Aufzählung).
- *Auxotonische Kontraktion* (▸ Abb. 3.7c). Kontraktion bei gleichzeitiger Änderung von Muskellänge und Muskelspannung. Bei *positiv auxotonischer* Kontraktion nimmt die Spannung bei Verkürzung zu (▸ Abb. 3.7c), bei negativ auxotonischer Kontraktion nimmt die Spannung ab.
  - Beispiel für eine negativ auxotonische Kontraktion: Bei praktisch jeder physiologischen Bewegung ändern sich die Hebelverhältnisse für die Muskeln. Wenn man z. B. eine Hantel vor dem Körper bei rechtwinklig gebeugtem Arm hebt, verkürzt sich der M. biceps humeri zunehmend bei abnehmender Kraft.
- *Unterstützungszuckung* (▸ Abb. 3.7d). Übergang von isometrischer zur isotonischer Kontraktion.
  - Beispiel: Aufheben eines Gewichts. Der Muskel kontrahiert sich zunächst isometrisch, bis sich das Ge-

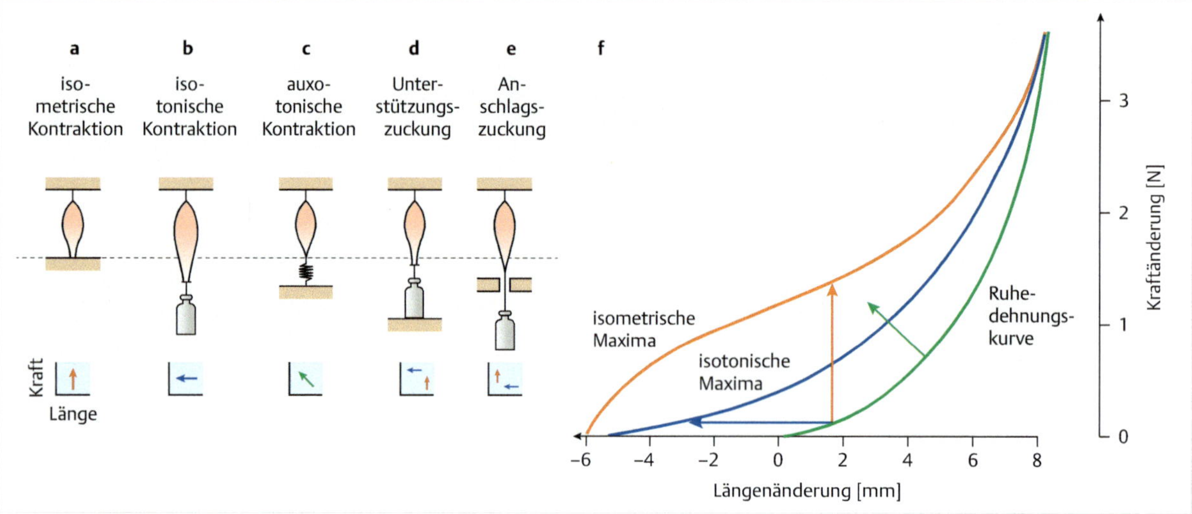

Abb. 3.7 Kontraktionsformen des Muskels. Bei der auxotonischen Kontraktion ändert sich sowohl die Muskellänge als auch die Kraft. Dies ist die am häufigsten ausgeführte Kontraktionsform, denn bei physiologischen Bewegungen ändert sich ständig der Gelenkwinkel und damit der Hebel, über den ein Muskel seine Kraft ausübt (▸ Abb. 3.7c). Die Ruhedehnungskurve des Muskels entsteht dadurch, dass der erschlaffte Muskel mit zunehmender Kraft gedehnt und die dadurch erreichte Muskellänge gemessen wird (▸ Abb. 3.7f). Von jedem Punkt der Dehnungskurve werden dann maximale isotonische oder isometrische Kontraktionen ausgelöst. Dadurch erhält man die Kurven der isotonischen und isometrischen Maxima.

a Isometrische Kontraktion. (Silbernagl S. Taschenatlas Physiologie. 9. Aufl. Stuttgart: Thieme; 2018)
b Isotonische Kontraktion. (Silbernagl S. Taschenatlas Physiologie. 9. Aufl. Stuttgart: Thieme; 2018)
c Auxotonische Kontraktion. (Silbernagl S. Taschenatlas Physiologie. 9. Aufl. Stuttgart: Thieme; 2018)
d Unterstützungszuckung. (Silbernagl S. Taschenatlas Physiologie. 9. Aufl. Stuttgart: Thieme; 2018)
e Anschlagszuckung. (Silbernagl S. Taschenatlas Physiologie. 9. Aufl. Stuttgart: Thieme; 2018)
f Kontraktionsformen des Muskels. (Silbernagl S. Taschenatlas Physiologie. 9. Aufl. Stuttgart: Thieme; 2018)

wicht von der Unterlage löst. Dann folgt eine isotonische Kontraktion, um das Gewicht anzuheben.

- *Anschlagszuckung* (▸ Abb. 3.7e). Übergang von isotonischer zu isometrischer Kontraktion, also umgekehrt wie bei der Unterstützungszuckung.
  - Beispiel: Kauen eines weichen Nahrungsmittels. Sobald die beiden Zahnreihen Kontakt haben, geht die isotonische in eine isometrische Kontraktion über.

3.3.2 Kurve der isometrischen und isotonischen Maxima

Beide Kurven beschreiben die maximal möglichen Werte, die isometrische und isotonische Kontraktionen erreichen können. Alle Kontraktionen gehen von der Ruhedehnungskurve aus, die man dadurch erhält, dass ein Muskel – ausgehend von der Nulllänge – immer stärker gedehnt wird. Wie man in den Kontraktionsformen des Muskels (▸ Abb. 3.7f) sieht, wird die Kurve mit zunehmender Dehnung immer steiler, d. h. der Muskel wird immer steifer (der Längenzuwachs pro Einheit der dehnenden Kraft wird immer geringer).

▸ **Isometrische Maxima:** Die Kurve wird von den Endpunkten der isometrischen Kontraktionen (▸ Abb. 3.7a) gebildet. Sie liegt immer über der der isotonischen Maxima. Eine mögliche Erklärung dafür ist die, dass bei einer isometrischen Kontraktion sich mehr Myosinköpfe in Kontakt mit den Aktin-Filamenten befinden (die Myosin- und Aktin-Filamente bewegen sich nicht gegeneinander). Der Muskel entwickelt daher mehr Kraft.

▸ **Isotonische Maxima:** Die Kurve liegt dichter an der Ruhedehnungskurve, weil die isotonischen Kontraktionen weniger Kraft als die isometrischen entwickeln. Als möglicher Grund wird angegeben, dass bei isotonischen Kontraktionen mehr Myosinköpfe bei der Ruderbewegung „umgreifen“ (die Myosin- und Aktin-Filamente gleiten gegeneinander). Da weniger Myosinköpfe pro Zeit am Aktin angeheftet sind, entwickelt der Muskel weniger Kraft.

3.3.3 Die Kraft-Längen-Beziehung des Sarkomers

Die optimale Länge eines Sarkomers für maximale Kraftentwicklung beträgt etwa 2,2 µm (▸ Abb. 3.8). Bei dieser Länge haben die Aktin- und Myosinfilamente einen idealen Überlappungsgrad. Die Sarkomere haben diese Länge bei der Ruhelänge eines Muskels. Werden Muskeln und

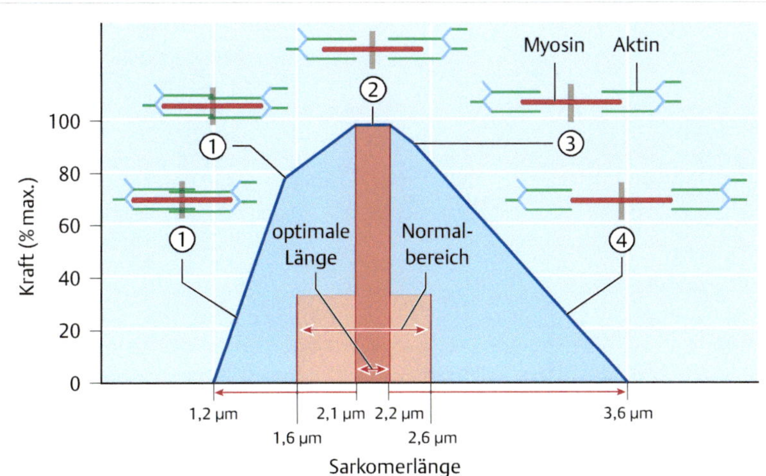

Abb. 3.8 Abhängigkeit der Kraftentwicklung des Muskels von der Sarkomerlänge. Die maximale Kraft wird bei der optimalen Länge des Sarkomers erreicht. Diese Länge wird in der Literatur mit 2,2–2,5 µm angegeben. Bei der optimalen Länge überlappen sich die Myosin- (rot) und Aktin-Filamente (grün) deutlich und können die stärkste Kraft entwickeln.

damit die Sarkomere gedehnt, sinkt die Kraftentwicklung steil ab, weil der Überlappungsgrad der Filamente immer geringer wird (Punkt 3 und 4 in ▶ Abb. 3.8). Bei einer Sarkomerlänge von 3,6 µm ist die Kontraktionskraft gleich 0. Eine Länge von 3,6 µm entspricht einer Längenzunahme von über 60 %, was unter physiologischen Umständen nicht erreicht wird. Bei dieser Muskellänge überlappen sich die Filamente nicht mehr.

Eine Muskelverkürzung oder -stauchung (Punkt 1 in ▶ Abb. 3.8) hat einen ähnlichen Effekt, weil bei 1,2 µm Sarkomerlänge die Aktin-Filamente überlappen und damit weniger Anheftungsstellen für die Myosinköpfe zur Verfügung stehen. Darüber hinaus stoßen die Myosin-Filamente an die Z-Streifen und können daher nicht weiter zwischen die Aktin-Filamente gleiten. Wenn man die ▶ Abb. 3.7f und ▶ Abb. 3.8 vergleicht, wird klar, dass auch in ▶ Abb. 3.7f die isometrischen und isotonischen Kontraktionen dann ihre Maxima erreichen, wenn der Muskel in geringem Maße vorgedehnt ist.

3.3.4 Einzelzuckung und Reflex

Der Mensch ist nicht in der Lage, willkürlich eine isolierte *Muskelzuckung*, d. h. eine einmalige Aktivierung des Myosin-Aktinsystems durchzuführen. Einzelzuckungen kommen nur dann vor, wenn ein Muskelnerv durch einen Einzelreiz erregt wird. Dies geschieht z. B. dann, wenn man sich den N. ulnaris an einer scharfen Kante anschlägt oder wenn *Eigenreflexe* des Muskels ablaufen.

Ein Eigenreflex liegt dann vor, wenn das den Reflex auslösende Organ und das Erfolgsorgan identisch sind. Im Fall von Muskeleigenreflexen ist das auslösende Organ die *Muskelspindel*, die durch plötzliche Dehnung des Muskels erregt wird und über die Ia-Afferenz (afferenter Schenkel des Reflexes) die *α-Motoneurone* mit ihren α-Motoaxonen (efferenter Schenkel) aktiviert. Der Reflex besitzt nur eine Synapse im Rückenmark, es handelt sich daher um einen *monosynaptischen Reflex*.

In der Klinik wird der Reflex meist mit dem Schlag eines Reflexhammers auf die Sehne oder den Ansatz eines Muskels ausgelöst. Die kurze und plötzliche Muskeldehnung reicht aus, um viele Muskelspindeln synchron zu erregen und den Reflex zu aktivieren. Wenn der Therapeut den Verdacht hat, dass die Informationsverarbeitung im Rückenmark nicht normal abläuft, kann man durch Testung verschiedener Muskeln das geschädigte Segment eingrenzen. ▶ Abb. 3.9 zeigt als Beispiele den Bizepsreflex (▶ Abb. 3.9a), den Tricepsreflex (▶ Abb. 3.9b), den Patellarsehnenreflex (▶ Abb. 3.9c) und den Achillessehnenreflex (▶ Abb. 3.9d).

3.3.5 Motorkortex und Pyramidenbahn

Der Motorkortex nimmt große Gebiete direkt vor dem *Sulcus centralis* (der Zentralfurche) und damit einen erheblichen Teil der Oberfläche des Stirnlappens des Großhirns ein. Die Zahl der Motoneurone im Kortex richtet sich nicht nach Größe der versorgten Muskelmasse, sondern nach der Komplexität und Wichtigkeit der Funktion der Muskeln. So sind für die Versorgung der mimischen Muskulatur und der Hände etwa gleich viel Motoneurone vorhanden wie für den gesamten restlichen Körper. Diese *Überrepräsentation* der Muskeln des Gesichts und der Hand liegt in der Entwicklungsgeschichte des Menschen:

- Der Mensch ist ein *Säugetier* und für den komplizierten Vorgang des Saugens ist eine große Zahl von Motoneuronen erforderlich. Später kommt die *Sprache* mit ihren hohen Anforderungen an die Motorik des Gesichts und der Zunge hinzu.
- Der Mensch unterscheidet sich von anderen Säugetieren durch die Fähigkeit, beide Hände zusammen und in komplexer Weise einzusetzen (Beispiele sind die handwerklichen Fähigkeiten).

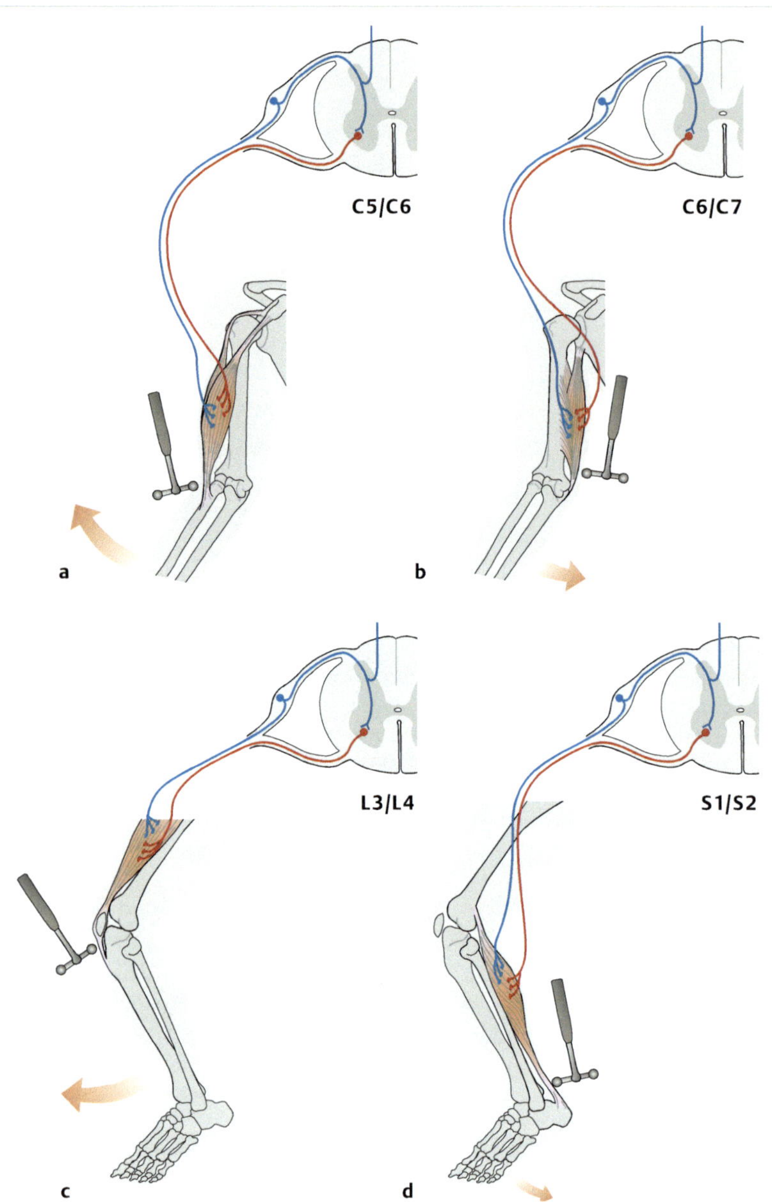

Abb. 3.9 Schema zur Prüfung von Rückenmarksschäden mithilfe von muskulären Reflexen. Als besonders häufig benutzter Reflex ist unter **c** der Patellarsehnenreflex gezeigt, mit dem die intakte Verschaltung in den Rückenmarkssegmenten L3/L4 geprüft werden kann. Bei einer Abschwächung des Reflexes kann natürlich auch ein Schaden in den afferenten und efferenten Nervenfasern dieser Segmente vorliegen.

- **a** Bizepsreflex. (Schünke M, Schulte E, Schumacher U. Prometheus. LernAtlas der Anatomie. Allgemeine Anatomie und Bewegungssystem. Illustrationen von M. Voll und K. Wesker. 5. Aufl. Stuttgart: Thieme; 2018)
- **b** Tricepsreflex. (Schünke M, Schulte E, Schumacher U. Prometheus. LernAtlas der Anatomie. Allgemeine Anatomie und Bewegungssystem. Illustrationen von M. Voll und K. Wesker. 5. Aufl. Stuttgart: Thieme; 2018)
- **c** Patellarsehnenreflex. (Schünke M, Schulte E, Schumacher U. Prometheus. LernAtlas der Anatomie. Allgemeine Anatomie und Bewegungssystem. Illustrationen von M. Voll und K. Wesker. 5. Aufl. Stuttgart: Thieme; 2018)
- **d** Achillessehnenreflex. (Schünke M, Schulte E, Schumacher U. Prometheus. LernAtlas der Anatomie. Allgemeine Anatomie und Bewegungssystem. Illustrationen von M. Voll und K. Wesker. 5. Aufl. Stuttgart: Thieme; 2018)

Im Motorkortex liegen die Neurone, deren Axone die *deszendierenden motorischen Trakte* bilden. Die wichtigste motorische Bahn ist die *Pyramidenbahn* (*Tractus pyramidalis oder corticospinalis*). Viele Ursprungszellen gehören zwar zum histologischen Typ der Pyramidenzellen, aber der Name „Pyramidenbahn" rührt nicht von der Form der Neurone. Der Grund für die Namensgebung ist, dass die Axone des Trakts in Höhe der oberen Medulla oblongata (verlängertes Mark) eine Struktur formen, die Pyramide heißt. Der Name Pyramidenbahn ist älter als die Kenntnis, dass die Axone der Bahn von Pyramidenzellen kommen.

Bei ihrem Verlauf nach kaudal trennen sich die Fasern der Pyramidenbahn in zwei Hauptwege:

- Die kurzen *Fibrae corticonucleares*. Sie laufen vom Kortex zu den motorischen Kernen der Hirnnerven im Hirnstamm, die u. a. die mimische Muskulatur, die Muskeln der Zunge und die äußeren Augenmuskeln innervieren (▶ Abb. 3.10).
- Die langen *Fibrae corticospinales*. Diese Fasern steigen im Rückenmark zu den Muskeln der Extremitäten und des Rumpfes ab. Sie teilen sich in der oberen Medulla oblongata, wo die Mehrzahl der Fasern zur anderen Seite kreuzt und dann seitlich im Rückenmark absteigt (*Tractus corticospinalis lateralis*). Eine deutlich kleinere

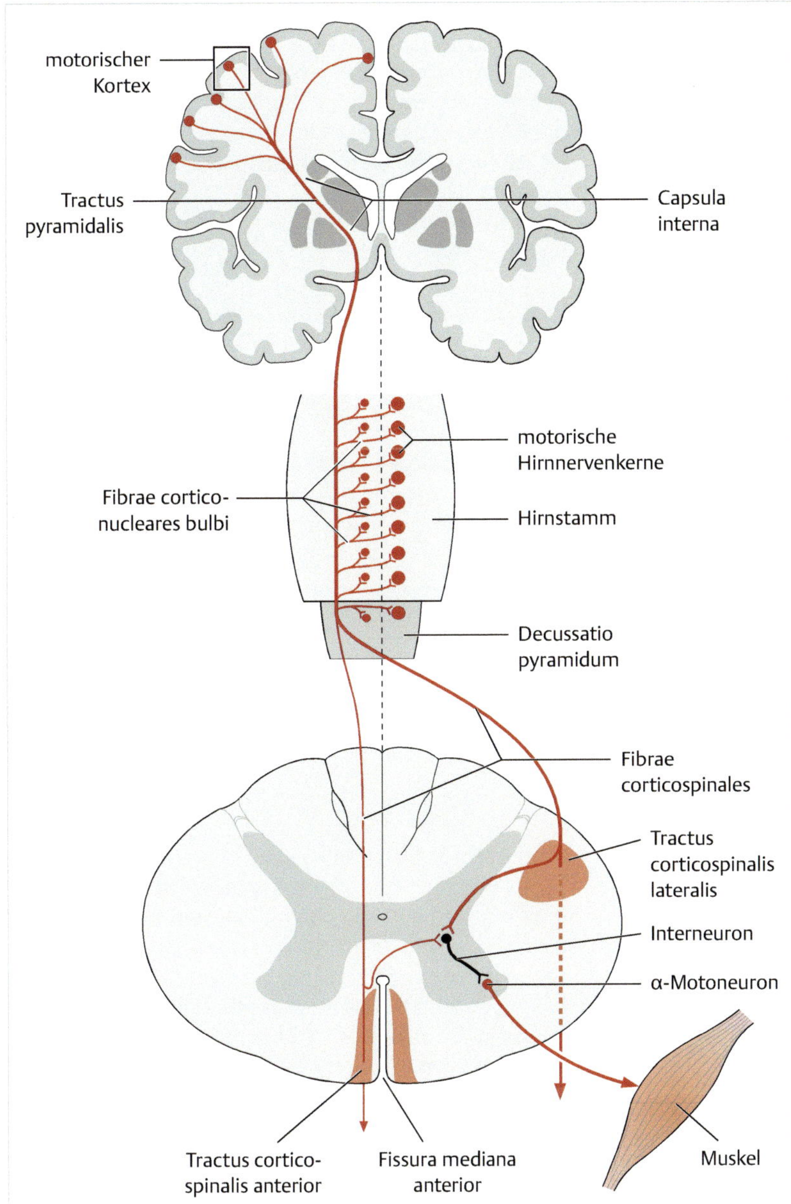

Abb. 3.10 Verlauf der Pyramidenbahn (Tractus pyramidalis). Der Trakt hat zwei Teile, nämlich 1. die Fibrae corticonucleares (Fasern vom Kortex zu den Hirnnervenkernen), die nur bis zum Hirnstamm absteigen und die motorischen Kerne der Hirnnerven ansteuern. Auf diesem Weg erhält z. B. die Kaumuskulatur ihren Antrieb. Der 2. Teil wird von den Fibrae corticospinalis (Fasern vom Kortex zum Rückenmark) gebildet. Diese Fasern teilen sich wiederum in die vordere Pyramidenbahn (Tractus corticospinalis anterior) und die seitliche Pyramidenbahn (Tractus corticospinalis lateralis). Die α-Motoneurone im Rückenmark werden von den Pyramidenbahnfasern nicht direkt angesteuert, sondern über ein Interneuron. (Schünke M, Schulte E, Schumacher U. Prometheus. LernAtlas der Anatomie. Kopf, Hals und Neuroanatomie. Illustrationen von M. Voll und K. Wesker. 5. Aufl. Stuttgart: Thieme; 2018)

Zahl von Fasern steigt ipsilateral ab und bildet den *Tractus corticospinalis anterior*. Diese Fasern kreuzen kurz vor Erreichen der α-Motoneurone doch noch auf die andere Seite zu den Motoneuronen (▸ Abb. 3.10).

Die deszendierenden motorischen Fasern des Pyramidensystems kontaktieren die α-Motoneurone im Rückenmark nicht direkt, sondern über ein Interneuron.

Allgemein überträgt die Pyramidenbahn die Information für *Willkürbewegungen*, also alle Bewegungen, die bewusst und gewollt durchgeführt werden. Die Pyramidenbahn ist dabei das *letzte Glied* in einer Kette von Vorgängen, die viele Gebiete des Gehirns einschließen: Der Entschluss, eine bestimmte Bewegung durchzuführen, entsteht großflächig im Kortex (nicht nur im Motorkortex). Dieser Entschluss ist nichts anderes als die elektrische Aktivität einer großen Neuronenpopulation. Der Hauptweg dieser Aktivität verläuft zum Striatum, einem Basalganglion in der Tiefe des Gehirns. Die nächste Station ist der Thalamus mit seinen motorischen Kernen und von hier erreicht die Information schließlich den Motorkortex.

Zusätzlich gibt es in diesem neuronalen Regelkreis noch Nebenschleifen über das *Kleinhirn* und die *Substantia nigra* (*schwarze Substanz*). Das Kleinhirn wacht über das Gleichgewicht während der Bewegung, und die Substantia nigra ist für den normalen Bewegungsablauf zuständig. Eine Degeneration der schwarzgefärbten Zellen der Substantia nigra, die mit einer funktionellen Störung dieser Struktur verbunden ist, führt zum bekannten Krankheitsbild des *Parkinsonismus* („Schüttellähmung").

Merke

Im Motorkortex sind keine einzelnen Muskeln repräsentiert, sondern *Gelenkbewegungen*, d. h. die oben geschilderten Vorgänge dienen zur Aktivierung einer Muskelgruppe, die ein bestimmtes Gelenk bewegt.

3.3.6 Das extrapyramidalmotorische System (EPMS)

Wie der Name andeutet, handelt es sich um absteigende motorische Bahnen, die außerhalb der Pyramidenbahn verlaufen. Im Gegensatz zur Pyramidenbahn sind die Bahnen des EPMS mehrfach unterbrochen und werden auf dem Weg zu den α-Motoneuronen von vielen Strukturen beeinflusst. Hierzu gehören einige der Basalganglien (Nucleus caudatus, Striatum, Globus pallidus, Substantia nigra [die auch an Willkürbewegungen beteiligt ist] und Nucleus ruber). Der zuletzt genannte Kern ist einer der wichtigsten, denn er ist der Ursprung einer längeren Bahn, des *Tractus rubrospinalis*. In einem Rückenmarksquerschnitt liegt die Bahn direkt ventral vom Tractus corticospinalis lateralis (der seitlichen Pyramidenbahn). Weiterhin gibt es im Hirnstamm weitere Kerne, von denen längere Bahnen ausgehen (▶ Abb. 3.11).

Vereinfachend kann man sagen, dass die Pyramidenbahn dafür sorgt, dass eine Bewegung durchgeführt wird, während das EPMS über die Art und Weise entscheidet, wie die Bewegung abläuft.

Im Einzelnen ist das EPMS an folgenden Funktionen beteiligt:

- Einstellung des Muskeltonus (sog. Stützmotorik),
- Steuerung von unwillkürlichen Mitbewegungen (z. B. Armpendeln beim Gehen),
- Ausdrucksbewegungen (Gesten und Mimik). Ein weiteres Beispiel für diese Funktion ist die Körperhaltung, die je nach Stimmungslage mehr oder weniger straff und aufrecht ist,
- Aufrechterhaltung des Gleichgewichts bei Bewegungen,
- motorische Reflexe bei akustischen Reizen (automatisches Kopfdrehen in Richtung von Geräuschen, besonders wenn sie plötzlich auftreten) und Reflexe bei optischen Reizen (automatisches Fixieren von bewegten Reizen, wie es in der Werbung vielfältig ausgenutzt wird),
- Teile des EPMS wirken hemmend, andere erregend auf die Aktivität des Pyramidensystems.

Die meisten dieser motorischen Aktivitäten laufen *unwillkürlich* ab.

Neuroanatomisch gesehen ist die Unterscheidung zwischen Pyramidenbahn und EPMS künstlich, denn

- das EPMS hat seinen Ursprung zum großen Teil in denselben Neuronen im Motorkortex wie die Pyramidenbahn, und
- beide Systeme werden immer zusammen – also bei jeder Bewegung – aktiviert.

In der Klinik hat sich die Unterscheidung aber trotzdem etabliert, denn ein entscheidender Unterschied ist z. B. der, dass eine Unterbrechung der Pyramidenbahn zu motorischen *Lähmungen* führt, was bei Läsionen des EPMS nicht der Fall ist.

Darüber hinaus gibt es Krankheiten, deren Ursache offensichtlich nur in einer Dysfunktion des EPMS zu suchen ist, wie z. B. der Parkinsonismus (Völler u. Deze 1975).

3.3.7 Abstufung der Kraft einer Bewegung

Grundsätzlich hat das motorische System 2 Möglichkeiten, die Kraft eines Muskels abzustufen:

- Variation der Entladungsfrequenz der α-Motoneurone (▶ Abb. 3.12a). Eine *Einzelzuckung* dauert ca. 150 ms (▶ Abb. 3.12b). Dabei erreicht die mechanische Kraftentwicklung ihr Maximum nach ca. 50 ms. Normalerweise werden willkürliche Kontraktionen durch wiederholte Entladungen der α-Motoneurone ausgelöst. Dabei werden die Endplatten des Muskels mit einer Frequenz von ca. 10 Hz erregt. Dies bedeutet, dass schon vor dem Ende einer Zuckung die nächste beginnt. Es kommt zu einem *unvollständigen Tetanus* (▶ Abb. 3.12c). Unvollständig ist die tetanische Kontraktion, weil die mechanische Kontraktionskurve schon wieder abfällt, wenn die nächste Zuckung einsetzt. Tatsächlich ist der unvollständige Tetanus die am häufigsten angewandte Kontraktionsform, weil die α-Motoneurone bei Willkürbewegungen mit einer Frequenz von ca. 10–20 Hz feuern. Die maximale Kraft der Kontraktion wird aber erst bei einem vollständigen Tetanus erreicht (▶ Abb. 3.12d). Dann beginnen aufeinanderfolgende Zuckungen immer auf dem Gipfel der vorhergehenden. Der Grund für die stärkere Kraftentwicklung liegt darin, dass beim vollständigen Tetanus mehr Ca^{++} aus dem sarkoplasmatischen Retikulum freigesetzt wird.
- Aktivierung einer größeren Zahl motorischer Einheiten in einem Muskel (*Rekrutierung*). Zur Erinnerung: Eine motorische Einheit ist ein α-Motoneuron zusammen mit den von ihm innervierten Muskelfasern.

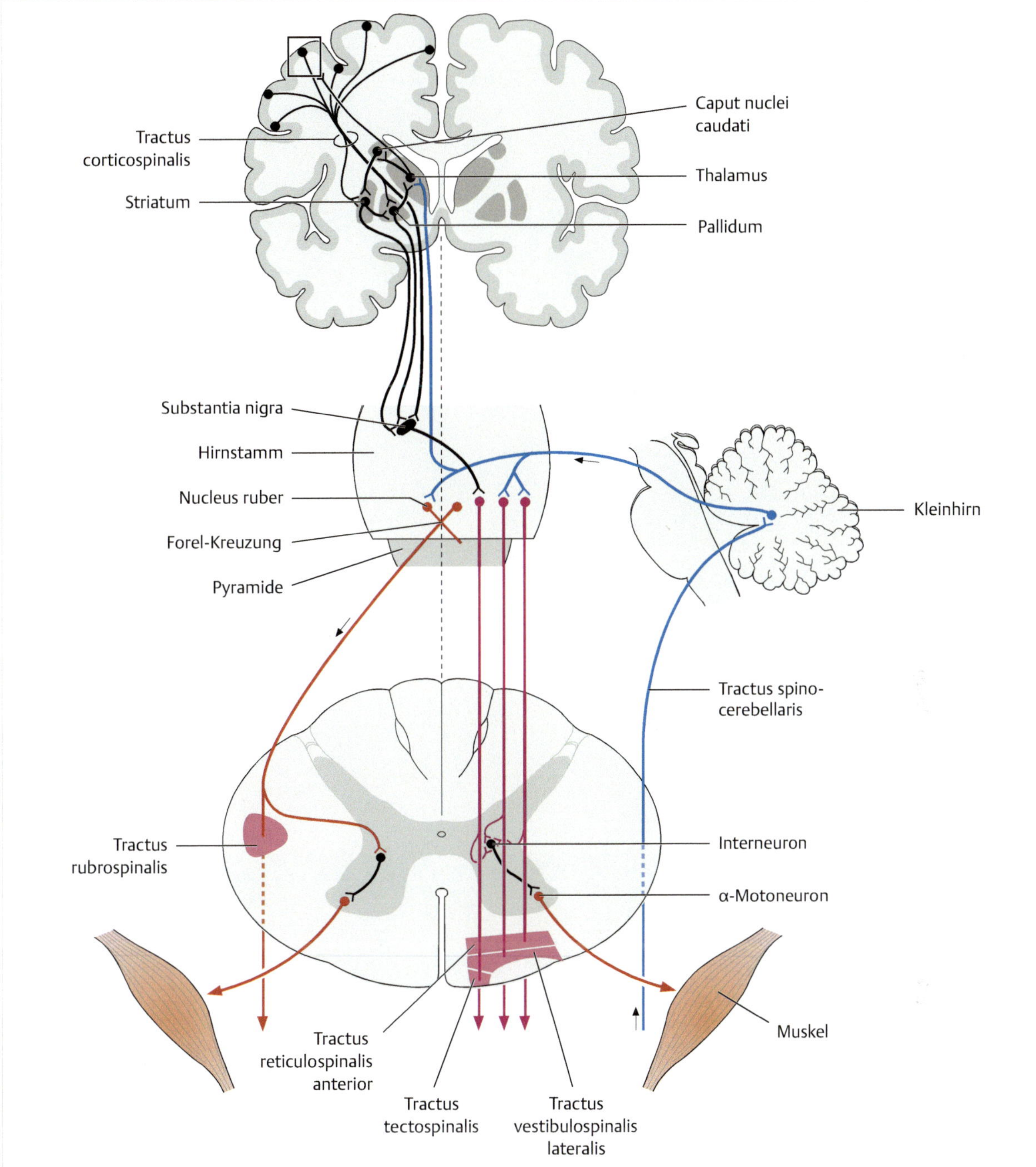

Abb. 3.11 Ursprungskerne und Verlauf der extrapyramidalmotorischen Bahnen. Die meisten Ursprungskerne des extrapyramidalen motorischen Systems (EPMS) gehören zu den Basalkernen (Basalganglien), die ihren Antrieb von Seitenästen der Pyramidenbahn erhalten. Im Endeffekt entspringen die Pyramidenbahn und das EPMS von denselben Zellen des Motorkortex. Eine gewisse Ausnahme bildet der Nucleus ruber (Ursprung des Tr. rubrospinalis), der viele Afferenzen aus dem Kleinhirn erhält. Weitere Bahnen des EPMS sind der Tr. vestibulospinalis, der an der Aufrechterhaltung des Gleichgewichts beteiligt ist, der Tr. reticulospinalis, der u. a. bei Stress und Erschrecken motorische Reaktionen auslöst, sowie der Tr. tectospinalis, der Bewegungen des Kopfes im Zusammenhang mit Blickbewegungen steuert. (Schünke M, Schulte E, Schumacher U. Prometheus. LernAtlas der Anatomie. Kopf, Hals und Neuroanatomie. Illustrationen von M. Voll und K. Wesker. 5. Aufl. Stuttgart: Thieme; 2018)

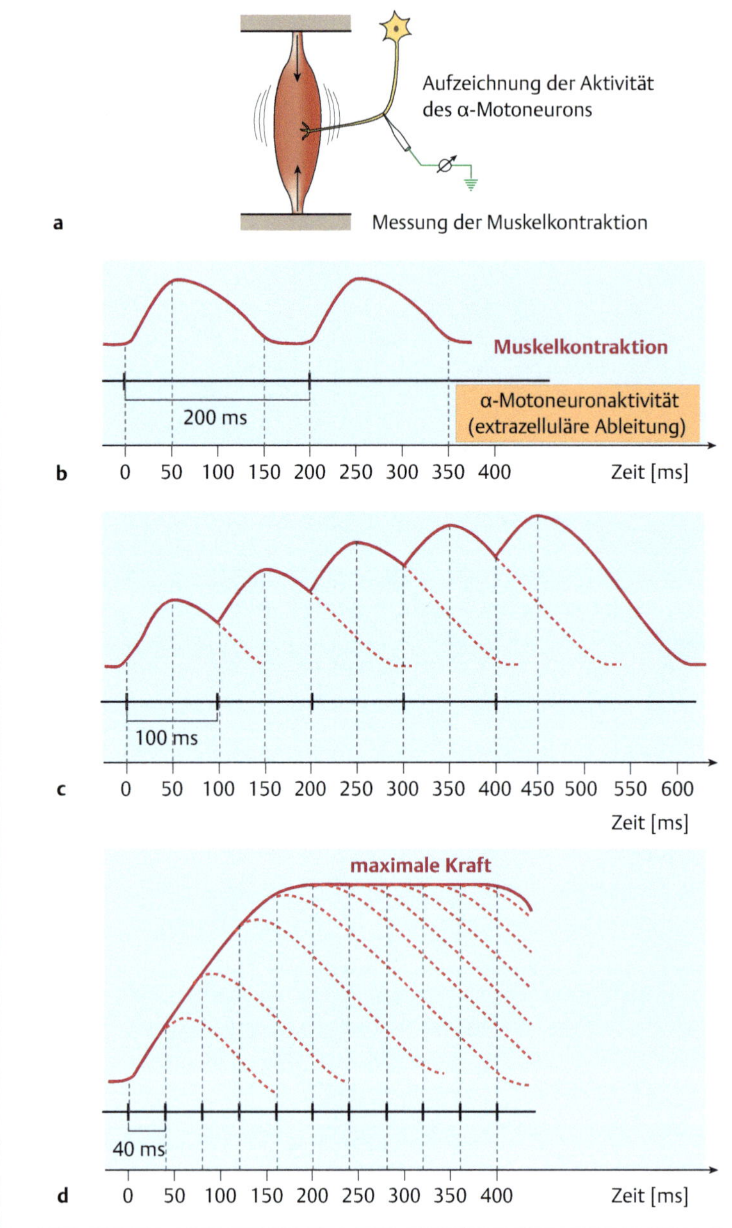

Abb. 3.12 Kraftentwicklung eines Muskels bei Einzelzuckung und tetanischer Kontraktion. Anmerkung: Da elektrische Einzelreize eingesetzt wurden, handelt es sich eigentlich um Muskelzuckungen (und nicht Kontraktionen).

a Messanordnung. Der Muskel wurde in einen Apparat zur Kraftmessung eingespannt und elektrisch gereizt. Der Verlauf der Kontraktion ist in der obersten Spur dargestellt. Die mittlere Registrierung zeigt die Aktivität eines einzelnen α-Motoneurons und die unterste Spur die Zeitskala. (Behrends J. Duale Reihe Physiologie. 3. Aufl. Stuttgart: Thieme; 2016)

b Einzelzuckungen. Die Kontraktionen wurden im Abstand von 200 ms ausgelöst, jede Einzelzuckung dauerte ca. 150 ms. Die Kontraktionskurven überlagern sich nicht und die entwickelte Kraft ist nur gering. (Behrends J. Duale Reihe Physiologie. 3. Aufl. Stuttgart: Thieme; 2016)

c Unvollständiger Tetanus. Die Reizfrequenz war 10 Hz (alle 100 ms ein Reiz). Die Kontraktionskurven überlagern und addieren sich. Die Kontraktionskraft ist daher größer, aber nicht maximal, weil die entwickelte Kraft jeder Einzelzuckung schon wieder abnimmt, wenn die nächste Kontraktion einsetzt. (Behrends J. Duale Reihe Physiologie. 3. Aufl. Stuttgart: Thieme; 2016)

d Vollständiger Tetanus. Die Reizfrequenz betrug 25 Hz (alle 40 ms eine Kontraktion). Die Kontraktionen setzen jeweils auf dem Gipfel der Kraftentwicklung der vorhergehenden Zuckung ein. Nach einigen Kontraktionen ist die Kraftentwicklung des Muskels maximal. (Behrends J. Duale Reihe Physiologie. 3. Aufl. Stuttgart: Thieme; 2016)

Merke

Willkürliche Muskelkontraktionen laufen nicht als Einzelzuckungen ab, sondern in Form von *Bewegungen*, die ihren Ursprung im *Motorkortex* haben. Dabei wird die Endplatte des Muskels mit einer Frequenz von 10–20 Hz erregt, was zu einem unvollständigen Tetanus führt. Der *unvollständige Tetanus* ist die normale Kontraktionsform für Willkürbewegungen. Die von einem Muskel ausgeübte Muskelkraft kann durch Variation der Entladungsfrequenz der α-Motoneurone und durch Rekrutierung motorischer Einheiten verändert werden. Die maximale Kraft wird erst bei einer Rekrutierung aller motorischer Einheiten eines Muskels und Entladungsfrequenz der α-Motoneurone von ca. 25 Hz erreicht.

3.3.8 Der Flexorreflex

Im Gegensatz zum monosynaptischen Eigenreflex (Kap. 3.3.4) ist der Flexorreflex ein *Fremdreflex*, d. h. der Rezeptor und der Muskel liegen in verschiedenen Organen (Birbaumer u. Schmidt 2006). Ein weiterer Unterschied besteht darin, dass der Flexorreflex *polysynaptisch* ist, d. h. die Umschaltung von der Afferenz zur Efferenz im Rückenmark erfolgt über mehrere Synapsen.

Meist wird der Reflex dann ausgelöst, wenn man mit einer Hand einen heißen Gegenstand berührt oder mit dem bloßen Fuß auf einen spitzen Stein tritt. Der letztere Fall ist in ▸ Abb. 3.13 dargestellt: Angenommen ist in der Abbildung eine schmerzhafte Reizung von Hautnozizep-

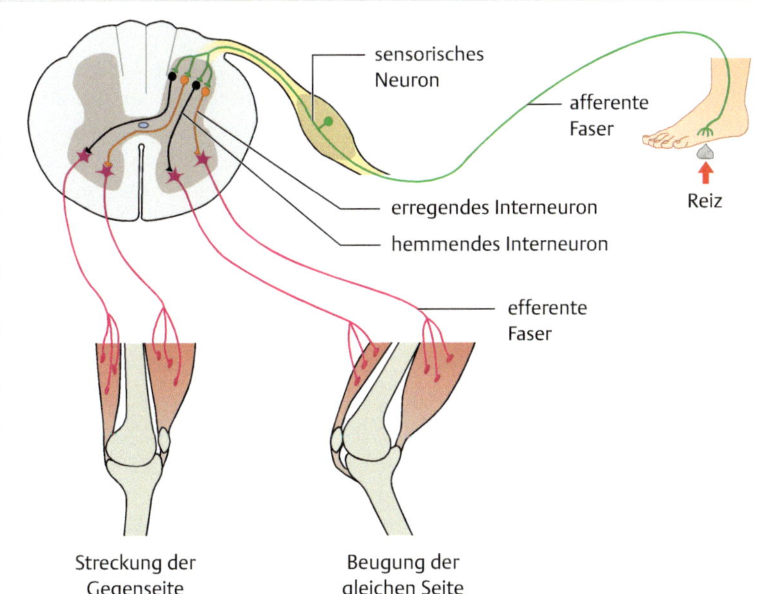

Abb. 3.13 Der Flexorreflex. Angenommen wird, dass eine Person mit einem Fuß auf einen spitzen Stein tritt. Die dadurch gereizten Hautnozizeptoren erregen über Interneurone die Motoneurone der Beugermuskeln des gleichseitigen Beins. Gleichzeitig werden über ein hemmendes Interneuron die Streckermuskeln des gleichen Beins gehemmt. Dadurch wird das schmerzende Bein gebeugt. Über Hinterhornneurone, deren Fasern im Rückenmark kreuzen, werden im Bein der Gegenseite die Streckermuskeln aktiviert und die Beugermuskeln gehemmt (gekreuzter Streckreflex). Durch den letzteren Reflex wird verhindert, dass das Bein der Gegenseite einknickt. Dies würde das Gleichgewicht gefährden, denn das gegenseitige Bein muss das gesamte Körpergewicht tragen, wenn ein Bein gehoben wird. (Aumüller G. Duale Reihe Anatomie. 5. Aufl. Stuttgart: Thieme; 2020)

toren der Fußsohle. Die Information von den Nozizeptoren führt über erregende Interneurone zu den Flexoren des gereizten Beins. Gleichzeitig werden über hemmende Interneurone die Extensoren desselben Beins gehemmt. Dadurch wird das Bein gehoben und die Fußsohle vom Schmerzreiz entfernt. Um das Gleichgewicht zu bewahren, werden im kontralateralen Bein (Bein der Gegenseite) die Extensoren erregt und die Flexoren gehemmt (gekreuzter Extensorreflex).

Polysynaptische Fremdreflexe unterscheiden sich durch mehrere Eigenschaften von monosynaptischen Eigenreflexen:

- die Stärke der *Reflexantwort* ist abhängig von der *Reizstärke*,
- eine Wiederholung des Reizes führt entweder zu einer *Abschwächung* (bei nichtschmerzhaften Reizen) oder *Verstärkung* (bei schmerzhaften Reizen) der Reflexantwort,
- bei sehr starken oder wiederholten Schmerzreizen kommt es zur *Ausbreitung* des Reflexes im Rückenmark. So kann ein sehr schmerzhafter Hautreiz an der Hand zum Herumtanzen führen.

3.3.9 Reflex bei schmerzhafter Reizung eines Muskels

Besonders in der praktischen Medizin ist immer noch die Ansicht verbreitet, dass die schmerzhafte Reizung eines Muskels zu einem Spasmus des gereizten Muskels führt. So sollen die Muskelnozizeptoren die α-Motoneurone erregen, die den schmerzenden Muskel versorgen. Dies soll einen Spasmus des Muskels hervorrufen, wobei der Spasmus – wenn er stark genug ist – die Durchblutung des Muskels abklemmt, was die Erregung der Muskelnozizeptoren weiter steigert und die Aktivierung der α-Motoneurone aufrechterhält. Mit anderen Worten: Es entwickelt sich ein Teufelskreis, der sog. *Schmerz-Spasmus-Schmerz-Mechanismus* der Spasmusentstehung.

Allerdings zeigt die klinische Praxis, dass der schmerzende Muskel im Spasmus oft keine EMG-Aktivität aufweist und, falls EMG-Aktivität vorhanden ist, keine Beziehung zwischen dem Ausmaß der EMG-Aktivität und der Stärke der Schmerzen besteht (Letchuman u. Deusinger 1993). Darüber hinaus ist bei Versuchspersonen unter experimenteller schmerzhafter Reizung eine *Hemmung* der α-Motoneurone des schmerzenden Muskels nachgewiesen worden (Le Pera et al. 2001). Die Mehrzahl der Daten spricht demnach gegen die Schmerz-Spasmus-Schmerz-Hypothese und sollte nicht mehr als Erklärung für schmerzhafte Muskelspasmen herangezogen werden.

Merke

Die meisten Autoren sehen die Schmerz-Spasmus-Schmerz-Hypothese als Fehlkonzept an und lehnen sie ab.

Im Vergleich zum oben beschriebenen Flexorreflex bei Reizung der *Hautnozizeptoren* läuft der polysynaptische Reflex bei schmerzhafter Reizung eines Muskels anders ab. Ein Zurückziehen einer Extremität ist unter diesen Umständen unsinnig, weil sich der Schmerzreiz im Muskel selbst befindet. Die meisten Autoren stimmen darin überein, dass der Haupteffekt einer schmerzhaften Muskelreizung in der *Hemmung des schmerzenden Muskels* besteht. Die Verschaltung des Reflexes im Rückenmark ist zwar nicht genau bekannt, aber alle Daten sprechen dafür, dass mindestens ein hemmendes Interneuron zwischen das nozizeptive Neuron im Hinterhorn und das α-Motoneuron im Vorderhorn geschaltet ist.

Die Erfahrung – besonders aus dem Bereich des Leistungssports – spricht durchaus für diese Annahme. So kann nach einem Muskelriss oder einer Muskelzerrung der Muskel keine Kraft mehr entwickeln. Ebenso kann man den Arm nach einem schmerzhaften Schlag auf den Oberarm kaum noch anheben. Diese Muskelschwäche oder -lähmung ist nicht Ausdruck einer bewussten Muskelschonung wegen der subjektiven Schmerzen, sondern das Ergebnis einer *direkten zentralnervösen Hemmung* der α-Motoneurone. Diese Hemmung kann auch durch Anstrengung nicht überwunden werden.

▶ Abb. 3.14a und ▶ Abb. 3.14b zeigen die Folgen von Muskelschmerzen auf die *Koordination* zwischen einem Flexor- und einem Extensormuskel. Im schmerzfreien Zustand erfolgt eine Flexion-Extension-Bewegung schnell aufeinander und das EMG beider Muskeln ist völlig voneinander getrennt: Bei der Flexion ist nur der Flexor aktiv und bei der Extension nur der Extensor. Bei Muskelschmerzen sind die *Bewegungen* deutlich *verlangsamt* und die EMG-Aktivität beider Muskeln ist *nicht mehr klar getrennt*. So zeigt der Extensor eine EMG-Aktivität auch während der Flexion. Es liegt demnach eine *Ko-Kontraktion* von Extensor und Flexor vor, die natürlich die Koordination verschlechtert.

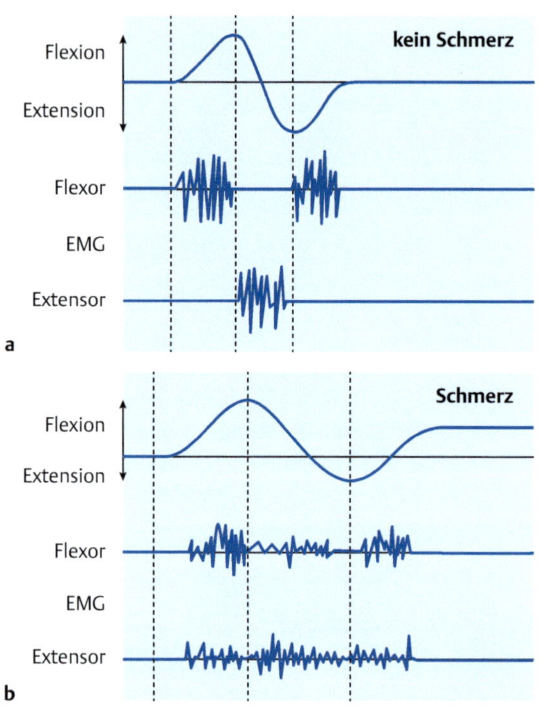

Abb. 3.14 Effekt von Schmerzen auf die Koordination eines Extensor- und Flexormuskels.

a Situation ohne Schmerzen. Die oberste Registrierung zeigt den Bewegungsablauf. Ausschlag nach oben bedeutet Beugung (Flexion), nach unten Streckung (Extension). Die mittlere Registrierung zeigt das EMG des Beuger-Muskels, die untere das des Strecker-Muskels. Ohne Schmerzen sind bei Beugung nur der Beuger aktiv, bei Streckung nur der Strecker.

b Nach der Auslösung von Schmerzen sind die EMGs beider Muskeln nicht mehr scharf getrennt, sondern überlappen sich teilweise. Besonders auffallend ist, dass der Strecker-Muskel auch bei Beugung EMG-Aktivität zeigt.

Alle geschilderten Situationen betrafen den *akuten* Muskelschmerz. Die Folgen von *chronischen* Muskelschmerzen auf die Motorik werden durch das *Pain-adaptation-Modell* von Lund et al. (1991) beschrieben. Die Autoren haben verschiedene Formen von Muskelschmerz i. B. auf ihre motorischen Effekte untersucht und kommen zu dem Schluss, dass die mangelnde Muskelkoordination nicht durch generell erhöhte Muskelaktivität bedingt ist (wie es die Schmerz-Spasmus-Schmerz-Hypothese fordert). Stattdessen sind bei Bewegungen die *Agonisten gehemmt* und die *Antagonisten aktiviert.* Daraus folgt eine Abnahme der Kraft und Geschwindigkeit der Bewegungen.

3.4 Muskeltonus und schmerzhafte Kontraktionsformen

3.4.1 Muskeltonus

Früher wurde angenommen, dass der Muskeltonus durch die Kontraktionen einer kleinen Zahl von motorischen Einheiten in jedem Muskel bedingt ist. Es wurde weiter postuliert, dass die Kontraktionen von Ia-Muskelspindelafferenzen aufrechterhalten werden, die ständig aktiv sind und monosynaptische Verbindungen mit α-Motoneuronen besitzen. Die neuronalen Verbindungen sind dieselben wie diejenigen des Dehnungsreflexes, und deswegen wurde der Muskeltonus als *Reflextonus* bezeichnet (Davidoff 1992).

Gegen den Mechanismus des Reflextonus wird als Gegenargument angeführt, dass ein vollständig entspannter Muskel *keine EMG-Aktivität* hat, aber trotzdem einen Tonus besitzt. Jede Aktivierung von α-Motoneuronen ist aber mit EMG-Aktivität verbunden. Daraus muss geschlossen werden, dass im völlig entspannten Muskel keine α-Motoneurone aktiv sind. Auch die Beobachtung, dass eine tiefe Narkose – die sämtliche α-Motoneuron-Aktivität ausschaltet – den Ruhetonus nicht ändert, spricht gegen eine geringe Entladungsrate der α-Motoneurone als Ursache für den Ruhetonus. Offensichtlich sind in der Vergangenheit viele Tonusbestimmungen an nicht völlig entspannten Patienten oder Versuchspersonen durchgeführt worden (Mense 2005).

3.4.2 Der normale Muskeltonus

In der Klinik wird der gesamte Muskeltonus meist durch den Widerstand gegen passive Gelenkbewegung bestimmt. Mit dieser Technik können die einzelnen Komponenten des Tonus (▶ Abb. 3.15) aber nicht unterschieden werden.

Der *viskoelastische Tonus* ist der eigentliche *Ruhetonus* eines Muskels. Er kann nicht mittels des Nadel- oder Oberflächen-EMGs bestimmt werden, denn der viskoelastische Tonus ist nicht mit EMG-Aktivität verbunden. Die Ursachen des viskoelastischen Tonus sind noch weitgehend ungeklärt; Einigkeit besteht nur darüber, dass es sich um physikochemische Eigenschaften handelt, die dem Muskel eine gewisse Grundspannung verleihen (Mense et al. 2001). Folgende Annahmen werden diskutiert:

- Dem Tonus liegen die *bindegewebigen Strukturen* im und um den Muskel zugrunde (Endomysium, Perimysium, Epimysium, Faszien und Sehnen). Diese Strukturen enthalten teilweise *elastische Fasern*. Hier ist besonders das *Titin*-Molekül zu nennen, das wie eine Spiralfeder ständig einen Zug auf die Myosin-Filamente bzw. die Z-Scheiben oder Z-Streifen ausübt.
- Als weiterer Faktor kommt der *Gewebsturgor* hinzu, d. h. der normale Quellungszustand der Muskel- und Bindegewebszellen.
- Als dritter Faktor ist zu nennen, dass eine geringe Zahl von *Myosinköpfen* ständig an Aktin-Filamente angeheftet sind.

Wie oben bemerkt, besteht in einem völlig entspannten Muskel nur der viskoelastische Tonus ohne jede α-Motoneuronaktivität. Der umgekehrte Fall (kontraktile Aktivität durch α-Motoneurone ohne viskoelastischen Tonus) ist jedoch nicht möglich, denn bei jeder Bewegung spielt der viskoelastische Tonus eine Rolle.

Bei der klinischen Bestimmung des Muskeltonus wird eigentlich die *Steifigkeit* des Muskels gemessen. Es gibt zwei Arten von Steifigkeit, nämlich die elastische und die viskoelastische. Wenn man die elastische Steifigkeit isoliert bestimmen will, muss das Gelenk *langsam* bewegt werden. Unter diesen Bedingungen spielt die visköse Eigenschaft des Gewebes keine Rolle, das Gewebe verhält sich wie eine elastische Spiralfeder aus Stahl.

Dagegen lässt sich die viskoelastische Steifigkeit nicht ohne spezielle Ausrüstung isoliert bestimmen. Einen gewissen Eindruck von den viskösen Eigenschaften des Muskels bekommt man, wenn das Gelenk *immer schneller* passiv bewegt wird. Unter diesen Umständen spielt die Viskosität des Muskels eine immer größere Rolle. Sie wirkt wie ein Stoßdämpfer beim Auto und die Steifigkeit steigt, d. h. das Gelenk setzt der passiven Bewegung einen immer größeren Widerstand entgegen. Entscheidend für die Bestimmung des viskoelastischen Tonus ist die Bedingung, dass *keine EMG-Aktivität* vorhanden ist. Praktisch bedeutet dies, dass die Bewegungen keinen zu großen Umfang haben dürfen, denn dann werden Dehnungsreflexe mit α-Motoneuron-Aktivität ausgelöst.

Manchmal wird die Viskosität des Muskels auch als *innere Reibung* bezeichnet. Ein wichtiger Faktor für diese Reibung ist die Beweglichkeit der Bindegewebsschichten

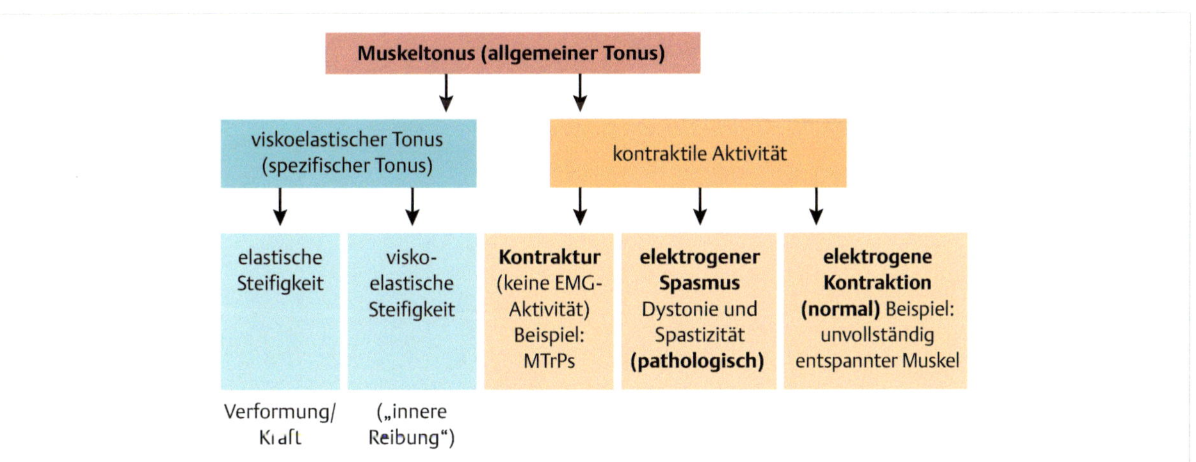

Abb. 3.15 Komponenten des Muskeltonus. Der allgemeine Tonus, der in der Praxis meist durch passive Beugung eines Gelenks bestimmt wird, enthält normalerweise zwei Hauptkomponenten, den viskoelastischen Tonus und die kontraktile Aktivität. Der viskoelastische Tonus ist der eigentliche oder spezifische Muskeltonus, der bei einem völlig entspannten Muskel allein vorhanden ist, weil der entspannte Muskel keinerlei kontraktile Aktivität zeigt. Der viskoelastische Tonus ist durch die passiven chemischen und physikalischen Eigenschaften des Muskelgewebes vorgegeben. Bei normaler Tätigkeit ist zusätzlich zum viskoelastischen Tonus eine kontraktile Aktivität vorhanden, die in verschiedener Form auftreten kann, nämlich als normale elektrogene Kontraktion, als pathologischer Spasmus oder Kontraktur ohne EMG-Aktivität. Solche Kontrakturen kommen wahrscheinlich in myofaszialen Triggerpunkten vor (MTrPs).

gegeneinander, wie z. B. die *Beweglichkeit* der Faszie gegen den Muskel oder die Subkutis.

Für die Klinik kann auch die *Eindrückbarkeit (compliance)* des Muskels für eine grobe Bestimmung des Tonus herangezogen werden. Dazu wird mit einem handgehaltenen Gerät die Eindringtiefe eines Messkopfes bei einem bestimmten Druck bestimmt. Zu beachten ist hierbei, dass auch die Eindrückbarkeit der Haut, Subkutis und Faszie mitgemessen werden.

3.4.3 Thixotropie des Muskelgewebes

Thixotrope Substanzen haben in Ruhe eine hohe Viskosität, senken aber sofort die Viskosität, wenn sie gerührt, geschüttelt oder auf andere Weise bewegt werden. Beispiele sind Tomatenketchup und nichttropfende Malerfarben. Sobald eine solche Malerfarbe nicht mehr verstrichen wird, steigt die Viskosität und es bilden sich keine Tropfen. Wenn man eine Ketchupflasche mit dem viskösen Inhalt schüttelt, um überhaupt eine gewisse Menge Ketchup zu erhalten, wird das Ketchup dünnflüssig und der Inhalt fließt heraus. *Auch Skelettmuskeln gehören zu den thixotropen Stoffen.*

Die thixotropen Eigenschaften der Muskulatur sind beim Menschen schon längere Zeit bekannt (Lakie et al. 1986; Walsh 1993). Ein wichtiger Befund dieser Arbeitsgruppen war, dass bereits *eine einzige Bewegung* die Viskosität von Muskeln für längere Zeit senkt. ▶ Abb. 3.16 zeigt einen solchen Versuch: Das Handgelenk einer Versuchsperson wurde durch einen Elektromotor mit einem bestimmten Drehmoment (rote Registrierung) hin- und herbewegt. Das Ausmaß der Gelenkbewegung ist hauptsächlich von der Viskosität der Unterarmmuskulatur abhängig (schwarze Registrierung). Links von A erzeugt ein geringes Drehmoment entsprechend kleine Auslenkungen im Handgelenk (▶ Abb. 3.16a). Zum Zeitpunkt A wurde das Drehmoment des Elektromotors für 3 Bewegungen deutlich erhöht. Die Auslenkungen des Gelenks stiegen stark an *und blieben hoch*, auch nachdem das Drehmoment wieder auf den alten Stand gesenkt wurde. Die Viskosität der Unterarmmuskeln war demnach durch die 3 großen Auslenkungen dauerhaft gesenkt worden. Eine Pause in den Bewegungen von ca. 1 s stellte die alte Situation wieder her. Zum Zeitpunkt E wurde nur *eine einzige* starke Bewegung erzeugt, und auch diese Bewegung führte zu einer dauerhaften Senkung der Viskosität – erkennbar an den großen Auslenkungen, solange das Gelenk überhaupt bewegt wurde. Durch immer längere Ruhepausen wurde die Viskosität wieder erhöht (▶ Abb. 3.16b).

Es konnte in ähnlichen Versuchen gezeigt werden, dass die Viskosität eines ruhenden Muskels sehr hoch werden

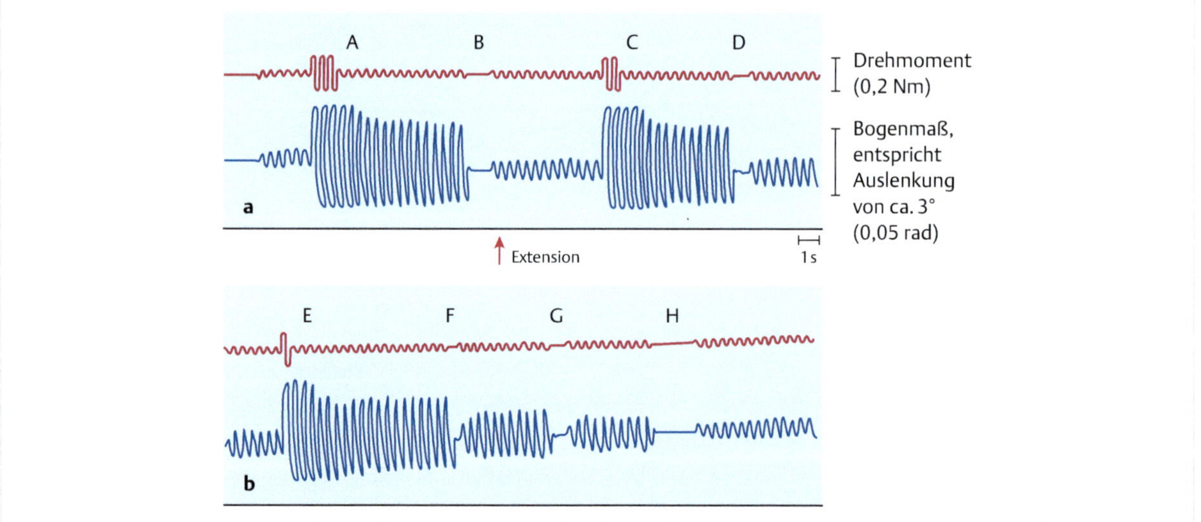

Abb. 3.16 Messung der Viskosität der Unterarmmuskeln bei Bewegungen. Das Handgelenk der Versuchspersonen wurde mit der radio-ulnaren Achse senkrecht über der Achse eines Motors fixiert, der geringe Palmarflexionen und Dorsalextensionen erzeugte. In beiden Teilbildern zeigt die obere Spur das Drehmoment, das vom Motor auf das Gelenk ausgeübt wurde. Die untere Spur ist die ausgelöste Bewegung im Gelenk (Ausschlag nach oben entspricht einer Dorsalextension). Je größer der Ausschlag im Gelenk bei einem gegebenen Drehmoment, desto geringer ist die Viskosität der Unterarmmuskeln, die passiv durch den Motor bewegt werden.

a Zeitpunkt links von A: Der Motor hatte nur ein geringes Drehmoment, daher wurden nur kleine Ausschläge im Gelenk erzeugt. Zeitpunkt A: Der Motor bewegte das Gelenk dreimal mit höherem Drehmoment. Entsprechend größer waren die Ausschläge im Gelenk. Der wichtige Befund dieser Experimente war, dass auch nach Reduzierung des Drehmoments auf frühere Werte die Ausschläge im Gelenk groß blieben. Dies bedeutet, dass die Viskosität der Muskeln durch die drei größeren Ausschläge dauerhaft gesenkt wurde. Eine Pause von 1s Länge erhöhte die Viskosität wieder auf den alten Wert mit geringen Ausschlägen.

b Schon ein einziger stärkerer Ausschlag (Zeitpunkt E) reichte aus, um die Viskosität so lange zu senken, wie die Bewegung anhielt.

kann. So steigt die Viskosität des M. erector trunci in Ruhe so stark an, dass im ruhigen Stehen die hohe Viskosität der Muskelgruppe die Körperhaltung fast allein aufrechterhalten kann (Masi u. Hannon 2008). Eine einzige Beugebewegung der Wirbelsäule ist ausreichend, um sofort die Viskosität des Muskels zu senken. Die geringere Viskosität spart Energie bei folgenden Kontraktionen.

Das *Querbrückenmodell* ist immer noch die am weitesten verbreitete Erklärung für die Thixotropie des Skelettmuskels (Walsh 1993). In der Erklärung wird angenommen, dass sich die in geringer Zahl ständig vorhandenen Verbindungen zwischen Myosinköpfen und Aktin-Filamenten in Abhängigkeit von der Belastung oder Bewegung des Muskels verändern. Als weitere Faktoren werden Veränderungen der Viskosität des Sarkoplasmas (des Zytoplasmas der Muskelzelle) und die Eigenschaften von Titin diskutiert. Titin ist im Ruhezustand gefaltet und hat viskoelastische Eigenschaften bei Dehnung (Kellermayer u. Grama 2002).

3.4.4 Die kontraktile Aktivität als Komponente des Muskeltonus

Im täglichen Leben ist die Muskulatur nicht vollständig entspannt, und daher besteht nicht nur der viskoelastische Tonus, sondern auch die kontraktile Aktivität des Muskels trägt zum Muskeltonus bei.

Kontraktile Aktivität kann in drei verschiedenen Formen auftreten:

- elektrogene Kontraktion,
- elektrogener Spasmus,
- Kontraktur.

Elektrogene Kontraktion

Die elektrogene Kontraktion ist eine physiologische Form des Muskeltonus, die in unvollständig entspannten Muskeln auftritt. Elektrogen wird die Kontraktion deshalb genannt, weil ihr eine Erregung der neuromuskulären Endplatte zugrunde liegt. Die *elektrogene Kontraktion* ist sehr häufig, denn im täglichen Leben muss die Muskulatur eine Grundspannung haben, z. B. um das Gleichgewicht beim Stehen aufrecht zu halten oder um Bewegungen mit höherer Kraft durchzuführen. Diese Art der elektrogenen Kontraktion erfolgt meist *unwillkürlich*. Da die α-Motoneurone und die neuromuskuläre Endplatte unter diesen Bedingungen aktiv sind, ist eine geringe EMG-Aktivität nachweisbar.

Die unwillkürliche kontraktile Aktivität wird unter *Stress* bei den meisten Personen deutlich gesteigert. Man denke nur an das Umklammern der Lehne des Zahnarztstuhls während einer unangenehmen Behandlung oder an denselben Vorgang in einem Flugzeug, wenn beim Landeanflug schlechtes Wetter herrscht und man sich fragt, wie die Piloten das Flugzeug unter diesen Bedingungen sicher landen wollen. Im Englischen gibt es dafür den treffenden Ausdruck des „white knuckle landing" (Weiße-Knöchel-Landung). Das unwillkürliche Umklammern der Lehne wird wahrscheinlich durch das EPMS gesteuert. Da bei Stress die Formatio reticularis aktiviert wird, käme für diese Muskelkontraktionen der Tr. reticulospinalis infrage.

Elektrogener Spasmus

Der *elektrogene Spasmus* ist eine *pathologische* unwillkürliche Kontraktion eines Muskels oder einer Muskelgruppe. Ein Spasmus beginnt plötzlich, hat eine längere Dauer als eine normale Kontraktion und kann *schmerzhaft oder schmerzlos* sein. Er hört meist nach einigen Sekunden oder Minuten von selbst auf. Ein Spasmus ist immer mit EMG-Aktivität verbunden. Als Ursache kommen Störungen des Elektrolytspiegels infrage (z. B. während längerer sportlicher Anstrengungen) sowie eine Übererregbarkeit der α-Motoneurone.

Manchmal wird der Spasmus auch als *Krampf* bezeichnet. Allerdings ist ein Krampf nach allgemeinem Sprachgebrauch immer schmerzhaft. Die Ursachen sind noch ungeklärt, Einklemmungen der α-Motoaxone in physiologischen oder pathologischen Engpässen werden diskutiert. Wenn die Ursache in einer engen Durchtrittstelle durch die Faszie in den Muskel liegt, kann die Einklemmung durch den Krampf noch verstärkt werden. Ohne Therapie (z. B. Muskeldehnung) ist der Krampf dann nicht zu beseitigen.

Kontraktur

Eine *Kontraktur* als Komponente des Muskeltonus ist eine *pathologische* Form der Aktivierung des Aktin-Myosin-Mechanismus. Sie besteht aus einer Verkürzung von Muskelfasern (oder von Teilen einer Muskelfaser) ohne Aktivierung der Endplatte. Kontrakturen entstehen demnach durch Auslösen des Myosin-Aktin-Gleitfilamentmechanismus, ohne dass Aktionspotenziale über die Muskelzellmembran laufen. Daher treten Kontrakturen ohne EMG-Aktivität auf. Ein Beispiel ist die Auslösung des Gleitmechanismus durch eine Vergiftung mit *Koffein*.

Lokale Kontrakturen in nur einem Teil eines Muskels sind ebenfalls pathologisch; sie kommen in Form von *myofaszialen Triggerpunkten* (MTrPs, Kap. 8) vor. In der Klinik versteht man unter Kontraktur eine Bewegungseinschränkung in bestimmten Gelenken. Die Ursachen sind vielfältig, wie z. B. *Verkürzung von Muskeln* oder *Schrumpfung der Gelenkkapsel*, wie sie z. B. nach einer längeren Phase der Inaktivität einer Extremität oder Ruhigstellung eines Gelenks im Gips auftritt. Besonders häufig und bekannt ist die *Dupuytren-Kontraktur*, die oft an den kleinen Gelenken der Hände auftritt und durch eine Schrumpfung von Sehnen und Faszien bedingt ist.

Wenn das EMG eines nicht arbeitenden Muskels in der täglichen Umgebung gemessen wird, ist meist eine geringe α-Motoneuron-Aktivität vorhanden. Diese Aktivität tritt meist unbewusst und unwillkürlich in Form von Mitbewegungen nicht aktivierter Muskeln auf. ▶ Abb. 3.17 zeigt das EMG des M. biceps brachii bei zunehmender Kontraktionskraft (von oben nach unten). Die oberste Registrierung ist bei minimaler bewusster Aktivierung gemessen worden. Es sind nur ganz vereinzelt Muskel-APs zu sehen, die wahrscheinlich von einer einzigen motorischen Einheit stammen. So ungefähr muss man sich das Ruhe-EMG eines nicht ganz entspannten Muskels vorstellen. Bei maximaler Aktivierung des Muskels (unterste Registrierung) sind alle motorischen Einheiten im Einzugsbereich der EMG-Elektroden aktiv.

Merke

Die immer noch geäußerte Ansicht, dass der Ruhetonus eines Muskels durch eine geringe Aktivität in wenigen motorischen Einheiten bedingt ist, muss als überholt gelten. Der eigentliche Ruhetonus eines Muskels ist der viskoelastische Tonus, der allein durch die physikochemischen Eigenschaften des Muskelgewebes bestimmt wird. Da ein völlig entspannter Muskel keinerlei elektrische Aktivität im EMG aufweist, sind am Ruhetonus auch keine Entladungen der α-Motoneurone beteiligt. Im täglichen Leben wird der viskoelastische Tonus durch eine unbemerkte und oft auch ungewollte elektrische Aktivität der α-Motoneurone überlagert.

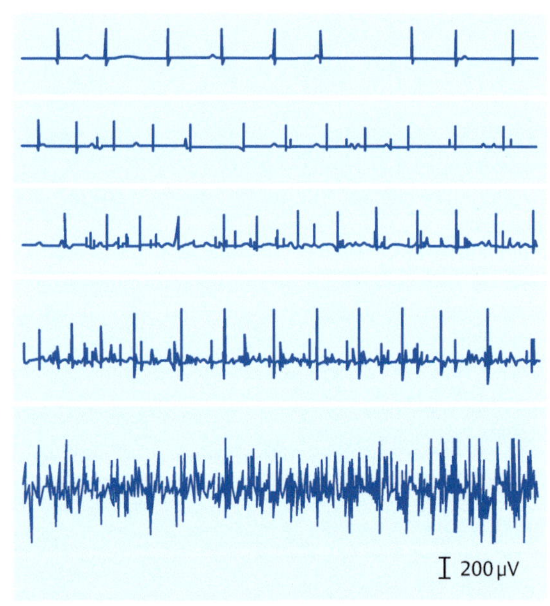

Abb. 3.17 EMG des M. biceps brachii bei von oben nach unten zunehmender Kontraktionskraft. Die oberste Registrierung zeigt das EMG einer minimalen Kontraktion, die unterste das EMG einer maximalen Kontraktion. An der unterschiedlichen Amplitude der EMG- Ausschläge ist zu erkennen, dass bei zunehmender Kontraktionskraft immer mehr motorische Einheiten aktiviert werden.

3.5 Dehnungsverhalten des Muskels

Muskeldehnung ist eines der wichtigsten Verfahren der Physiotherapie, daher wird sie in diesem Abschnitt etwas ausführlicher abgehandelt.

Jeder Muskel hat zwei grundlegende Bestandteile, nämlich die *kontraktilen Elemente* (Sarkomere) und *bindegewebige Hilfsstrukturen* wie Faszien, Sehnen und Aponeurosen (flächige Sehnen). Beide Anteile werden zunächst getrennt besprochen.

3.5.1 Dehnung der Sarkomere

Sarkomere bestehen hauptsächlich aus den *Aktin- und Myosin-Filamenten* sowie dem Eiweißmolekül *Titin*. Bei einer physiologischen oder therapeutischen Dehnung gleiten die Filamente praktisch widerstandslos auseinander – wenn das Sarkomer nicht kontrahiert ist –, bis das spiralförmige Titin-Molekül angespannt wird (▶ Abb. 3.18a). Nach der Dehnung stellt das elastische Titin-Molekül die alte Lage der Aktin- und Myosin-Filamente wieder her.

Wenn das Sarkomer ausgehend von der kürzesten Länge immer stärker passiv gedehnt wird, ergibt sich die *Ruhedehnungskurve* (blau in ▶ Abb. 3.19). Bitte beachten Sie, dass die Ruhedehnungskurve zunächst entlang der x-Achse verläuft, d. h. die Länge des Sarkomers nimmt zu, ohne dass sich eine Spannung aufbaut. Erst ab der Länge b nimmt die Spannung zu und steigt dann immer steiler an. Die rote Kurve markiert die *aktive Kraftentwicklung* (isometrische Maxima) durch das Sarkomer bei den verschiedenen Ausgangslängen. Die maximale Kraft entwickelt das Sarkomer bei der Ruhelänge l_0, die etwa 2,5 µm beträgt. Bei dieser Länge haben die kontraktilen Filamente einen optimalen Überlappungsgrad. Wird das Sarkomer stärker als ca. 10 % der Ruhelänge gedehnt, fällt die Kontraktionskraft immer stärker ab, bis sie bei maximaler Dehnung den Wert 0 erreicht. An diesem Punkt überlappen die Aktin- und Myosin-Filamente nicht mehr und können daher auch keine Kraft entwickeln.

3.5.2 Dehnung der bindegewebigen Hilfsstrukturen

Genaue Daten im Sinne einer Ruhedehnungskurve liegen für die Achillessehne vor (▶ Abb. 3.20). Nach der anatomisch-histologischen Nomenklatur gehören die Sehnen zum *parallelfaserigen* straffen kollagenen Bindegewebe (Faszien sind *geflechtartige* straffe kollagene Bindegewebe). „Kollagen" bedeutet, dass der Hauptbestandteil dieser Bindegewebe das Eiweißmolekül Kollagen ist, das von Bindegewebszellen gebildet wird. In Sehnen sind die Kollagenfasern im entspannten Zustand nicht genau parallel angeordnet, sondern haben einen leicht gewellten Verlauf.

Wenn eine Sehne gedehnt wird, nimmt zunächst die Länge zu, ohne dass die Spannung ansteigt. In dieser sog.

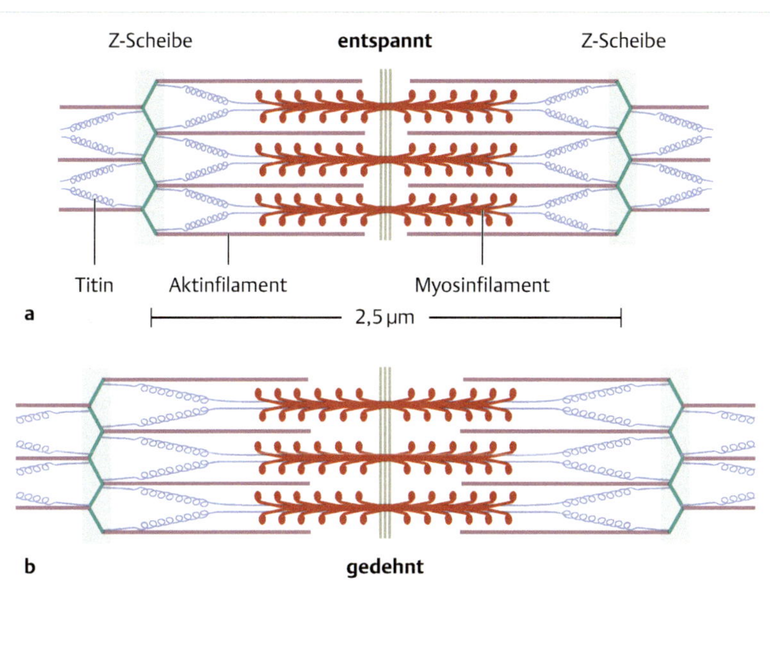

Abb. 3.18 Dehnung eines Sarkomers.
a Im entspannten Zustand überlappen die Myosin- und Aktin-Filamente deutlich, das Titin-Molekül – hier vereinfacht als Spiralfeder dargestellt – fixiert die Myosin-Filamente nur locker an den Z-Scheiben. (Schünke M, Schulte E, Schumacher U. Prometheus. LernAtlas der Anatomie. Allgemeine Anatomie und Bewegungssystem. Illustrationen von M. Voll und K. Wesker. 5. Aufl. Stuttgart: Thieme; 2018)
b Wird das Sarkomer gedehnt, wird die Überlappung der Filamente geringer (die Kontraktionskraft sinkt, s. ▶ Abb. 3.8 und ▶ Abb. 3.19). Die Titin-Moleküle sind deutlich gedehnt und bilden so den hauptsächlichen Widerstand des Sarkomers gegen die Dehnung. (Schünke M, Schulte E, Schumacher U. Prometheus. LernAtlas der Anatomie. Allgemeine Anatomie und Bewegungssystem. Illustrationen von M. Voll und K. Wesker. 5. Aufl. Stuttgart: Thieme; 2018)

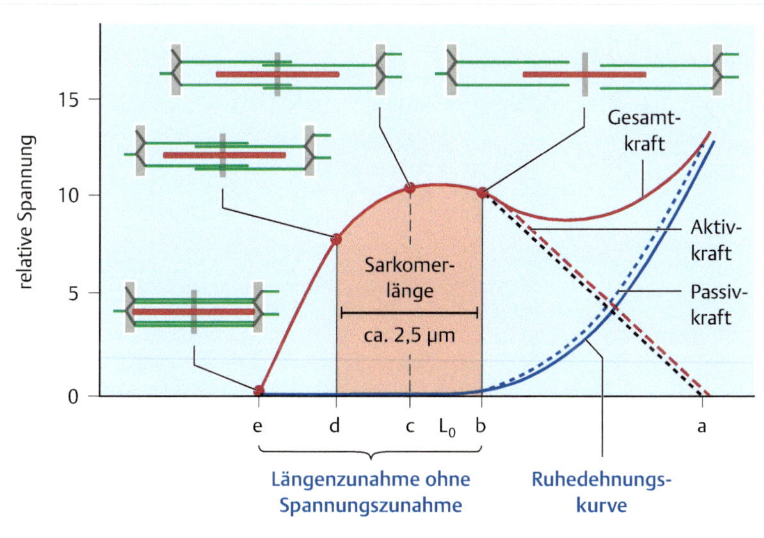

Abb. 3.19 Dehnungskurve eines Sarkomers und Kraftentwicklung. Die Dehnungskurve (blau) beginnt im völlig verkürzten Zustand, in dem die Myosin- und Aktin-Filamente vollständig überlappen und daher keine Kraft entwickeln. Die Dehnungskurve verläuft zunächst auf der x-Achse, ohne dass die Spannung zunimmt. Daraus kann man ableiten, dass die Myosin- und Aktin-Filamente bei beginnender Dehnung ohne Widerstand auseinandergleiten. Erst am Punkt b steigt die Dehnungskurve deutlich an; an diesem Punkt überlappen sich die kontraktilen Filamente nicht mehr optimal, und die Kontraktionskraft beginnt abzunehmen. Der bei weiterer Dehnung folgende Spannungsanstieg der Ruhedehnungskurve ist hauptsächlich durch die Anspannung des Titins bedingt.

Zehen-Region richten sich die etwas gewellten Kollagenfasern unter dem Zug parallel aus (▶ Abb. 3.20). Bei weiterer Dehnung steigt die Spannung der Sehne *steil und linear* an. Dieser Bereich der Kurve wird als *ideal elastisch* bezeichnet, weil der Anstieg einer Geraden folgt. Auch bei der Entlastung folgt die Spannung wieder derselben geraden Linie. Die Sehne verhält sich wie eine Spiralfeder. Allerdings ist die Sehne nur wenig dehnbar, schon nach etwa 10 %iger Dehnung fangen die ersten Kollagenfasern an zu reißen, die Sehne gibt aus diesem Grund nach. An diesem Punkt geht die Gerade in eine immer flacher verlaufende Kurve über, die den plastischen Bereich markiert. Die hier stattfindende Längenzunahme ist irreversibel, es reißen immer mehr Kollagenfasern, bis die Sehne insgesamt reißt.

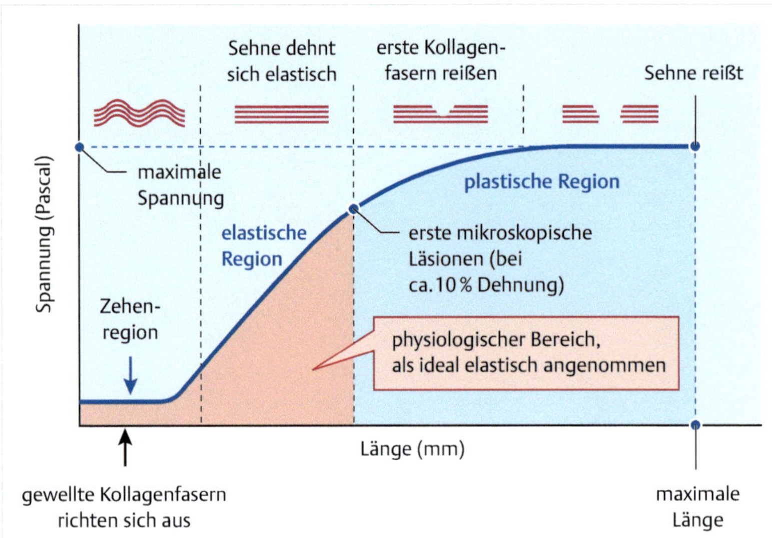

Abb. 3.20 Dehnungskurve einer Achillessehne. Auf der y-Achse ist die mechanische Spannung in Pascal angegeben, auf der x-Achse die Längenzunahme in mm. Bei beginnender Dehnung nimmt die Länge zunächst zu, ohne dass die Spannung ansteigt. Diese sog. Zehenregion der Kurve ist dadurch bedingt, dass sich die normalerweise etwas gewellten Kollagenfasern parallel ausrichten. Daran schließt sich der ideal elastische Bereich der „Kurve" an, die bei der Sehne eine Gerade darstellt. Ideal elastisch bedeutet, dass die Dehnungswerte auf einer Geraden liegen und sich die Werte bei Entlastung auf derselben Geraden befinden. Dies sind grundlegende Unterschiede zu der Dehnungskurve des Gesamtmuskels in ▶ Abb. 3.22.

Merke

Schon das Reißen von einzelnen Kollagenfasern sollte bei therapeutischer Dehnung vermieden werden, denn diese *Mikrorisse* heilen zwar bei Vermeidung von weiteren Belastungen, aber im Heilungsprozess kommt es oft zu Verklebungen der Kollagenfasern untereinander und der Gesamtsehne mit dem umgebenden Bindegewebe. Die *Verklebungen* behindern das Gleiten der Kollagenfasern gegeneinander und können schmerzhaft sein, wenn sich Nozizeptoren innerhalb des verklebten Gewebes befinden.

Zusatzinfo

Die hohe ideal-elastische Dehnbarkeit der Achillessehne kombiniert mit einer hohen Steifigkeit (die sich in einer steilen Dehnungs-„Kurve" äußert) wird von *Kängurus* sehr effektiv zur hüpfenden Fortbewegung benutzt: Beim Hüpfen führen die Unterschenkel-Streckermuskeln eine fast reine *isometrische Kontraktion* aus. Dadurch wird die Achillessehne gespannt, die bei der nächsten Landung die Bewegungsenergie des Körpergewichts speichert. Beim Vorwärtshüpfen wird die gespeicherte Energie wieder abgegeben, wodurch sich das Tier nach vorn bewegt. Die Muskeln des Unterschenkels benötigen Energie nur noch zur Aufrechterhaltung der Spannung der Achillessehne. Die grundlegenden Mechanismen für diese Bewegungsform kommen auch beim Menschen vor (Fukunaga et al. 2002).

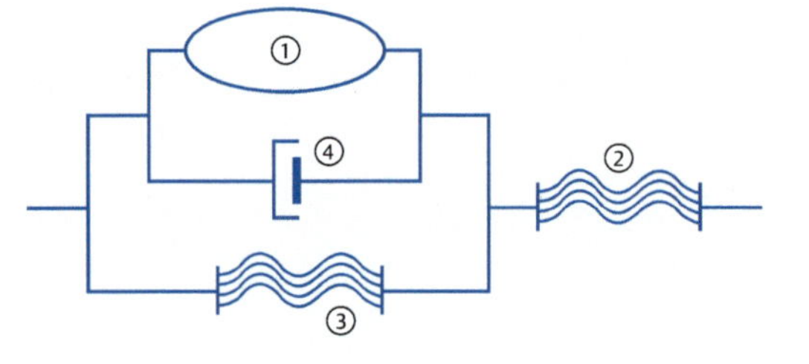

① = kontraktiles Element
② = serienelastisches Element
③ = parallelelastisches Element
④ = dämpfendes (visköses) Element

Abb. 3.21 Modifiziertes Muskelmodell nach Hill. Der Muskel besteht aus 1. kontraktilen, aktiven Elementen; 2. serienelastischen Elementen; 3. parallelelastischen Elementen und 4. viskösen Elementen, die jede Bewegung dämpfen. Die serienelastischen Elemente sind in Kontraktionsrichtung hinter den kontraktilen Elementen angeordnet, die parallelelastischen Elemente parallel zu ihnen. Bei einer physiologischen Dehnung geben die kontraktilen Elemente (Sarkomere) praktisch ohne Widerstand nach und das Titin trägt nur wenig zum Dehnungswiderstand bei. Bei langsamer Dehnung spielen die viskösen Elemente kaum eine Rolle, sie dämpfen die Dehnungsbewegung besonders bei schnellen Dehnungen. Der Hauptwiderstand bei einer Muskeldehnung kommt von den serien- und parallelelastischen Elementen. Die Muskeldehnung ist eigentlich eine Bindegewebsdehnung.

3.5.3 Dehnung des Gesamtmuskels

Nach dem mehrfach modifizierten Muskelmodell von Hill (Abb. 3.21) besteht der Muskel aus:

- kontraktilen, aktiven, Elementen (den Sarkomeren),
- serienelastischen Elementen (Faszien, Sehnen, Titin),
- parallelelastischen Elementen (Endomysium, Perimysium sowie bindegewebigen Verbindungen mit anderen Muskeln),
- viskösen Elementen, die jede Bewegung dämpfen.

Die serienelastischen Elemente sind in Kontraktionsrichtung hinter den Sarkomeren angeordnet, die parallelelastischen Elemente parallel zu den Sarkomeren.

Bei einer physiologischen Dehnung geben die Sarkomere praktisch ohne Widerstand nach, denn das Titin macht nur einen geringen Teil des Muskelgewebes aus und trägt auch im gespannten Zustand nur wenig zum Dehnungswiderstand bei. Bei langsamer Dehnung spielen die viskösen Elemente kaum eine Rolle, sie dämpfen die Dehnungsbewegung besonders bei schnellen Dehnungen.

Die Arbeitsweise der viskösen Elemente kann man mit einer Luftpumpe vergleichen: Hält man das Ventil der Pumpe zum großen Teil zu und versucht dann, den Kolben in die Pumpe zu drücken, gelingt dies nur bei langsamer Kolbenbewegung. Bei schneller Bewegung prallt der Kolben federnd zurück.

Der Hauptwiderstand bei einer Muskeldehnung kommt von den serien- und parallelelastischen Elementen.

Merke

Die Muskeldehnung ist eigentlich eine Bindegewebsdehnung.

Die Dehnungskurve des Gesamtmuskels unterscheidet sich wegen der viskösen Elemente grundlegend von der einer isoliert gedehnten Sehne, wie sie in ▶ Abb. 3.20 dargestellt ist. Der Muskel ist *viskoelastisch* und nicht *ideal elastisch* wie die Sehne. Die Dehnungskurve des Gesamtmuskels ist keine Gerade, sondern eine exponentiell ansteigende Kurve, die dem positiven Ast einer Parabel ähnelt (▶ Abb. 3.22).

Die Dehnungskurve des Gesamtmuskels hat im Vergleich zur Sehne einige abweichende Eigenschaften (Magnusson 1998; Diemer u. Sutor 2007):

- Sie wird bei zunehmender Dehnung immer steiler, d. h. für einen bestimmten Längenzuwachs müssen immer größere Kräfte aufgewendet werden.
- Die Kurve bei Entlastung ist gegenüber der Belastungskurve nach rechts verschoben, es besteht eine sog. *Hysterese*, die besonders bei starker statischer Dehnung ausgeprägt ist.
- Am Ende der Entlastung besteht *eine Restdehnung oder ein Dehnungsrückstand*. Dies bedeutet, dass der Muskel durch die Dehnung wegen seiner viskösen Eigenschaften länger geworden ist. Dieser Effekt tritt besonders bei statischer Dehnung auf und ist natürlich bei bestimmten Sportarten nicht gewünscht, weil der Muskel dadurch seine natürliche Vorspannung verliert.

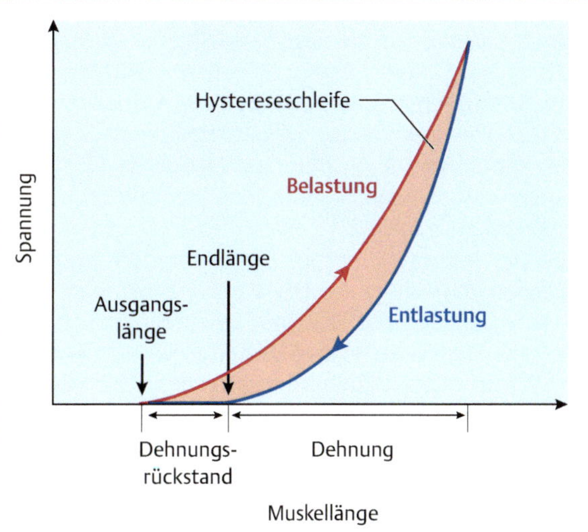

Abb. 3.22 Dehnungskurve eines Gesamtmuskels. Da sich der Muskel viskoelastisch und nicht ideal elastisch verhält, ist die Dehnungskurve keine Gerade, sondern steigt exponentiell an (der Anstieg wird immer steiler). Diese Dehnungscharakteristik ist Ausdruck der viskoelastischen Eigenschaften des Muskels. Bei Entlastung ist die Dehnungskurve nach rechts verschoben, es besteht eine Hysterese. Weiterhin zeigt der Muskel einen Dehnungsrückstand (Restdehnung) am Ende der Entlastung. Durch die Viskosität des Muskelgewebes ist der Muskel länger geworden. Die Restdehnung ist besonders bei statischer Dehnung ausgeprägt. (Diemer F. Praxis der medizinischen Trainingstherapie I. 3. Aufl. Stuttgart: Thieme; 2017)

Als Kritik der obigen Darstellung der Muskeldehnung wird angeführt, dass viele der Ergebnisse aus In-vitro-Experimenten oder aus Versuchen an Fröschen stammen, deren Übertragbarkeit auf den Menschen fraglich ist (Wiemann 1994). Da die Mehrzahl der neueren publizierten Daten aber die obige Sicht der Vorgänge bei Dehnung stützt, wurde sie beibehalten.

Auch das *Kriechen oder Creep* des Muskels bei längerer statischer Dehnung geht auf die viskoelastischen Eigenschaften des Muskelgewebes zurück.

Natürlich erhebt sich die Frage, welche *Art der Dehnung* die stärksten Effekte auf die verschiedenen Muskel- und Gelenkfunktionen sowie auf die beteiligten Strukturen (Muskel, Sehne, Faszie) hat. Konrad et al. (2017) haben verschiedene Dehnungsmethoden (statische, dynamische, ballistische) und propriozeptive neuromuskuläre Fazilitierung (PNF) experimentell am medialen M. gastrocnemius von Versuchspersonen untersucht. Alle Dehnungen wurden nur einmal angewendet. Es ergab sich, dass das Bewegungsausmaß bei Fuß-Dorsiflexion bei allen Dehnungsmethoden anstieg, wobei keine signifikanten Unterschiede zwischen den Methoden auftraten. Die Muskelsteifigkeit und die Steifigkeit von Muskel und Sehne zusammen nahmen nach allen Dehnungen ab. Die Autoren führen die durch Dehnung erreichten Effekte auf eine *vermehrte Compliance* (gesenkte Steifigkeit) des Muskelgewebes zurück.

Bei der Interpretation der Ergebnisse darf man nicht vergessen, dass die praktische Durchführung der Experimente (z. B. Dauer der Dehnung, Wiederholungen, Kurzzeit- und Langzeiteffekte, Messverfahren der Funktion der Muskel-Sehnen-Einheit) entscheidend für die festgestellten Effekte ist. Deshalb werden in der Literatur in ähnlichen Studien auch abweichende Ergebnisse beschrieben (z. B. Mizuno u. Umemura 2016).

Insgesamt sind sich die meisten Autoren aber darüber einig, dass die Dehnung das Bewegungsausmaß in Gelenken verbessert. Interessanterweise scheint auch eine *gesteigerte Toleranz* der Versuchspersonen gegenüber starken Dehnungen bei wiederholten Dehnungen für die Verbesserung des Bewegungsausmaßes eine Rolle zu spielen.

Merke

Die Muskeldehnung ist eigentlich eine Dehnung des Bindegewebes, besonders der parallelelastischen und serienelastischen Elemente. Bei einer isolierten Sehne wird das Dehnungsverhalten am besten durch eine Gerade beschrieben (ideal-elastisches Verhalten), bei einem Gesamtmuskel durch eine exponentiell ansteigende Kurve (viskoelastisches Verhalten). Nach starker Dehnung eines Muskels ergibt sich bei Entlastung eine nach rechts verschobene Kurve (Hysterese) mit einem Dehnungsrückstand (Restdehnung). Die Art der Dehnung (statisch oder dynamisch) scheint für die Effekte auf die Muskel-Sehnen-Einheit keine große Rolle zu spielen.

3.6 Literatur

Behrends J, Bischofberger J, Deutzmann R et al. Duale Reihe Physiologie. 3. Aufl. Stuttgart: Thieme; 2017: 70–73

Birbaumer N, Schmidt RF. Biologische Psychologie. 6. Aufl. Heidelberg: Springer; 2006: 275ff.

Davidoff RA. Skeletal muscle tone and the misunderstood stretch reflex. Neurology 1992; 42: 951–963

Diemer F, Sutor V. Praxis der medizinischen Trainingstherapie. Stuttgart: Thieme; 2007

Fukunaga T, Kawakami Y, Kubo K et al. Muscle and tendon interaction during human movements. Exerc Sport Sci Rev 2002; 30: 106–110

Huxley H, Hanson J. Changes in the Cross-Striations of Muscle during Contraction and Stretch and their Structural Interpretation. Nature 1954; 173: 973–976

Kellermayer MS, Grama L. Stretching and visualizing titin molecules: combining structure, dynamics and mechanics. J Muscle Res Cell Motil 2002; 23: 499–511

Konrad A, Stafilidis S, Tilp M. Effects of acute static, ballistic, and PNF stretching exercise on the muscle and tendon tissue properties. Scand J Med Sci Sports 2017; 27: 1070–1080

Lakie M, Walsh EG, Wright GW. Control and postural thixotropy of the forearm muscles: changes caused by cold. J Neurol Neurosurg Psychiatry 1986; 49: 69–76

Le Pera D, Graven-Nielsen T, Valeriani M et al. Inhibition of motor system excitability at cortical and spinal level by tonic muscle pain. Clin Neurophysiol 2001; 112: 1633–1641

Lund JP, Donga R, Widmer CG et al. The pain-adaptation model: a discussion of the relationship between chronic musculoskeletal pain and motor activity. Can J Physiol Pharmacol 1991; 69: 683–694

Letchuman R, Deusinger RH. Comparison of sacrospinalis myoelectric activity and pain levels in patients undergoing static and intermittent lumbar traction. Spine 1993; 18: 1361–1365

Magnusson SP. Passive properties of human skeletal muscle during stretch maneuvers. A review. Scand J Med Sci Sports 1998; 8: 65–77

Masi AT, Hannon JC. Human resting muscle tone (HRMT): narrative introduction and modern concepts. J Bodyw Mov Ther 2008; 12: 320–332

Mense S. Muskeltonus und Muskelschmerz. Manuelle Med 2005; 43: 156–161

Mense S, Gerwin RD. Muscle Pain: Understanding the Mechanisms. Heidelberg: Springer; 2010

Mense S, Simons DG, Russell IJ. Muscle Pain: Understanding Its Nature, Diagnosis and Treatment. Philadelphia: Lippincott Williams & Wilkins; 2001

Mizuno T, Umemura Y. Dynamic Stretching does not Change the Stiffness of the Muscle-Tendon Unit. Int J Sports Med 2016; 37: 1044–1050

Völler GW, Deze J. Basis, clinical picture and therapy of diseases of the extrapyramidal-motoric system (EPMS). Z Allgemeinmed 1975; 51: 353–373

Walsh EG. Muscles, Masses and Motion: The Physiology of Normality, Hypotonicity, Spasticity and Rigidity. Cambridge University Press; 1993

Wiemann K. Beeinflussung muskulärer Parameter durch unterschiedliche Dehnverfahren. In: Hoster M, Nepper HU Hrsg. Dehnen und Mobilisieren. Waldenburg: Sport Consult 1994: 40–71

Kapitel 4

Faszien

4

4 Faszien

4.1 Aufbau der Faszien und Funktionen

In der internationalen Literatur gibt es seit vielen Jahren keine Einigkeit darüber, welche Struktur Faszie genannt werden solle. So finden sich auch Arbeiten, die dafür plädieren, alle Formen von Bindegewebe Faszien zu nennen. Danach wären auch die Hirnhäute und das Innere der Nabelschnur (gallertiges Bindegewebe) Faszien. Wegen der großen Unterschiede im Bau, Vorkommen und in der Funktion der Bindegewebe (▶ Abb. 4.1) ist der Verfasser zusammen mit anderen Autoren der Meinung, dass nur die äußerste Hülle um die Muskeln – die außen auf dem Epimysium liegt – Faszie genannt werden sollte (Benninghoff u. Drenckhahn 2003; Stecco et al. 2011). Diese Benennung ist in der Anatomie seit langem etabliert und es bestehen nur wenige Verwechslungsmöglichkeiten. Wenn man alle Bindegewebe als Faszien bezeichnet, muss man immer ergänzen, welche Art von Faszie gemeint ist und wo sie liegt.

Faszien gehören in der Anatomie zu den straffen geflechtartigen *kollagenen Bindegeweben*. Die Bindegewebe kommen in verschiedenen Formen und Funktionen vor, wie die Übersicht in ▶ Abb. 4.1 zeigt. Bindegewebe durchsetzen den gesamten Körper, bilden Hüllen um innere Organe und sind allgemein für die *Formkonstanz* der Organe verantwortlich. Wenn es sich um Faszien im engeren Sinne handelt, hüllen sie die verschiedenen Bestandteile des Muskelgewebes ein und stellen auch Verbindungen zu benachbarten Muskeln her. Die Faszien bilden ein relativ steifes „Korsett" um die Muskeln. Diese Eigenschaft wird auch mit dem Begriff *Ektoskelett* beschrieben. Zu den Aufgaben des Ektoskeletts gehört auch – besonders in der unteren Extremität – die Förderung des venösen Rückstroms zum Herzen.

Faszien enthalten Kollagenfasern (Eiweißketten) und Bindegewebszellen (*Fibrozyten*), die Vorstufen der kollagenen Fasern produzieren und an die Umgebung abgeben. Nach der Freisetzung aus dem Fibrozyten bilden sich aus den Vorstufen Kollagenfibrillen, die sich später zu Kollagenfasern zusammenlagern. Kollagenfasern sind typischerweise nur *wenig dehnbar*.

Man unterscheidet meist 4 Typen von kollagenen Fasern, die sich in ihrem molekularen Aufbau und Vorkommen unterscheiden. Die Faszien enthalten zum großen Teil die Kollagenfasern vom Typ I. Dieser Fasertyp kommt auch in Sehnen vor, in denen die Fasern – besonders unter Zugbelastung – weitgehend parallel zueinander in Längsrichtung verlaufen. Kollagen des Typs I ist das häufigste Eiweiß des menschlichen Körpers.

Der Faseranteil der kollagenen Bindegewebe ist für die Zugfestigkeit der Faszien und anderer kollagener Bindegewebe entscheidend.

Merke

Die Fibrozyten werden *Fibroblasten* genannt, wenn sie aktiv kollagene Fasern synthetisieren.

Für die Produktion normal aufgebauter kollagener Fasern benötigen die Fibroblasten *Vitamin C*. Wenn dieses Vitamin in der Nahrung fehlt, kommt es zu *Skorbut*. Diese Krankheit trat in der frühen Seefahrt vermehrt auf, weil für längere Reisen keine haltbaren Vitamin-C-haltigen Lebensmittel (z. B. Obst, Gemüse) mitgenommen werden konnten. Eines der ersten Symptome von Skorbut war Zahnfleischbluten und Zahnausfall, weil auch der Zahnhalteapparat aus kollagenen Fasern besteht.

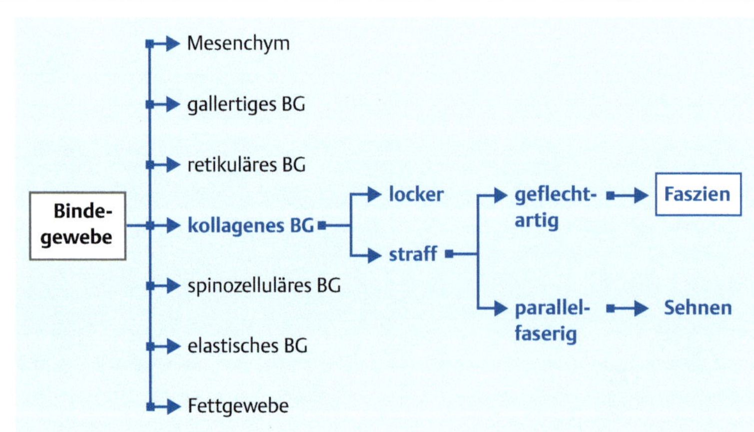

Abb. 4.1 Anatomisch-histologische Nomenklatur aller Bindegewebe des Menschen. Die Faszien gehören zu den straffen geflechtartigen kollagenen Bindegeweben, die Sehnen zu den straffen parallelfaserigen kollagenen Bindegeweben (BG = Bindegewebe).

Die kollagenen Fasern von Faszien verlaufen meist in Form eines *mehrschichtigen Netzwerks* schräg zur Längsrichtung der Muskelfasern. Diese Anordnung gilt für das Perimysium und Endomysium, die deswegen auch während Muskelkontraktionen nicht völlig locker werden. Die Fasern der äußeren muskulären Faszie bilden dagegen ein Geflecht. Die Anordnung der kollagenen Fasern bewirkt eine gewisse Elastizität der Faszien, ohne dass zahlreiche elastische Fasern benötigt werden. Tatsächlich enthalten die meisten Faszien nur wenige elastische Fasern.

Ein weiteres Syntheseprodukt der Fibroblasten ist die *Zwischenzellsubstanz* (Grundsubstanz). Sie liegt zwischen den Kollagenfasern und besteht aus einer viskösen Flüssigkeit, die viel *Hyaluronsäure* enthält. Das Hyaluronsäuremolekül kann sehr viel Wasser speichern. Dadurch wird die Zwischenzellsubstanz zu einem wichtigen *Wasserspeicher*. Enthält die Zwischenzellsubstanz zu wenig Wasser, rücken die Kollagenfasern zusammen und bilden vermehrt Querverbindungen aus. Die Querverbindungen schränken die Gleitfähigkeit der Schichten der Faszie ein. Darüber hinaus ist die Zwischenzellsubstanz für die *Druckfestigkeit* der Bindegewebe verantwortlich, d. h. sie dämpft Druckbelastungen.

Bei der Besprechung der Faszie wird in diesem Kapitel oft das *subkutane Gewebe* miterwähnt. Es ist funktionell eng mit der eigentlichen Faszie verbunden, da die Blutversorgung der Faszie zum großen Teil über die Subkutis erfolgt (die Faszie selbst enthält zwischen ihren Schichten keine Blutgefäße, nur im Perimysium zwischen größeren Muskelfaszikeln verlaufen Gefäße und Nerven). Auch die Innervation ist an der Grenze zwischen Faszie und subkutanem Gewebe sehr dicht und überschreitet oft diese Grenze.

Die Faszien und andere Bindegewebe haben vier Hauptfunktionen, nämlich

- Organ-Formkonstanz,
- Zugfestigkeit,
- Druckdämpfung,
- Wasserspeicherung.

Diese Funktionen sind auf die verschiedenen Organe unterschiedlich verteilt, so steht bei Sehnen die Zugfestigkeit im Vordergrund, bei Muskelfaszien die Formkonstanz.

Eine weitere Eigenschaft der Faszien ist die *Fähigkeit, sich aktiv zu kontrahieren* (Schleip et al. 2005). Die Grundlage dieser Kontraktilität sind *Myofibroblasten*, d. h. Zellen im Fasziengewebe, die den Muskelzellen der glatten Muskulatur ähneln. Die Bedeutung dieser Beobachtung für die Funktion der Faszien und des Gesamtmuskels ist noch nicht abschließend geklärt. Die Kontraktionen von isoliertem Fasziengewebe dauern im Laborexperiment viele Minuten, sodass sie bei der normalen Muskelarbeit wahrscheinlich keine Rolle spielen. Eventuell könnten die Faszienkontraktionen eine Art *Faszientonus* erzeugen, der bei der Bestimmung des Ruhe-Muskeltonus mitgemessen würde. Spasmenähnliche Kontraktionen der Faszie werden auch als Ursache für Rückenschmerzen diskutiert, aber ein direkter Beweis für diese Annahme fehlt bisher.

Die *Dupuytren-Krankheit* ist eine genetisch bedingte Vermehrung von Myofibroblasten in den Faszien der Hand. Die Myofibroblasten sind nicht nur vermehrt, sondern zeigen auch Zeichen einer falschen Differenzierung, was zur Synthese von überschießendem Kollagen vom Typ III statt des normalerweise überwiegenden Kollagens Typ I führt. Die Sehnen der Finger, die Palmaraponeurose und die darüber liegende Haut bilden Knoten und verkürzen sich. Dadurch werden die Fingergelenke in eine Beugestellung gezogen. Eine Streckung ist dann nicht mehr möglich, es liegt eine *Beugekontraktur* vor.

Die Tatsache, dass sich Bindegewebe kontrahieren können, ist schon lange aus anderen Gebieten bekannt. Hier einige Beispiele:

- *Wundränder* in der Haut klaffen normalerweise auseinander. Damit der Gewebsdefekt während des Heilungsprozesses überbrückt werden kann, ziehen sich die Wundränder langsam zusammen. Der Mechanismus besteht darin, dass sich in der Wunde sog. *Granulationsgewebe* bildet. Es besteht aus aussprossenden Gefäßen, Fresszellen (Makrophagen) und Fibroblasten. Die Fibroblasten bilden Kollagenfasern bzw. deren Vorstufen, die sich zusammenziehen und so die Wundränder langsam einander nähern.
- *Gelenkkapseln* neigen zur Schrumpfung, wenn die Gelenke längere Zeit nicht bewegt werden. Das typische Beispiel ist die *Gelenksteife*, die nach dem Tragen eines geschlossenen Gipsverbands für die normale Dauer von ca. 4 Wochen auftreten kann. Diese Form von Gelenksteife ist z. B. bei Armbrüchen für das Ellenbogengelenk eine Gefahr, wenn das Gelenk mit eingegipst wird.
- Großflächige *Verbrennungen* führen oft zur Narbenbildung in der Haut und den darunter liegenden Geweben. Die Narben schrumpfen typischerweise und können so ebenfalls zu einer Gelenksteife führen.

Eine weitere Krankheit, bei der defektes Kollagen gebildet wird, ist das *Ehlers-Danlos-Syndrom* (EDS). Die Krankheit kommt in vielen verschiedenen Formen vor. Bei einigen wird eine genetische Ursache angenommen, die zur Synthese von verändertem Kollagen führt. Die klinischen Hauptsymptome sind Überstreckbarkeit der Gelenke, eine unnatürlich dehnbare Haut und das Auftreten von Blutergüssen in der Haut, weil auch die Basalmembran der Blutgefäße geschädigt ist.

Von praktischer Bedeutung für Manualmediziner und Physiotherapeuten ist die Tatsache, dass fast alle EDS-Patienten auch über *muskuloskelettale Schmerzen* klagen. Muskelschmerzen können also auch auf exotische Ursachen wie das EDS zurückgehen. Allerdings ist die Krankheit sehr selten mit einem Fall pro 10 000–20 000 Einwohner.

Merke

Im vorliegenden Buch wird als *Muskelfaszie* nur die Schicht bezeichnet, die außen auf dem Epimysium liegt. Nach der anatomischen Nomenklatur besteht die Faszie aus straffem, geflechtartigem, kollagenem Bindegewebe. Einige Autoren bezeichnen allerdings sämtliche Bindegewebsarten des Körpers als Faszie. Dies hat aber den Nachteil, dass man dann für die Muskelfaszie ergänzende Bezeichnungen einführen muss, um sie eindeutig zu kennzeichnen.

Die Haupteigenschaften und -funktionen der Faszie sind:

- Aufrechterhaltung der Organ-Formkonstanz
- Zugfestigkeit
- Druckdämpfung
- Wasserspeicherung

Die Kontraktionsfähigkeit der Faszie ist wahrscheinlich für die normale Muskelarbeit nicht von Bedeutung, kann aber mittelfristig die Spannung des Fasziensystems verändern. Darüber hinaus ist bekannt, dass viele Bindegewebsformen sich nach einer Verletzung oder bei längerer Ruhigstellung kontrahieren.

4.1.1 Übertragung der Kontraktionskraft eines Muskels durch Faszien

Nach *Hills Muskelmodell* (▸ Abb. 3.21) wird die Kraft der kontraktilen Elemente eines Muskels über die parallelelastischen Elemente auf die Sehne und dann auf den Knochen übertragen. In Hills Muskelmodell fehlt aber die Erwähnung, dass das *Endomysium* als Teil des Muskel-Bindegewebes nicht nur einzelne Muskelfasern umgibt, sondern auch *Querverbindungen* mit benachbarten Muskelfasern besitzt (▸ Abb. 4.2; Huijing 1999). Weiterhin bestehen Verbindungen vom Endomysium zum Perimysium. Auf diese Weise erfolgt die Kraftübertragung bei Muskelkontraktionen über eine Kette vom Endomysium über das Perimysium zur Sehne. Hinzu kommt, dass viele Muskelfasern kürzer sind als der Gesamtmuskel und an *tiefen Faszien zwischen Muskelgruppen* ansetzen. Dies ist z. B. in Extremitätenmuskeln der Fall (Stecco et al. 2007b). Bei Dehnung eines Muskels verteilt sich die für die Dehnung eingesetzte Kraft auf umgekehrtem Weg über das Endomysium und Perimysium über den gesamten Muskel.

Ein wichtiger Teil der Kraftübertragung vom Endomysium über Perimysium und Faszie bis zur Sehne sind auch visköse *Scherkräfte*, die sich zwischen den Membranen von benachbarten Schichten (z. B. Zellmembran, Endomysium, Grundsubstanz) bei Muskelkontraktionen entwickeln. Für diesen Aspekt spielen *Adhäsionen* zwischen den Faszienschichten oder der Faszie und benachbarten Geweben eine wichtige Rolle (s. u. Kap. 5.2).

Mechanischen Ketten für die Kraftübertragung sind auch makroskopisch nachweisbar: Ganze Muskeln oder *Muskelgruppen* sind über querverlaufende Faszienteile miteinander verbunden. Die Querverbindungen sorgen dafür, dass sich einzelne Muskeln innerhalb einer Gruppe nicht isoliert kontrahieren. Benachbarte Muskeln bewegen sich immer mit. Dies gilt besonders für synergistisch arbeitende Muskeln.

Größere Faszien, wie z. B. die Fascia thoracolumbalis, bestehen aus mehreren Schichten, wobei sich die kollagenen Fasern oft *scherengitterartig* überkreuzen (▸ Abb. 4.3; Vleeming u. Stoeckart 2007). Bei Bewegungen kann das gesamte Fasziensystem durch Verschiebung der Schichten gegeneinander nachgeben, ohne dass die mechanische Festigkeit des Muskel-Faszienverbundes leidet. Dabei ändert sich der Winkel, unter dem sich die Fasern kreuzen. So wird bei Rumpfbeugung der Winkel zwischen dem kollagenen Scherengitter der Fascia thoracolumbalis kleiner, bei Aufrichtung wieder größer. Die Faszie gewinnt so eine gewisse „Elastizität ohne elastische Fasern", denn die meisten Faszien enthalten nur wenige elastische Fasern und die kollagenen Fasern sind steif und wenig dehnbar.

Wenn man die Faseranteile in der Fascia thoracolumbalis mit speziellen Färbemethoden bei der Ratte untersucht, kann man die unterschiedliche Ausrichtung der 3 Hauptschichten gut erkennen. In der ▸ Abb. 4.4 ist eine

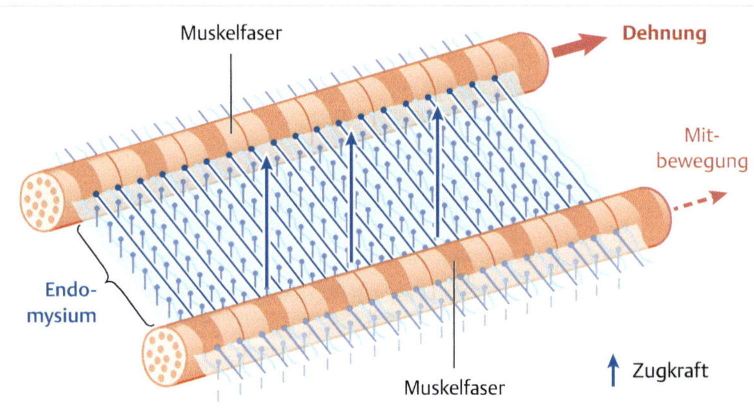

Abb. 4.2 Schematische Darstellung der Querverbindungen zwischen Muskelfasern und Endomysium. Jede Muskelfaser ist mit dem Endomysium mechanisch verbunden und zwischen dem Endomysium einer Muskelfaser und der benachbarten Muskelfaser sind wieder Querverbindungen vorhanden. Diese Anordnung führt dazu, dass es keine isolierte Dehnung einzelner Muskelfasern oder von Muskelfaserbündeln (Faszikeln) gibt. Sogar ganze Muskeln sind über Faszienausläufer miteinander verbunden. Auch bei einer Kontraktion bewegen sich benachbarte Muskelfasern oder Muskeln mit.

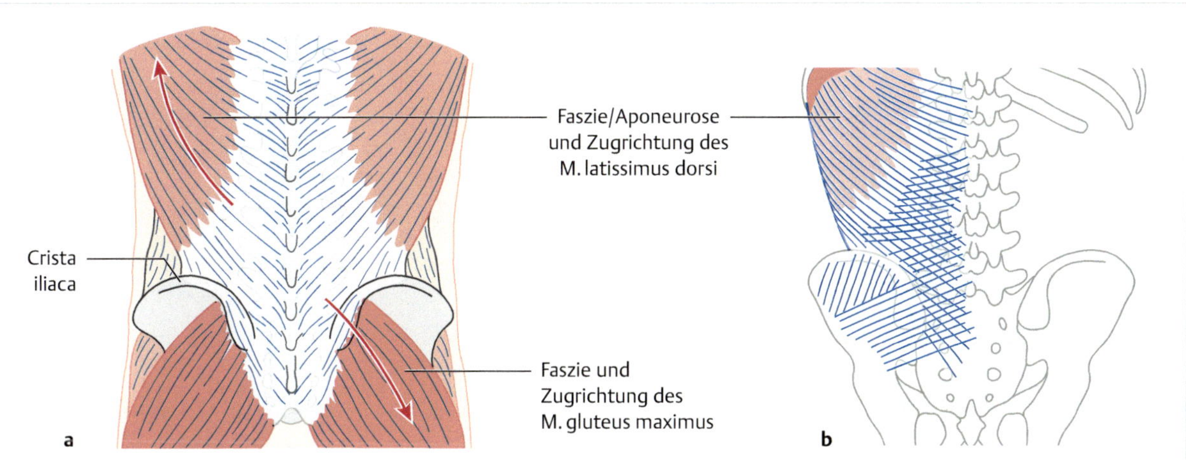

Abb. 4.3 Anordnung der kollagenen Fasern der Fascia thoracolumbalis (FTL).

a Die Faszie bildet nicht nur eine Hülle um den M. erector spinae, sondern ist auch Aponeurose für den M. latissimus dorsi und die flachen Bauchmuskeln.

b Einige Faserbündel der FTL überschreiten die Crista iliaca nach kaudal und setzen sich in die Faszie des M. glutaeus maximus fort. Dadurch bildet sich eine myofasziale Kette vom linken Oberarm (Ansatz des M. latiss. dorsi) zum rechten Oberschenkel (Ansatz des M. glutaeus max.).

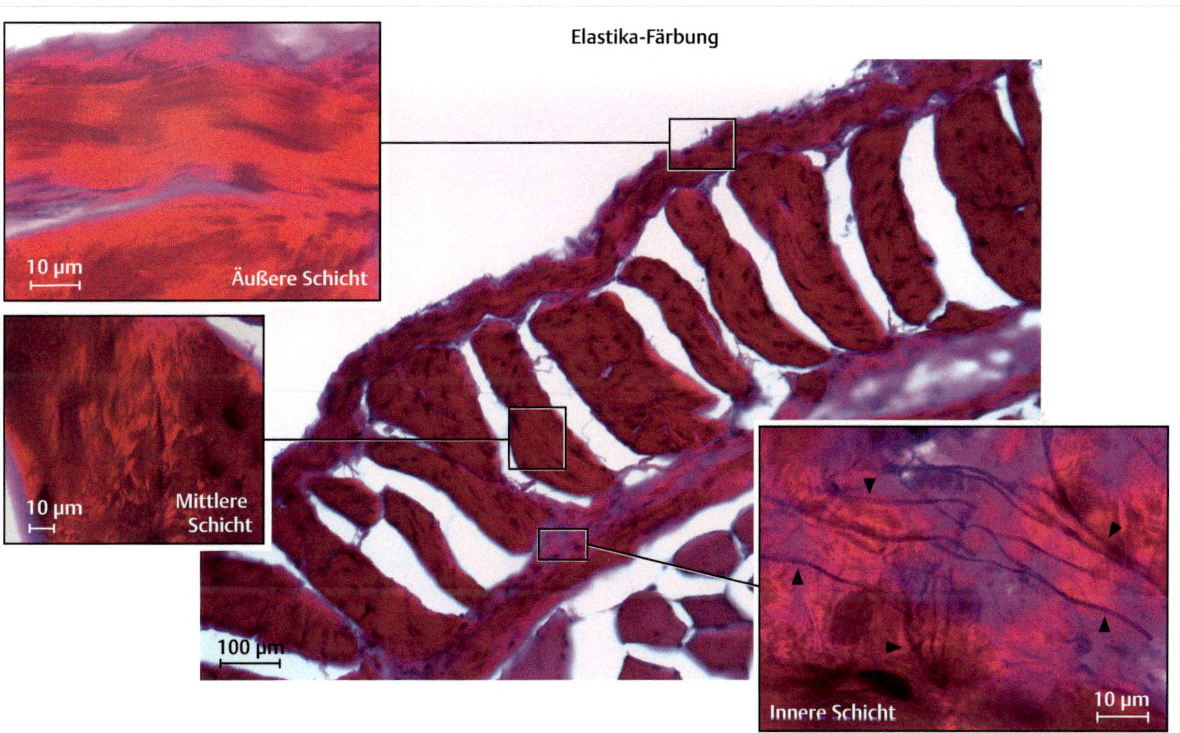

Abb. 4.4 Schichten der kaudalen Fascia thoracolumbalis bei der Ratte. Histologischer Querschnitt (quer zur Körperlängsachse) mit Elastika-Färbung nach van Gieson. Der Schnitt wurde mit dieser Färbung behandelt, um elastische Fasern sichtbar zu machen. Bei dieser Färbung erscheinen kollagene Fasern rot und elastische Fasern grau-schwarz. Unter der Faszie erkennt man im großen Übersichtsbild in der Mitte noch einige quergeschnittene Muskelfasern des M. multifidus. Die äußere Schicht (links oben) besteht aus einer dünnen Schicht von parallel angeordneten kollagenen Fasern, die etwa quer zur Körperlängsachse verlaufen und daher längsgeschnitten sind. Die mittlere Schicht (links Mitte) ist am dicksten und wird von vielen massiven kollagenen Faserbündeln gebildet, die hier schräg geschnitten sind. Es handelt sich wahrscheinlich um die Faserbündel, die in ▶ Abb. 4.3 als Aponeurose des M. latiss. dorsi bezeichnet sind. Die innere Schicht (rechts unten) war die einzige Schicht, die einige wenige elastische Fasern enthielt (markiert durch schwarze Pfeilspitzen). Diese Fasern laufen als dünne Linien schräg durch den Schnitt. Alle anderen Schichten enthielten nur kollagene Fasern. Die innere Schicht bestand aus lockerem kollagenen Bindegewebe und grenzt direkt an den darunter liegenden M. multifidus. Diese Schicht fungiert wahrscheinlich als Verschiebeschicht zwischen der Faszie und der Muskulatur, denn bei allen Kontraktionen der dorsalen Rumpfmuskulatur kommt es zu Relativbewegungen zwischen FTL und Muskeln.

Elastika-Färbung eingesetzt worden, um elastische Fasern zu erkennen. Bei dieser Färbung werden die kollagenen Fasern rot und die elastischen Fasern grau-schwarz dargestellt. Die Fasern in der *äußeren Schicht* (direkt unter dem subkutanen Gewebe) sind als kompakte Platte quer zur Körperlängsachse angeordnet. In der *mittleren Schicht* liegen schräg zu Körperachse verlaufende dicke Kollagenfaserbündel, die wahrscheinlich die mechanischen Kräfte bei Rumpfbewegungen aufnehmen. Die *innere Schicht* besteht dagegen aus lockerem Bindegewebe, das wahrscheinlich als Verschiebeschicht gegenüber dem darunterliegenden M. multifidus dient.

Die innere Schicht enthielt als einzige einige verstreute *elastische Fasern*, die anderen Schichten bestanden ausschließlich aus *kollagenen Fasern*. Dieser Befund zeigt, dass die Steifigkeit der Fascia thoracolumbalis hoch sein muss. Die elastischen Rückstellkräfte nach einer Verformung sind wegen des Fehlens von elastischen Fasern nur wenig ausgeprägt. Die starken Verformungen, die in der Faszie bei Rumpfbewegungen auftreten, werden offensichtlich vorwiegend durch die scherengitterähnliche Anordnung der kollagenen Fasern wieder rückgängig gemacht.

Da sich die Faszie des M. latissimus dorsi vom Oberarm nach kaudal über die Crista iliaca in die Faszie des M. glutaeus maximus der Gegenseite erstreckt, kann man eine *myofasziale Kette* konstruieren, die die gegenläufige Bewegung der Extremitäten beim Gehen und Laufen erleichtern könnte. So wird diskutiert, dass beim Vorschwingen des rechten Beins über die Faszien der beiden Muskeln der linke Oberarm nach hinten gezogen wird.

4.1.2 Das Tensegrity-Prinzip

Da die Faszien und Bindegewebe den gesamten Körper durchsetzen, wird häufig das sog. *Tensegrity-Modell* auf den menschlichen Körper angewendet (Ingber 2008). Das Tensegrity-Prinzip stammt aus der Architektur, es beschreibt eine Struktur, die aus festen und elastischen Elementen besteht. Die festen Elemente berühren sich nirgends und die elastischen Elemente verspannen das gesamte Gebilde, sodass trotz äußerer Belastungen die Form erhalten bleibt bzw. nach einer Deformierung wieder eingenommen wird. Die Anwendung dieses Prinzips auf das Fasziensystem des Menschen wird kritisiert, weil die Knochen des menschlichen Skeletts an vielen Punkten untereinander Kontakt haben und die Faszien wenig elastisch sind.

Merke

Faszien und Muskelfasern sollten nicht isoliert voneinander betrachtet werden, denn es gibt vielfältige *bindegewebige Querverbindungen* zwischen benachbarten Muskelfasern, benachbarten Muskeln und sogar benachbarten Muskelgruppen. Daher werden bei einer Muskeldehnung immer auch benachbarte Muskeln mitgedehnt. Auch bei der Kontraktion eines Muskels bewegen sich daneben liegende Muskeln in geringem Ausmaß mit.

Inwieweit das *Tensegrity-Prinzip* auf den menschlichen Körper übertragbar ist, muss derzeit offen bleiben. Hauptgründe der Kritik sind, dass die tragenden Teile des Körpers (Knochen) miteinander verbunden sind – was gegen das Prinzip spricht –, und dass Bänder und Faszien nur wenig elastisch sind.

4.2 Innervation der Faszien

Zu Beginn der Faszienforschung wurden hauptsächlich die biomechanischen Eigenschaften der Faszie untersucht und beschrieben. Erst als die Faszie immer häufiger als *Ursprung von propriozeptiver und nozizeptiver Information* diskutiert wurde, rückte die Innervation in das Zentrum des Interesses. Einer der ersten Autoren, der sich mit der Innervation von Faszien befasste, war Stilwell (1957).

4.2.1 Propriozeptoren in der Faszie

Als Propriozeptoren im engeren Sinne gelten *Muskelspindeln, Golgi-Organe, Pacini- und Ruffini-Korpuskeln.* Alle diese Rezeptoren sind korpuskuläre Rezeptoren, d. h. die eigentliche rezeptive Nervenendigung ist von bindegewebigen Spezialisierungen umgeben. Die Spezialisierungen bestimmen die mechanorezeptiven Eigenschaften der Rezeptoren: So reagiert das Pacini-Korpuskel vorwiegend auf hochfrequente mechanische Reize (z. B. Vibrationen), während das Ruffini-Korpuskel durch längerdauernde Druckreize erregt wird. Die Muskelspindeln haben noch die zusätzliche Eigenschaft, dass ihre Empfindlichkeit durch die γ-Efferenzen verstellt werden kann. Vereinfachend kann man sagen, dass alle genannten Rezeptoren durch *Fasziendehnung* erregt werden. Allerdings muss betont werden, dass nicht alle Faszien korpuskuläre Rezeptoren enthalten und dass mechanische Verformungen der Faszie auch *nichtnozizeptive freie Nervenendigungen* erregen. Einige Rezeptortypen, wie z. B. die Meissner-Korpuskeln der Haut, scheint es in der Faszie nicht zu geben. Histologisch sehen die Propriozeptoren der Faszie genauso aus wie im Muskel.

Wahrscheinlich ist die Innervation mit verschiedenen Rezeptortypen nicht bei allen Faszien und Bändern gleich. So wird angenommen, dass die Faszien, die nicht durch große mechanische Kräfte belastet sind, mit vielen Rezeptoren ausgestattet sind, während stark mechanisch belastete bandartige Strukturen, wie z. B. die Aponeurose des M. biceps brachii (früher Lacertus fibrosus genannt) in der Ellenbeuge, nur eine geringe Innervationsdichte besitzen (Stecco et al. 2007a). Auf der anderen Seite ist das Lig. supra- und interspinale gut mit korpuskulären Propriozeptoren versorgt (Jiang et al. 1995).

Die Faszien und Bänder, in denen Propriozeptoren nachgewiesen worden sind, können durchaus an der Propriozeption beteiligt sein. Es wird an dieser Stelle noch einmal daran erinnert, dass die propriozeptive Information über zwei separate Bahnsysteme verläuft: Ein Teil zieht mit den spinozerebellären Bahnen zum Kleinhirn und löst *keine bewussten Empfindungen* aus. Der andere Teil vermittelt die *bewusste Propriozeption*, verläuft über die Hinterstrangbahnen, die mechanische Information zur Medulla oblongata leiten, und wird im sensorischen Kortex (Gyrus postcentralis) verarbeitet.

4.2.2 Sind Faszien an der Interozeption beteiligt?

Merke

Unter *Interozeption* versteht man ein Sinnessystem, das Informationen über den körperlichen Zustand aufnimmt (Strigo u. Craig 2016). Sie wird auch als „Allgemeingefühl" bezeichnet und nimmt keine Reize aus der Umwelt wahr, sondern verarbeitet Informationen über den Organismus selbst.

Oft wird die Interozeption in *Propriozeption* (Wahrnehmung der Stellung und Bewegung des Gesamtorganismus) und *Viszerozeption* (Sinnesempfindungen aus inneren Organen) unterteilt. Die Informationen aus dem Körperinneren werden teils bewusst wahrgenommen, teils führen sie nicht zu bewussten Empfindungen. Auch die unbewussten Empfindungen beeinflussen nach allgemeiner Ansicht das Wohlbefinden („wie man sich fühlt"). Die interozeptive Information ist nicht nur eine körperliche Sinnesempfindung, sondern beeinflusst über das vegetative (autonome) Nervensystem auch die körperliche Homöostase (Regulierung von Kerntemperatur, Blutdruck, Ionenkonzentration im Blut, Verhaltensreaktionen auf die Umwelt).

Die interozeptive Information erreicht das Rückenmark *über marklose und dünn markhaltige afferente Fasern*, also dieselben Fasertypen, die auch die Nozizeption und Thermorezeption vermitteln. Im hinteren Rückenmark liegen vermischt mit nozizeptiven und thermorezeptiven Neuronen die interozeptiven Zellen, die die Information hauptsächlich an zwei Großhirnregionen weiterleiten, nämlich die *Insula* als Teil des sensiblen Kortex und den Gyrus cinguli, einen Teil des *limbischen Systems*. Über diese Wege werden *unangenehme Allgemeingefühle* (z. B. Kälte, Hitze, Jucken, Hunger, Durst, Harndrang und Krankheitsgefühl) sowie *angenehme Allgemeingefühle* (z. B. Sättigungsgefühl, allgemeines Wohlbefinden sowie das Wohlgefühl, das *sanfte Berührungen* hervorrufen; Strigo u. Craig 2016) vermittelt. Daneben gibt es noch einen afferenten Weg über dünne Fasern in den Vagusnerven.

Die Tatsache, dass sanfte Berührungen über dieses affektive (emotionale) System als angenehm empfunden werden, ist wahrscheinlich nicht nur für soziale Kontakte wichtig, sondern auch für die Wirksamkeit vieler *manueller Therapien*.

Faszien und andere Bindegewebe sind in Muskeln und inneren Organen reichlich vorhanden. Für die Annahme, dass Faszien wahrscheinlich an der Interozeption beteiligt sind, sprechen zwei Befunde:

1. Faszien und andere Bindegewebe verfügen über eine Innervation mit dünnen afferenten Fasern (s. u. Kap. 4.2.3).
2. Die APs von Rezeptoren in der Faszie werden ebenfalls im hinteren Rückenmark verarbeitet. Zumindest ein Teil der Aktivität erreicht die Insula und den Gyrus cinguli. Diese Hirngebiete werden als Ursprung von affektiv gefärbten Sinnesempfindungen angesehen (z. B. die affektive Komponente von Schmerzen).

Im Folgenden wird die Innervation der Faszien hauptsächlich am Beispiel der Fascia thoracolumbalis (FTL), der großen Rückenfaszie, beschrieben (▶ Abb. 4.5). In einigen Arbeiten wird sie auch als Fascia lumbodorsalis bezeichnet. Die Faszie hat mehrere Aufgaben: Sie ist Aponeurose (flächige Sehne) u. a. für den M. latissimus dorsi (▶ Abb. 4.5), M. transversus abdominis und M. obliquus internus abdominis sowie Faszie für den M. erector trunci.

Eine wichtige Frage ist, wie dicht die Faszie innerviert ist, d. h. wie viele Fasern pro Faszienfläche vorkommen. Die Antwort auf diese Frage entscheidet darüber, ob die Faszie als Quelle von Sinnesempfindungen infrage kommt. Es ist schon seit vielen Jahre bekannt, dass die menschliche FTL freie Nervenendigungen und andere Rezeptoren enthält (Yahia et al. 1992). Um einen Überblick über die Dichte der Innervation zu bekommen, kann man einen histologischen Schnitt durch die Faszie mit einer Methode anfärben, die alle vorhandenen Nervenfasern darstellt. ▶ Abb. 4.6 zeigt einen solchen Schnitt durch die kaudale FTL der Ratte. Die meisten Nervenfasern finden sich diffus im subkutanen Gewebe (▶ Abb. 4.6 a + b) und dicht an kleinen Gefäßen (▶ Abb. 4.6 c + d). Allgemein ist die Dichte der Innervation im subkutanen Gewebe und der äußeren Schicht der Faszie am höchsten.

Allerdings konnte man mit den früheren histologischen Methoden nicht zwischen nozizeptiven und mechano-

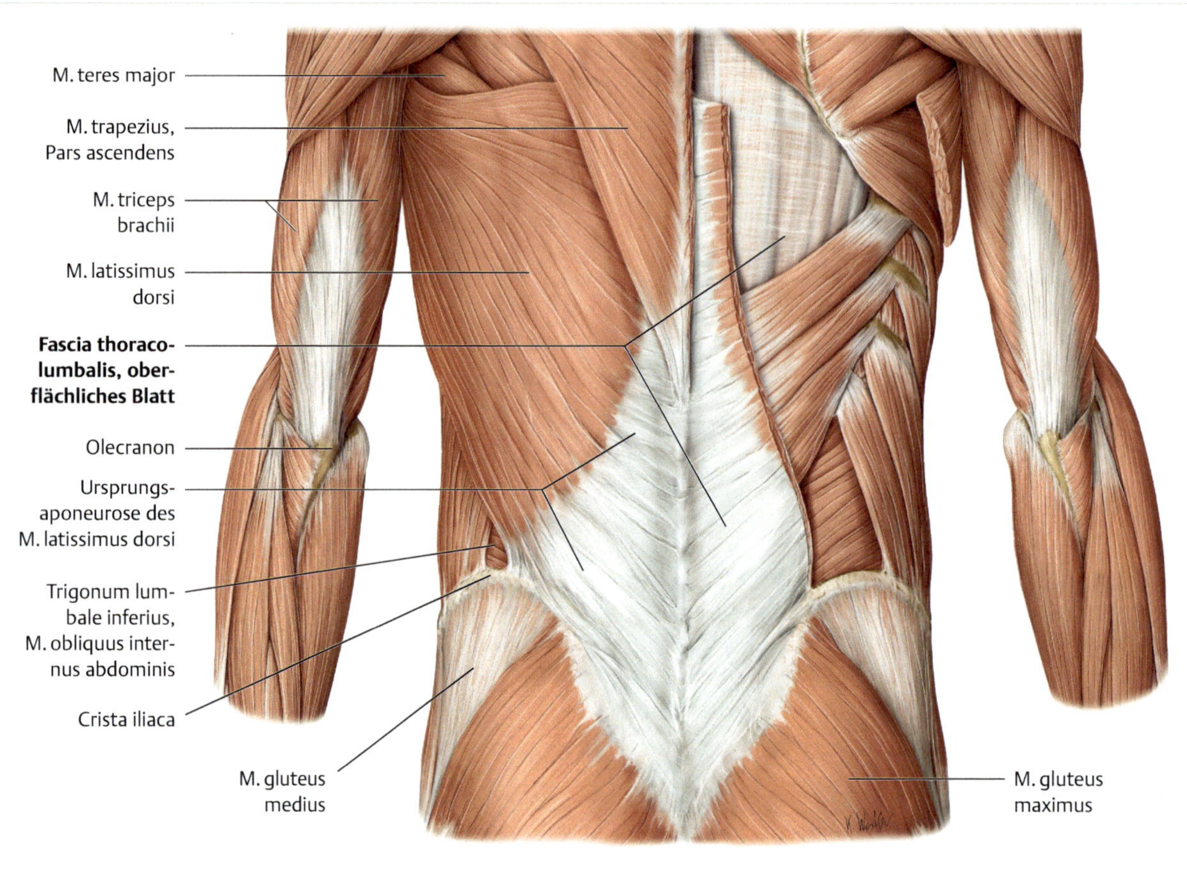

Abb. 4.5 Fascia thoracolumbalis. Die Fascia thoracolumbalis des Menschen schematisch aus einem Anatomie-Atlas. Im Bild ist die Fortsetzung der Faszie über die Crista iliaca hinweg nach kaudal in die Faszie des M. glutaeus maximus gut zu erkennen. (Schünke M, Schulte E, Schumacher U. Prometheus. LernAtlas der Anatomie. Allgemeine Anatomie und Bewegungssystem. Illustrationen von M. Voll und K. Wesker. 5. Aufl. Stuttgart: Thieme; 2018)

rezeptiven freien Nervenendigungen unterscheiden. Um die Rolle der FTL als eventuelle *Schmerzquelle* für Rückenschmerzen beurteilen zu können, mussten Methoden eingesetzt werden, mit denen man zweifelsfrei Nozizeptoren erkennen konnte.

Es wird allgemein angenommen, dass alle freien Nervenendigungen, die das Neuropeptid *Substanz P (SP)* enthalten, nozizeptiv sind (Lawson et al. 1997). Auch Nervenendigungen mit dem Neuropeptid CGRP werden von vielen Autoren als nozizeptiv angesehen, allerdings ist in diesem Fall der Zusammenhang zwischen Neuropeptid-Gehalt und Funktion nicht so eindeutig wie bei SP, weil CGRP nicht nur in Nozizeptoren vorkommt. Mit der Methode der Immunhistochemie kann man diese Substanzen mit Antikörpern in den Axonen im Gewebsschnitt nachweisen. Da die Antikörper im Mikroskop nicht sichtbar sind, muss man sie durch Farbstoffe sichtbar machen, die an die Antikörper-Moleküle gekoppelt werden. Da für diesen Zweck meist ein brauner Farbstoff verwendet wird, erscheinen in den meisten der folgenden Abbildungen alle Fasern und Endigungen braun, unabhängig von der nachgewiesenen Substanz. Da man aber genau weiß, welcher Antikörper eingesetzt worden ist, kann man genau sagen, welches Molekül in den Fasern vorhanden ist.

Bei einem quantitativen Vergleich der Innervationsdichte von CGRP-positiven freien Nervenendigungen in der FTL und Rückenmuskeln stellte sich heraus, dass die Innervationsdichte in der Faszie ***dreimal höher*** war als in der darunter liegenden Muskulatur (Barry et al. 2015). Dazu passt der Befund, dass bei systematischer Testung mit einem experimentellen chemischen Schmerzreiz die Versuchspersonen die stärksten Schmerzen bei der Injektion der schmerzhaften Lösung in die FTL angaben (Schilder et al. 2014).

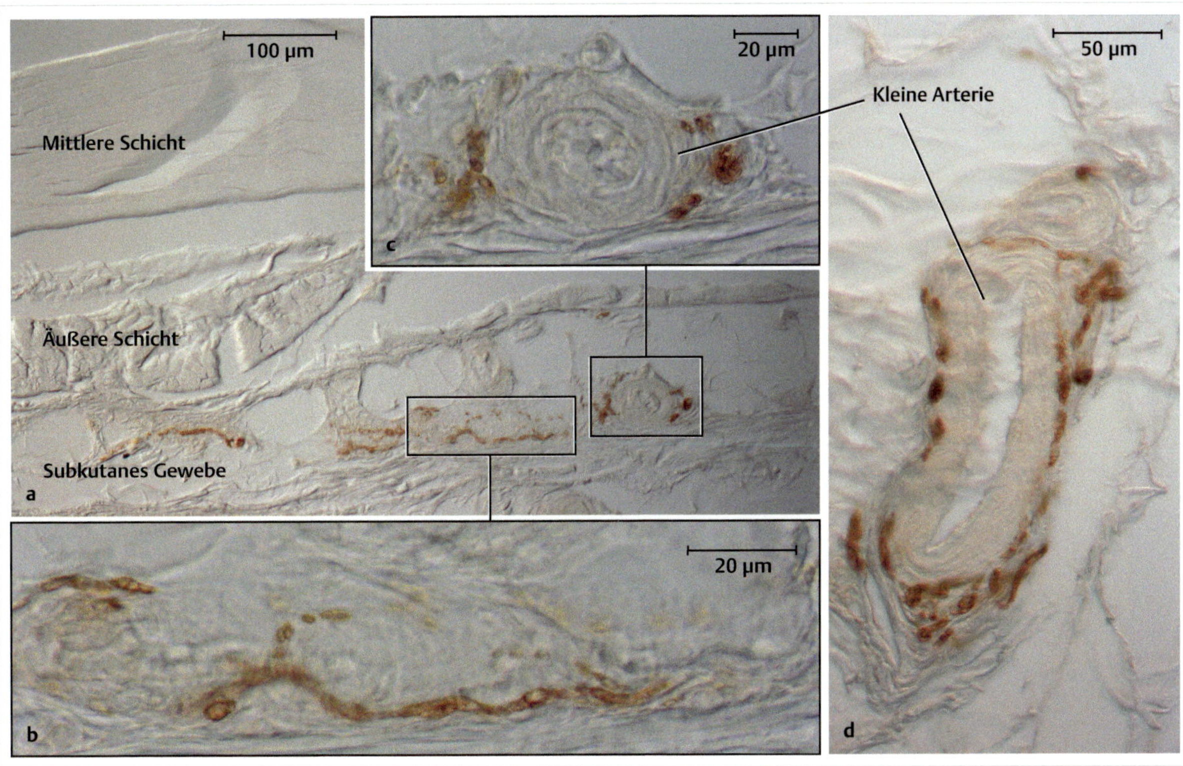

Abb. 4.6 Darstellung aller Nervenfasern in der Fascia thoracolumbalis an einem mikroskopischen Querschnitt durch die menschliche Faszie. Für die Abbildung wurde ein brauner Universalfarbstoff eingesetzt, der alle Nervenstrukturen unabhängig von ihrer Funktion anfärbt. **a** Makroskopischer Schnitt durch die kaudale Faszie mit ihren Schichten. **b** Der gezeigte Schnitt stammt aus dem subkutanen Gewebe.
Man erkennt besonders im subkutanen Gewebe zahlreiche Nervenfasern, die hier wie braune Fäden aussehen. Viele Nervenfasern bildeten ein Netzwerk um kleine Arterien im subkutanen Gewebe (Teilbild **c** und **d**). Wegen der Lage in der Adventitia (Bindegewebe um die Gefäße) der Blutgefäße kann man annehmen, dass es sich um sympathische Fasern mit wahrscheinlich vasokonstriktorischer Funktion handelt.

4.2.3 Welche Rezeptortypen kommen in der Fascia thoracolumbalis vor?

In einer systematischen Untersuchung der Innervation der FTL (Tesarz et al. 2011) ergaben sich folgende Befunde:

In der Faszie waren *nur freie Nervenendigungen* vorhanden (▶ Abb. 4.7 und ▶ Abb. 4.8). Als Nervenendigung wurden nur solche Fasern angesehen, die mehrere deutliche axonale Erweiterungen (Varikositäten) aufwiesen (▶ Abb. 4.7a und ▶ Abb. 4.8 d). Im restlichen Verlauf der Nervenfaser kommen solche Varikositäten nicht vor. Trotz einer gezielten Suche nach den typischen Propriozeptoren wie Muskelspindeln, Golgi-Korpuskeln und Ruffini-Körperchen wurde kein Rezeptor dieser Art gefunden. Da die Propriozeptoren deutlich größer sind als andere Endigungen und Hunderte von Gewebsschnitten mit den verschiedensten Färbemethoden abgesucht wurden, ist es unwahrscheinlich, dass Propriozeptoren übersehen wurden.

- Die Innervation der FTL war bei der Ratte und dem Menschen völlig identisch. Auch in der menschlichen FTL wurden nur freie Nervenendigungen gefunden, die genauso aussahen wie die Endigungen bei der Ratte (▶ Abb. 4.8).
- Sowohl bei der Ratte als auch beim Menschen waren die CGRP-positiven Endigungen in der FTL deutlich zahlreicher als die SP-positiven.
- In der mittleren Schicht der FTL, die wahrscheinlich die Kräfte aufnimmt, die bei Rumpfbewegungen entstehen, wurden keine SP-haltigen Nervenendigungen gefunden. Da SP-Endigungen die eigentlichen Nozizeptoren darstellen, heißt dies, dass Nozizeptoren in der mittleren Schicht fehlen. Das ist sinnvoll, denn bei Rumpfbewegungen verschieben sich die kollagenen Faserbündel in der Schicht gegeneinander. Wären Nozizeptoren zwischen diesen Faserbündeln vorhanden, würden sie bei jeder Rumpfbewegung gequetscht werden und Schmerzen auslösen.

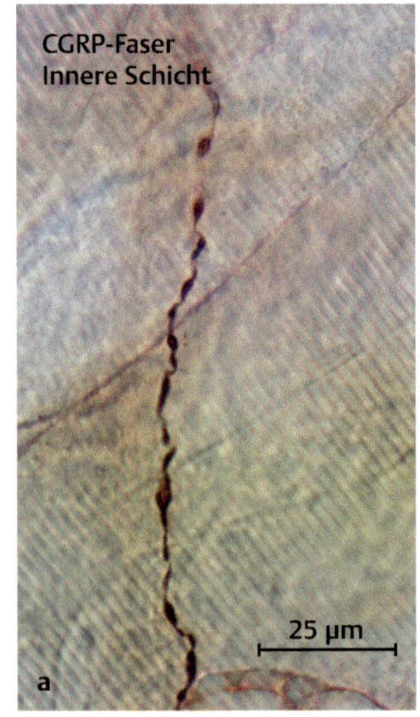

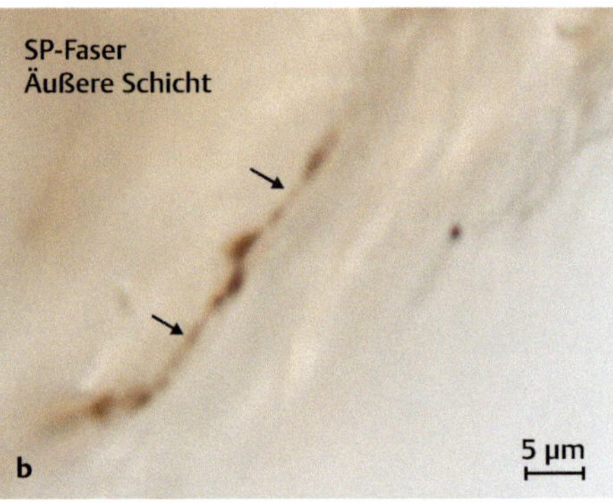

Abb. 4.7 Vermutlich nozizeptive freie Nervenendigungen in der FTL der Ratte. Aus der Tatsache, dass die Endigungen in ihrem Axoplasma CGRP (▶ Abb. 4.7a) bzw. SP (▶ Abb. 4.7b) enthalten, kann geschlossen werden, dass es sich um Nozizeptoren handelt. (Die SP-haltigen Endigungen sind höchstwahrscheinlich alle nozizeptiv, bei den CGRP-haltigen gilt dies für die große Mehrheit). Die Erweiterungen des Axons – sog. Varikositäten – kann man besonders gut in ▶ Abb. 4.7a erkennen.

a Häutchenpräparat, das aus der inneren Schicht der FTL stammt. Unter dem Häutchen befindet sich nur noch der M. multifidus, dessen Querstreifung andeutungsweise erkennbar ist.

b Diese Abbildung ist ein Schnittpräparat durch die äußere Schicht der Faszie. Die Varikositäten der freien Nervenendigung sind nur undeutlich sichtbar. Die Pfeile zeigen auf Axonabschnitte ohne Varikositäten.

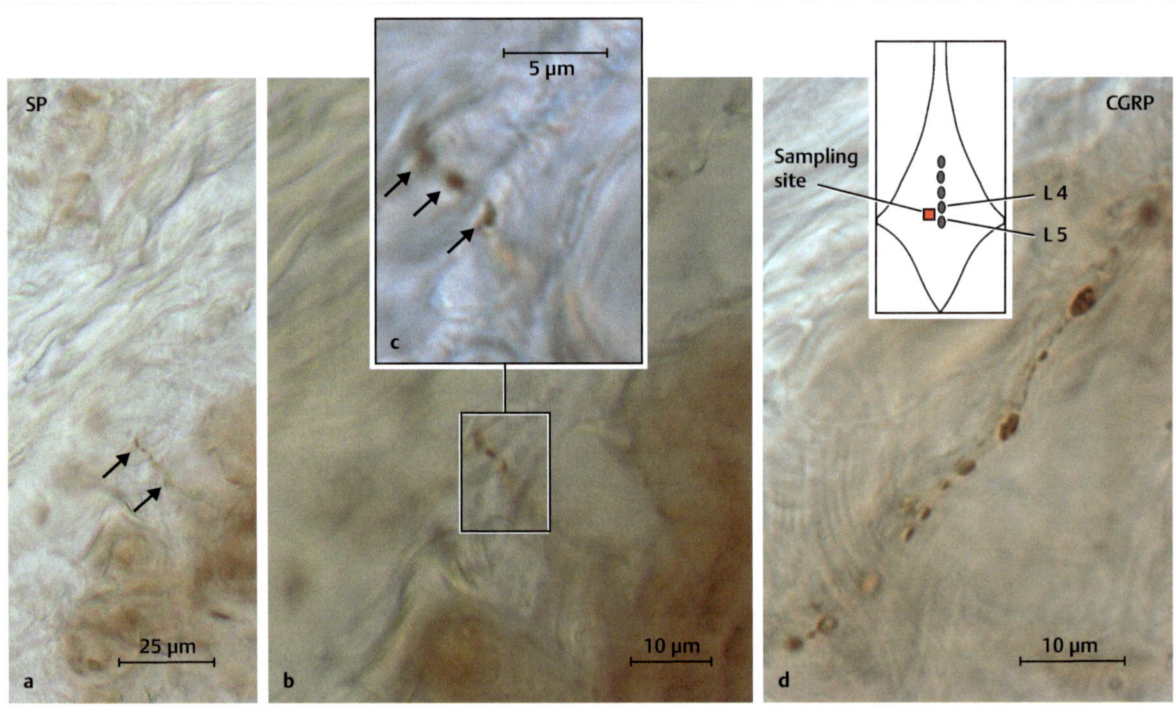

Abb. 4.8 CGRP- bzw. SP-haltige Endigungen aus der FTL des Menschen. Auch hier zeigt die CGRP-haltige Endigung zahlreiche deutliche Varikositäten (▶ Abb. 4.8 d), während der SP-haltige Rezeptor nur einen sehr kurzen Abschnitt mit einigen Varikositäten besitzt (▶ Abb. 4.8 a–c). Die Bilder sollen verdeutlichen, dass die freien Endigungen beim Menschen und der Ratte (in ▶ Abb. 4.7) völlig gleich aussehen. Die von der Rattenfaszie gewonnenen Ergebnisse sind demnach auf den Menschen übertragbar, zumindest was freie Nervenendigungen betrifft.

- Als weitere Endigungen wurden zahlreiche *sympathische Endigungen* gefunden (▶ Abb. 4.9). Sie hatten das gleiche Aussehen wie die die anderen freien Nervenendigungen, konnten aber durch den Einsatz eines speziellen Antikörpers eindeutig erkannt werden. Der Antikörper war gegen das Molekül Tyrosinhydroxylase gerichtet, ein Enzym, das nur in sympathischen Endigungen vorkommt. Das Enzym wird für die Synthese von Adrenalin und Noradrenalin benötigt. Diese Substanzen werden von den sympathischen Endigungen bei Erregung des Sympathikus freigesetzt und verengen Blutgefäße in der Körperperipherie. Die sympathischen Endigungen fanden sich meist in der Adventitia von Blutgefäßen (s. ▶ Abb. 4.6 c ▶ Abb. 4.6 d) und sind daher wahrscheinlich vasokonstriktorische Endigungen. Eine starke Erregung des Sympathikus könnte über diese Endigungen zu einer Mangeldurchblutung der Faszie führen.

Diese Befunde werfen einige Fragen i.B. auf die möglichen Funktionen der FTL auf: Frühe Arbeiten haben zu den Funktionen der Faszie auch die *Propriozeption* gerechnet (Stilwell 1957). Diese Annahme ist dann gesichert, wenn *korpuskuläre Propriozeptoren* (Kap. 4.2.1) nachgewiesen werden, die die propriozeptive Information (Dehnung, Druck, Kontraktion, Verformung) aufnehmen. Propriozeptoren kommen sicher in vielen Faszien vor, aber in neueren Arbeiten wurden in der thorakolumbalen Faszie nur freie Nervenendigungen gefunden (Bednar et al. 1995; Tesarz et al. 2011). Die unterschiedlichen Befunde zur FTL sind wahrscheinlich zumindest teilweise durch die unterschiedlichen Färbemethoden zu erklären, die in den verschiedenen Untersuchungen eingesetzt wurden.

Auch ohne korpuskuläre Propriozeptoren könnte die FTL eventuell eine propriozeptive Funktion erfüllen, wenn man annimmt, dass *Ergorezeptoren* auch in der FTL vorkommen und ihre Aktionspotenziale an propriozeptive Neurone im Rückenmark weiterleiten. Wie weiter oben ausgeführt, handelt es sich bei den Ergorezeptoren um freie Nervenendigungen, die Informationen über die Arbeitsbelastung der Muskulatur an die Kreislaufzentren weiterleiten. Die Rezeptoren sind entweder *niederschwellig mechanorezeptiv* oder chemorezeptiv. Der niederschwellig mechanorezeptive Typ könnte durch Dehnung erregt werden und propriozeptive Signale an das ZNS schicken.

Die zahlreichen freien Nervenendigungen, die CGRP oder SP in ihrem Axoplasma enthalten, haben höchstwahrscheinlich eine *nozizeptive Funktion*. Die vielfältigen schmerzhaften Zustände der Faszien werden noch besprochen.

Ein überraschender Befund war die dichte Innervation der FTL mit *sympathischen Fasern* beim Menschen und bei der Ratte. Es wird geschätzt, dass der Anteil sympathischer Fasern an der Gesamtinnervation der FTL ca. 40 % beträgt. Dies bedeutet, dass die Blutversorgung der Faszie stark von der Aktivität des Sympathikus abhängt.

4.2.4 Innervation der Achillessehne

Obwohl die Achillessehne die stärkste Sehne des menschlichen Körpers ist, wurde die Innervation bisher nur wenig untersucht. Das Innere der Sehne besteht aus fast parallel verlaufenden straffen kollagenen Faserbündeln, die nur wenige Nerven und Gefäße enthalten. Die bei Sportlern oft auftretenden Mikrorisse von Kollagenfasern wer-

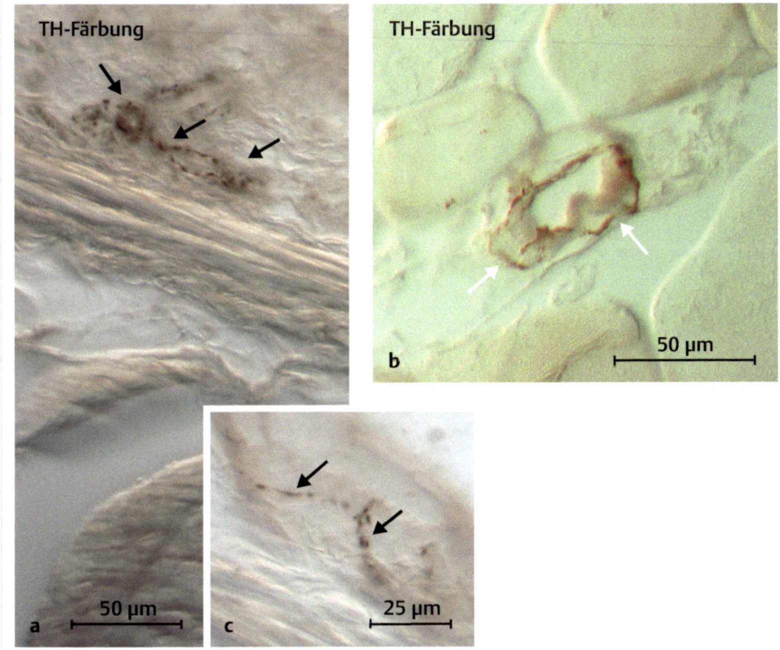

Abb. 4.9 Sympathische Fasern in der Fascia thoracolumbalis der Ratte und des Menschen.

a Querschnitt durch die Faszie der Ratte mit subkutanem Gewebe, äußerer und mittlerer Schicht. Im subkutanen Gewebe ist eine Faser sichtbar, die zwei rundliche Strukturen nachzeichnet, bei denen es sich um Blutgefäße handelt. Diese Fasern sind vermutlich vasokonstriktorisch. Falls diese Annahme stimmt, wird aus den gut sichtbaren axonalen Erweiterungen Noradrenalin freigesetzt, das die Gefäße verengt.

b Querschnitt durch das subkutane Gewebe und die äußere Schicht der FTL beim Menschen. Jede braungefärbte fadenförmige Struktur ist eine sympathische Faser. Einige Fasern sind durch weiße Pfeile markiert.

c Einzelne sympathische Endigung mit Verzweigung und gut erkennbaren Varikositäten (Ratte).

den wegen der geringen Innervation oft nicht bemerkt und heilen wegen der wenigen Blutgefäße nur schlecht.

Die Hauptinnervation befindet sich in dem Bindegewebe (Peritendineum externum), das die gesamte Sehne umgibt. Das *Peritendineum internum* befindet sich zwischen den Kollagenfaserbündeln, besteht aus eher lockerem Bindegewebe und trennt die einzelnen Kollagenbündel. Im *Peritendineum externum* liegen neben Blutgefäßen auch die meisten Nerven, oft in Form von freien Nervenendigungen, die *SP und CGRP* enthalten (Reinert et al. 1998). Die Tatsache, dass eine partielle Achillessehnenruptur oft schmerzlos abläuft, lässt sich durch den Befund erklären, dass das Sehneninnere weitgehend frei von Nervenendigungen ist. Erst wenn der Sehnenriss auch das Peritendineum externum erfasst, treten starke Schmerzen auf. Ein Riss der gesamten Sehne kann schon bei relativ geringen Belastungen erfolgen, denn ein Riss dieser starken Sehne tritt fast nur nach vorausgehenden Schädigungen auf.

4.2.5 Elektronenmikroskopische Rekonstruktion einer freien Nervenendigung

Die bisher gezeigten histologischen Abbildungen freier Nervenendigungen sind wahrscheinlich nur Teile einer solchen Endigung. Gründe für diese Annahme sind folgende:

- Freie Nervenendigungen sind dreidimensional und haben eine relativ große Ausdehnung (▸ Abb. 4.10). Sie werden daher in einem dünnen Gewebsschnitt nicht vollständig abgebildet.
- Die meisten Abbildungen stammen aus Gewebsschnitten, in denen jeweils nur Teile der gesamten Nervenendigung enthalten sind. Nach ▸ Abb. 4.10b sind einzelne Äste einer Endigung mehr als 100 µm lang, die meist verwendete Schnittdicke betrug aber 40 µm.

▸ Abb. 4.10b stammt von einem sog. *Häutchenpräparat*, d. h. ein Stück Faszie wurde plan auf einen Objektträger aufgebracht und dann gefärbt. Mit dieser Methode besteht eine größere Chance, längere Äste einer Endigung abzubilden.

Schon vor längerer Zeit hat Stacey (1969) die Struktur von einzelnen freien Nervenendigungen aus einer großen Zahl von elektronenmikroskopischen Schnitten rekonstruiert. Dabei verwendete er Schnitte aus den Muskeln des Unterschenkels der Katze. Es stellte sich heraus, dass sich dünn markhaltige und marklose Muskelafferenzen oft mehrfach verzweigen und dass eine einzelne freie Nervenendigung aus mehreren Ästen besteht. Die Äste wiederum entspringen aus einem gemeinsamen Axon (▸ Abb. 4.10a).

Merke

Die Innervation der Faszien ist i.B. auf die vorhandenen Rezeptoren unterschiedlich. Einige Faszien besitzen *keine Propriozeptoren*, sondern nur freie Nervenendigungen. Dies gilt zumindest für die Fascia thoracolumbalis. Daher kann man nicht generell sagen, dass die Faszien eine propriozeptive Funktion erfüllen, es sei denn, dass die niederschwellig mechanorezeptiven freien Endigungen als Propriozeptoren fungieren. Allgemein scheint es, dass Faszien und andere Bindegewebe, die mechanisch stark belastet sind, eine geringere Dichte der Innervation aufweisen.

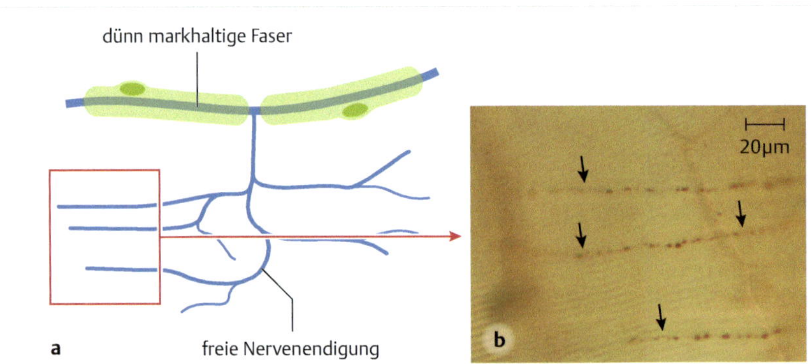

Abb. 4.10 Elektronenmikroskopische Rekonstruktion einer freien Nervenendigung.

a Diese Abbildung zeigt die Gesamtansicht einer freien Nervenendigung (Abb. nach Stacey 1969). Von einer Ursprungsfaser, in diesem Fall einer dünn markhaltigen Faser, können mehrere solcher Nervenendigungen aus den Ranvier-Schnürringen hervorgehen. So können sich die freien Nervenendigungen einer Nervenfaser über mehrere mm^3 erstrecken.

b Diese Abbildung zeigt ein Häutchenpräparat aus der inneren Schicht der FTL der Ratte. In dem Präparat sind drei parallel verlaufende CGRP-haltige Fasern sichtbar. Wegen der Ähnlichkeit mit dem umrahmten Gebiet in ▸ Abb. 4.10a wird angenommen, dass es sich bei den drei Fasern um Teile von ein und derselben freien Nervenendigung handelt. Die vielen Varikositäten in ▸ Abb. 4.10b beweisen, dass es sich um Teile einer Endigung handelt und nicht um Ursprungsfasern, da letztere keine Varikositäten besitzen.

Unter den *freien Nervenendigungen* befanden sich viele, die Neuropeptide wie SP und CGRP enthielten. Dieser Befund macht eine nozizeptive Funktion der Faszien wahrscheinlich. Die Faszie ist wahrscheinlich schmerzempfindlicher als die Rückenmuskulatur, zumindest ist die Innervation mit CGRP-Fasern dreimal höher als die des M. erector spinae.

Auffallend war der hohe Prozentsatz an *sympathischen Fasern* und Nervenendigungen in der FTL. Diese Endigungen fanden sich meist in dem lockeren Bindegewebe (Adventitia) um Blutgefäße und haben daher wahrscheinlich eine vasokonstriktorische Funktion. Eine hohe Aktivität des Sympathikus könnte daher zu einer Minderdurchblutung der Faszie führen.

4.3 Wirkung einer Faszienreizung auf Hinterhornneurone

Die Daten von den Faszienafferenzen deuten u. a. auf eine *nozizeptive Funktion* der Faszie hin. Damit die FTL eine Rolle in der Nozizeption vom kaudalen Rücken spielen kann, muss sie synaptische Verbindungen mit den WDR-Neuronen im Hinterhorn des Rückenmarks haben. In den vorhergehenden Kapiteln wurde schon erwähnt, dass die konvergenten Neurone im Rückenmark auf Reizung der FTL reagieren. Allerdings kamen Neurone mit alleinigem Antrieb von der Faszie nicht vor; die Zellen besaßen immer zusätzlich einen Antrieb von anderen Geweben des kaudalen Rückens (Muskeln und/oder Haut). Es handelte sich um *konvergente Neurone*.

Die systematische Registrierung von WDR-Neuronen in mehreren kaudalen Rückenmarkssegmenten (thorakal 13 [Th 13] bis lumbal 5 [L 5]; die Ratte besitzt 13 thorakale und 6 lumbale Segmente) zeigte, dass die rezeptiven Felder (RFs) der Neurone in den Geweben des kaudalen Rückens gegenüber der segmentalen Lage der zugehörigen Neurone *nach kaudal verschoben* waren (▶ Abb. 4.11a). So hatten Neurone im Segment L 1 RFs in der Höhe der Wirbelkörper L 3 bis L 6 (▶ Abb. 4.11b). Die kaudalsten Weichteile des Rückens wurden von Neuronen versorgt, die im Segment L 2 lagen (▶ Abb. 4.11c).

Wenn in den Weichteilen des kaudalen Rückens ein unempfindliches oder überempfindliches Gebiet gefunden wird und bekannt ist, dass im Rückenmark ein Schaden vorliegt, muss der Schaden in Rückenmarkssegmenten gesucht werden, die 2–4 Segmente kranialer liegen als das pathologisch veränderte Gebiet in den Weichteilen.

Neurone mit Antrieb von der FTL der Ratte waren relativ selten und wurden etwa in derselben Häufigkeit gefunden wie Neurone mit Antrieb vom M. multifidus (MF). Von 206 Zellen, die in den Rückenmarkssegmenten Th 13 bis L 5 registriert wurden, besaßen nur 8 einen Antrieb von der FTL (ca. 4 %; ▶ Abb. 4.12a; Hoheisel et al. 2011). Von derselben Population an konvergenten Neuronen hatten 20 einen Antrieb vom MF (▶ Abb. 4.12b), die rest-

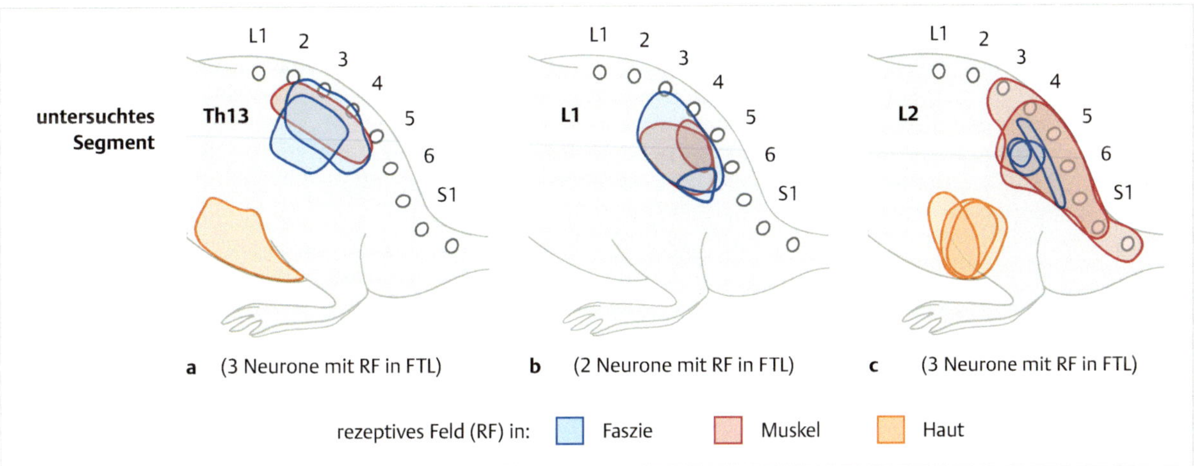

Abb. 4.11 Verschaltung der Afferenzen von der FTL mit Hinterhornneuronen. Registriert wurden Neurone in den Segmenten Th 13 bis L 5, Neurone mit Faszienantrieb fanden sich nur in den Segmenten Th 13, L 1 und L 2. Die blau umrandeten Gebiete sind die rezeptiven Felder (RFs) von Neuronen mit Antrieb von der Faszie. Von 206 untersuchten Zellen hatten nur 8 RFs in der Faszie. Die RFs lagen alle in der kaudalen FTL in Höhe der Wirbelkörper L 2 bis S 1, die Segmente mit den zugehörigen Neuronen aber deutlich kranialer in den Segmenten Th 13 bis L 2. Es besteht eine systematische Verschiebung zwischen der Lage der RFs auf der Körperoberfläche und der Lokalisation der zugehörigen Neurone im Rückenmark. Die nummerierten kleinen Kreise geben die Lage der Dornfortsätze und damit der Wirbelkörper an.

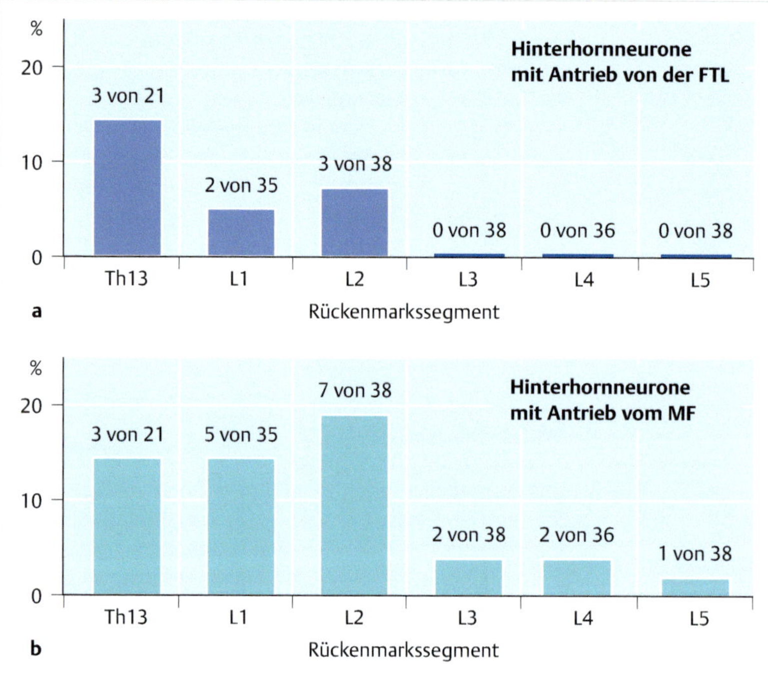

Abb. 4.12 Segmentale Lage der Neurone mit Antrieb von der Faszie (FTL; a) und der Lage von Neuronen mit Antrieb vom M. multifidus (MF; b). Ein vorhandener Antrieb wurde dadurch erkannt, dass das Neuron ein rezeptives Feld (RF) in der FTL oder im MF besaß. Neurone mit RFs in der kaudalen FTL kamen nur in Th 13 und kranialen lumbalen Segmenten vor, während Neurone mit RFs im MF sich über alle untersuchten lumbalen Segmente erstreckten. Der Anteil der Neurone pro Segment war für die FTL und den MF relativ klein, insgesamt wurden aber mehr Neurone mit Antrieb vom MF gefunden. Die Zahlen über den Balken geben den Anteil der Neurone mit RF relativ zu allen untersuchten Zellen in einem Segment an. 2 von 38 bedeutet, dass von 38 untersuchten Neuronen 2 ein RF in der FTL oder im MF besaßen.

a Hinterhornneurone mit Antrieb von der FTL.

b Hinterhornneurone mit Antrieb vom MF.

lichen Zellen hatten reinen Hautantrieb. Trotz der höheren Innervationsdichte der FTL im Vergleich mit dem MF (Kap.4.2.2) erreichten demnach mehr Afferenzen vom MF die Rückenmarksneurone. Darüber hinaus verteilten sich die Neurone mit MF-Antrieb praktisch über das *gesamte kaudale Rückenmark*, während ein Antrieb von der FTL *nur in den Segmenten Th 13 bis L 2* gefunden wurde.

Aus diesen Daten müsste man eigentlich schließen, dass die MF-Afferenzen einen deutlich stärkeren Einfluss auf Rückenmarksneurone haben als die Afferenzen von der FTL. Allerdings steht dieser Interpretation der Befund entgegen, dass die *Faszie mehr Nozizeptoren pro Fläche besitzt* (Barry et al. 2015) und *schmerzempfindlicher ist als der M. multifidus* (Schilder et al. 2014). Eine mögliche Erklärung wäre, dass die FTL-Afferenzen über effektivere Synapsen mit den WDR-Neuronen verbunden sind, und daher die nozizeptive Information von der FTL besser auf aszendierende nozizeptive Bahnen umgeschaltet wird. Die effektivere Umschaltung und Weiterleitung zum Kortex kann dann stärkere Schmerzen auslösen.

4.4 Effekte einer Faszienentzündung auf Afferenzen und Rückenmarksneurone

Bei narkotisierten Tieren kann man eine Entzündung der FTL auslösen, um *langanhaltende* schmerzhafte Störungen nachzuahmen, die mit kurzen mechanischen oder chemischen Reizen nicht imitierbar sind. Darüber hinaus sind alle mechanischen Kompressionen von Nerven mit *sterilen Entzündungen* verbunden, sobald Axone mit ihren Hüllzellen verletzt sind (Schmid et al. 2013). Allgemein kann man feststellen, dass bei Gewebsverletzungen alle abgestorbenen Zellen *Chemokine* freisetzen, die Entzündungszellen (Granulozyten, Lymphozyten, Makrophagen) anlocken. Einige der Entzündungszellen können die Zelltrümmer in ihr Zytoplasma aufnehmen und verdauen. Dabei wird lokal u. a. Histamin freigesetzt, das die Gefäße erweitert und die Gefäßpermeabilität steigert. Dadurch wird der Austritt von Blutplasma durch die Kapillarwand gefördert. Aus dem Blutplasma werden dann Substanzen freigesetzt, die Nozizeptoren erregen und sensibilisieren (Bradykinin, PGE2, Interleukine). Im verletzten Gewebe bildet sich auf diese Weise eine sterile Entzündung, die entweder zur vollständigen *Wiederherstellung* des Gewebeaufbaus oder zur *Narbenbildung* führt.

Zu den Störungen des Fasziengewebes, die mit einer lokalen Entzündung verbunden sind, gehören:

- *Mechanische Kompressionen*
- *Fasziitis* (z. B. die häufige Plantarfasziitis)
- *Faszienüberlastungen* mit Rissen von kollagenen Fasern, die mit einer sterilen Entzündung abheilen
- *Verklebungen* der Faszienschichten untereinander und mit der Umgebung

Da die Störungen schmerzhaft sind, werden offensichtlich Nozizeptoren der Faszie erregt. Offen blieb zunächst, ob sich die Innervationsdichte der entzündeten Faszie mit Nozizeptoren ändert und ob bei den synaptischen Verbindungen der Faszienafferenzen mit den WDR-Neuronen im Rückenmark Veränderungen auftreten.

Die folgenden Ergebnisse wurden durch die Injektion einer entzündungsauslösenden Substanz in die Faszie gewonnen. Es handelt sich bei der Substanz um das sog. *Freund Adjuvans*, eine Lösung von abgetöteten Bakterien, die die Immunzellen (u. a. Leukozyten) aktivieren und an der Injektionsstelle eine sterile chronische Entzündung auslösen (▸ Abb. 4.13). Die Experimente mit der entzündeten Faszie dauerten 12 Tage; am Ende dieser Zeit wurden Gewebeproben der Faszie entnommen bzw. die Verschaltung mit den Rückenmarksneuronen geprüft. Bei der kurzen Lebenserwartung von Ratten von ca. 2 Jahren wurde die Entzündung als *chronisch* für das Versuchstier angesehen.

4.4.1 Änderungen der Faszieninnervation durch eine chronische Entzündung

Bei den vermutlich *nozizeptiven Fasern* ergaben sich folgende Änderungen durch eine Entzündung: Die Länge der *CGRP-Fasern* stieg auf das 3-Fache des Werts in der intakten Faszie an, dieser signifikante Anstieg war aber nur in der inneren Schicht vorhanden.

Bei den *SP-Fasern* war der Anstieg ebenfalls deutlich, aber er erreichte nicht die Signifikanzgrenze. Dafür ergab sich sowohl in der inneren als auch in der äußeren Schicht ein etwa gleich großer Anstieg. Auffallend war, dass in der mittleren Schicht die SP-Fasern – die, die die eigentlichen Nozizeptoren darstellen – *völlig fehlten*. Dieser Befund lag schon in der intakten Faszie vor und änderte sich in der entzündeten FTL nicht. Wie bereits erwähnt, könnte das völlige Fehlen der SP-Fasern in der mittleren Schicht etwas mit der *höheren mechanischen Belastung* dieser Schicht bei Rumpfbewegungen zu tun haben.

Da alle SP-haltigen Fasern als nozizeptiv angesehen werden, und dieselbe Annahme auch für die große Mehrzahl der CGRP-Fasern gilt, wäre der Anstieg der SP- und CGRP-haltigen Fasern eine mögliche Erklärung für die *höhere Schmerzempfindlichkeit* einer entzündeten Faszie. Zusätzlich werden natürlich die Nozizeptoren durch Substanzen wie Bradykinin, NGF und Interleukine erregt, die durch die Entzündung freigesetzt werden. Diese Reizsubstanzen steigern ebenfalls die Schmerzhaftigkeit der Faszie.

4.4.2 Wirkung einer Faszienentzündung auf Hinterhornneurone

Wie nicht anders zu erwarten, lösten die entzündungsbedingten höheren Entladungsraten der Faszien-Nozizeptoren eine Sensibilisierung der Hinterhornneurone aus (Hoheisel u. Mense 2015). Die Sensibilisierung äußerte sich in einem höheren Prozentsatz an konvergenten Zel-

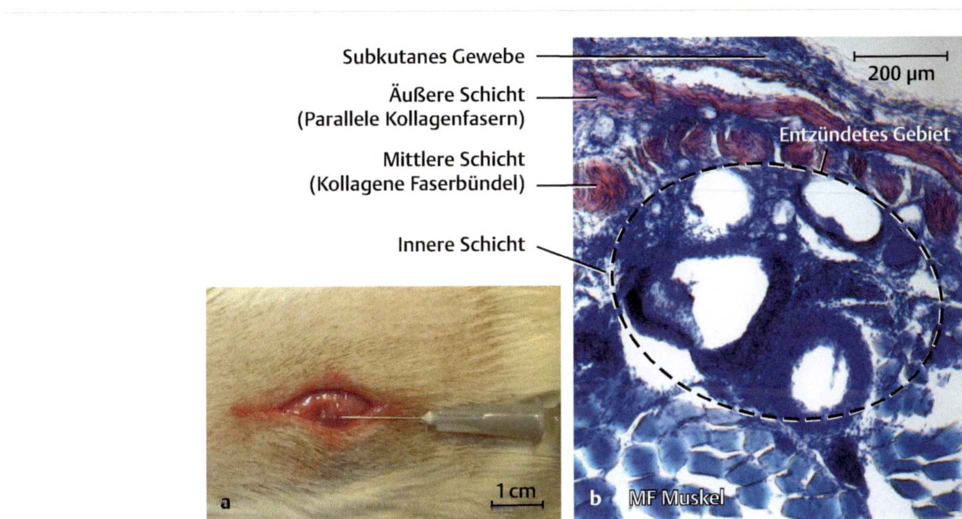

Abb. 4.13 Auslösung einer experimentellen chronischen Entzündung mit Freund Adjuvans.
a Injektionstechnik. Die Haut wurde mit einem kleinen Schnitt eröffnet und die Fascia thoracolumbalis freigelegt. Die Injektion von Freund Adjuvans erfolgte mit horizontal geführter Nadel in die Faszie einer anästhesierten Ratte.
b Histologisches Bild der Faszienentzündung 12 Tage nach der Injektion des Adjuvans. Das entzündete Gebiet ist gestrichelt umrandet; es befindet sich hauptsächlich in der inneren Schicht der Faszie. Die Entzündung ist gekennzeichnet durch Schwellung, große Gewebsdefekte (Nekrosen), die wie Löcher aussehen, und dichte Ansammlungen von weißen Blutzellen zwischen den Gewebsdefekten. Die weißen Zellen sind bei der verwendeten Vergrößerung nur als blaue körnige Masse zu erkennen. Es handelt sich um das typische Bild einer massiven chronischen Entzündung. Der unter der inneren Schicht liegende MF ist von der Entzündung nicht betroffen.

len und einer Übererregbarkeit der Neurone. Ein weiterer Befund bei den Ratten mit entzündeter Faszie war, dass im Rückenmarkssegment L 3, das normalerweise keinen Antrieb von der FTL erhält (▶ Abb. 4.12a), nun WDR-Neurone gefunden wurden, die auf Reizung der Faszie reagierten (▶ Abb. 4.14).

Offensichtlich waren durch den ständigen nozizeptiven Impulseinstrom von der entzündeten Faszie *neue Verbindungen* von der FTL zum Segment L 3 durchgeschaltet worden. Die Erregung der Hinterhornneurone hatte sich praktisch im Rückenmark nach kaudal ausgebreitet. Es wäre möglich, dass diese Erregungsausbreitung nach kaudal etwas mit der *Schmerzausbreitung* zu tun hat, die häufig von Patienten mit chronischen Rückenschmerzen angegeben wird.

Aufgrund dieser Befunde kann man den Weg der nozizeptiven Information von der Fascia thoracolumbalis bis zum zerebralen Kortex konstruieren. Angenommen wird in ▶ Abb. 4.15 eine schmerzhafte Verletzung der Faszie in Höhe des Wirbelkörpers L 5. Die Information wird aber nicht zum Hinterwurzelganglion (HWG) und Rückenmarkssegment L 5 geleitet, sondern zu den HWGs und Segmenten L 2 bis Th 13 (vgl. ▶ Abb. 4.11; die Hinterwurzeln mit den afferenten Fasern verlaufen immer *unterhalb* der zugehörigen Wirbelkörper). Von den Segmenten L 2 bis Th 13 steigt die Information nach kranial zum Thalamus und danach zum Kortex auf. Ein paralleler Weg zieht zum Mesenzephalon (zur periaquäduktalen grauen Substanz, PAG) und dann zum Kortex. Wenn die Verletzung der FTL längere Zeit dauert, kommt es zur Ausbreitung der Erregung nach kaudal zum Segment L 3, das normalerweise keinen Antrieb (bei der Ratte) von der FTL erhält.

Die Tatsache, dass ein und dasselbe Neuron Antrieb sowohl von der Faszie als auch von der Muskulatur haben konnte (Konvergenz), führt zu der Frage, ob ein starker Antrieb von der Faszie auch den Antrieb vom Muskel beeinflusst und umgekehrt. Es wäre ja möglich, dass z. B. der Impulseinstrom aus der Faszie das konvergente Neuron vordepolarisiert, sodass es durch Impulse aus dem Muskel stärker erregt wird. Ergebnisse aus Experimenten mit einer *Faszien- und Muskelentzündung* bestätigten die Vermutung: War die Faszie entzündet, stieg der Anteil der Neurone mit Muskelantrieb signifikant an. Ebenso führte eine Muskelentzündung zu einem signifikanten Anstieg im Anteil der Neurone mit Faszienantrieb (▶ Abb. 4.16). Offensichtlich verbessert der gesteigerte Antrieb von einem tiefen Gewebe die Effektivität der synaptischen Verbindungen mit anderen tiefen Geweben.

Die Durchschaltung der Verbindungen mit der *Haut* wurde weder von der Faszienentzündung noch von der Muskelentzündung beeinflusst. Der Anteil der Neurone mit Hautantrieb änderte sich unter beiden Bedingungen praktisch nicht. Die synaptischen Verbindungen der Hautafferenzen scheinen einen eigenen Weg im Rückenmark zu besitzen, der getrennt von dem der tiefen Weichteile verläuft. Ein *Übersprechen* von der Aktivität in Nozizeptoren der tiefen Weichteile zu den Nozizeptoren der Haut kommt deswegen nicht vor.

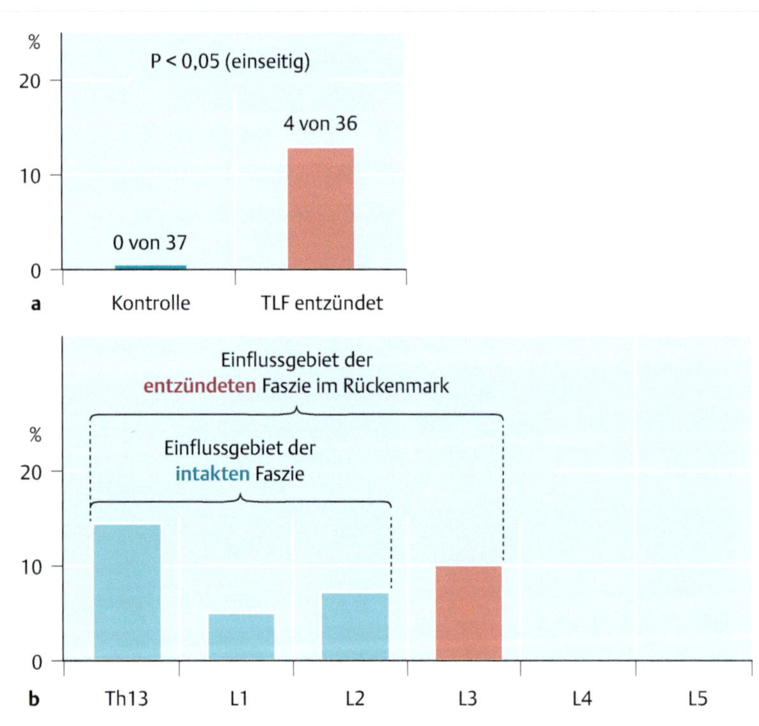

Abb. 4.14 Wirkung der experimentellen Entzündung auf das Einflussgebiet der FTL im Rückenmark.

a Unter Kontrollbedingungen (keine Faszienentzündung) kamen keine Neurone mit Faszienantrieb im Segment L 3 vor. Nach 12 Tagen des durch die Entzündung gesteigerten Impulseinstroms ins Rückenmark (TLF entzündet) reagierten 4 von 36 untersuchten Neurone im Segment L 3 auf Reizung der Faszie.

b Bei Tieren mit einer entzündeten Faszie hatte sich das Einflussgebiet der Faszie im Rückenmark ausgebreitet und erstreckte sich von Th 13 bis L 3. (Die Daten von a und b stammen aus verschiedenen Experimenten).

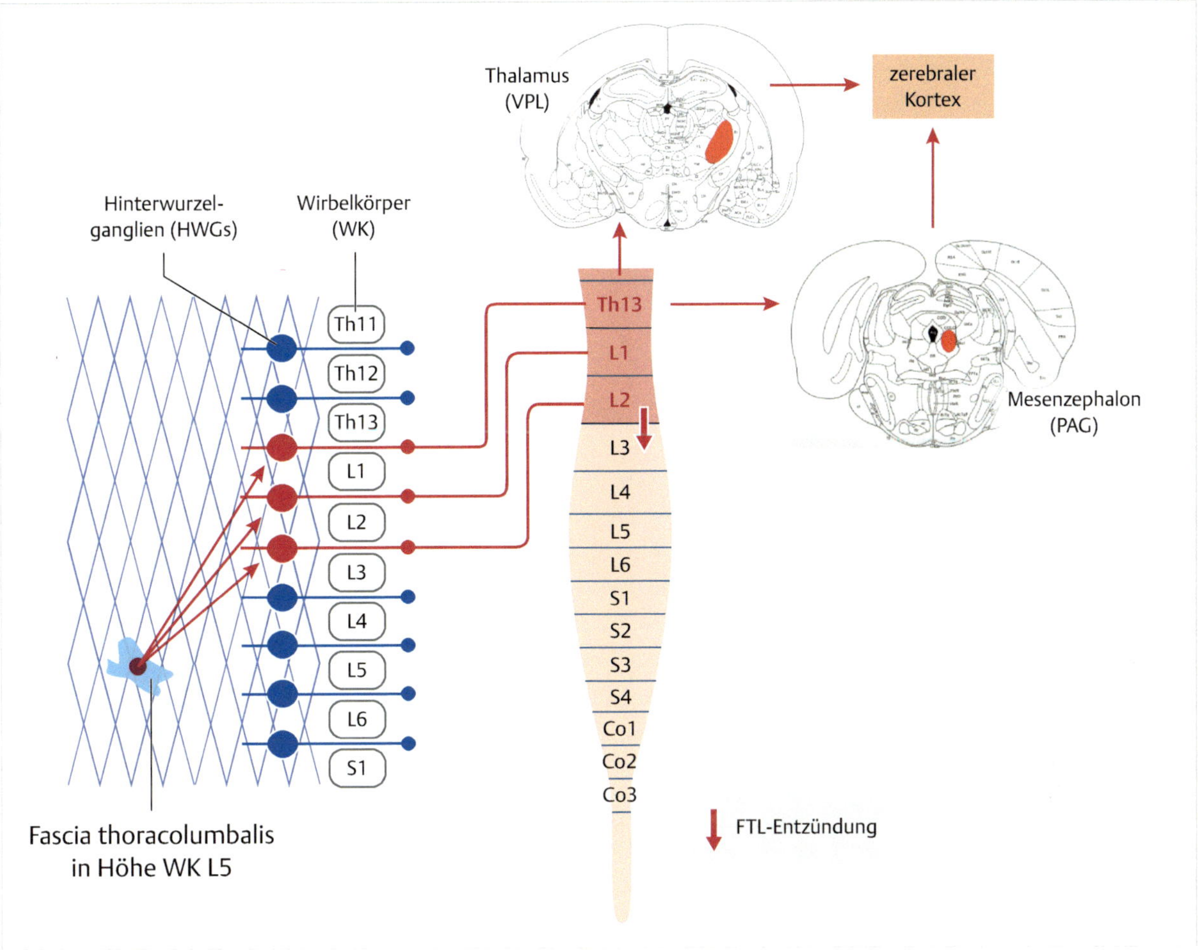

Abb. 4.15 Weg der nozizeptiven Information von einer Faszienläsion in Höhe des Wirbelkörpers L 5 bis zum Kortex. Wegen der in ► Abb. 4.11 beschriebenen Verschiebung zwischen der Lage der RFs auf der Körperoberfläche und der Lage der zugehörigen Neurone im Rückenmark erreicht die Information von der Faszienläsion nicht das HWG L 5, sondern die HWGs L 2–Th 13. Bei einer chronischen Entzündung breitet sich die Erregung im Rückenmark nach kaudal zum Segment L 3 aus (roter Pfeil). Danach steigt die Information über den Tractus spinothalamicus lateralis zum Thalamus oder über den Tractus spinomesencephalicus zum Mesenzephalon auf. Die mit der Faszienläsion verbundenen Schmerzen werden im Großhirn-Kortex (zerebraler Kortex) empfunden.

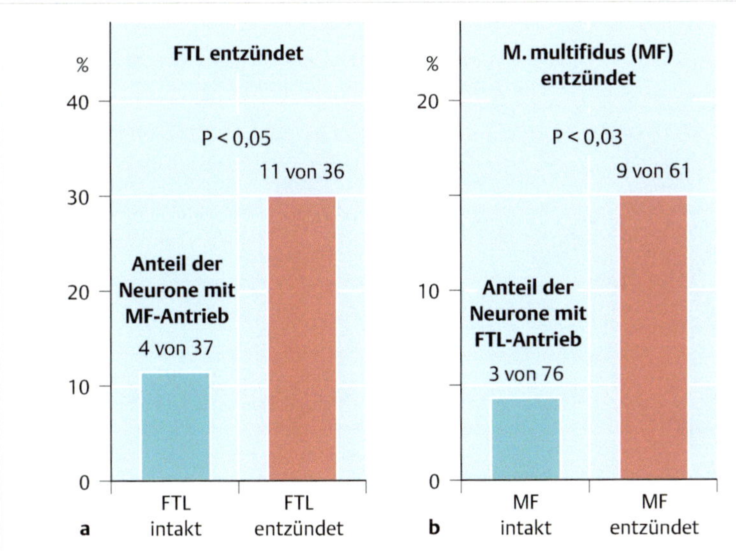

Abb. 4.16 Wechselwirkung zwischen dem nozizeptiven Weg von der FTL und dem nozizeptiven Weg vom M. multifidus (MF).

a Anteil der Neurone mit Antrieb vom MF. Eine Entzündung der FTL steigerte die Anzahl der durch Reizung des MF erregten Neurone signifikant.

b Anteil der Neurone mit Antrieb von der FTL. Ebenso kam es nach Entzündung des MF zu einem signifikanten Anstieg des Anteils der durch Reizung der FTL erregten Neurone. Offensichtlich fördert eine Entzündung der FTL den Antrieb vom MF und umgekehrt.

Die gegenseitige Beeinflussung zwischen der Aktivität von Nozizeptoren in der Faszie und dem Muskel bedeutet, dass jede langdauernde schmerzhafte Störung der Faszie auch zu Schmerzen in der Muskulatur führt und umgekehrt. Zusammen mit den Ausbreitungsvorgängen, die in ▸ Abb. 4.14 beschrieben wurden, kann es im Endeffekt nach einer gewissen Zeit zu *ausgedehnten Schmerzen in allen Weichteilen* des kaudalen Rückens kommen. Patienten mit chronischen Rückenschmerzen empfinden dann die Schmerzen diffus im gesamten Rücken. Auch bei der manuellen Untersuchung des Patienten ist dann eine Unterscheidung zwischen Faszien- und Muskelschmerz nicht mehr möglich.

Eine Möglichkeit, Faszienschmerzen von Muskelschmerzen zu unterscheiden, liegt aber in den unterschiedlichen Schmerzempfindungen, die Faszien- und Muskelschmerzen auslösen: *Faszienschmerzen* werden eher als *schneidend, brennend und stechend* beschrieben, *Muskelschmerzen* eher als *lähmend, pochend und schlagend* (Schilder et al. 2018). Die Beschreibung des Charakters der Schmerzen durch den Patienten mit Rückenschmerzen kann daher einen Hinweis darauf liefern, ob die Schmerzquelle in der Faszie oder der Muskulatur zu suchen ist. Dies ist natürlich für die *Therapie* eine entscheidende Information.

Merke

Die nozizeptiven Afferenzen von der Fascia thoracolumbalis haben eine *starke synaptische Verbindung* mit Hinterhornneuronen. Dies passt zu dem Befund, dass die FTL von allen Weichteilen des kaudalen Rückens am empfindlichsten bei schmerzhafter Reizung ist. Hinterhornneurone mit Antrieb von der kaudalen Faszie wurden bei der Ratte nur in den Segmenten Th 13 und L 1–L 2 gefunden. Das Segment L 2 innerviert die FTL direkt kranial der Crista iliaca. Dieses Fasziengebiet liegt auf der Höhe des Wirbelkörpers L 5 (L 6 bei der Ratte), wird aber von deutlich *kranialer liegenden Rückenmarksegmenten* sensibel versorgt.

Nach einer chronischen experimentellen Entzündung der Faszie war die *Innervationsdichte* mit SP- und CGRP-haltigen afferenten Fasern *erhöht*. Ebenso war die Erregbarkeit der Hinterhornneurone und der Anteil der konvergenten Neurone gesteigert. Gleichzeitig breitete sich die durch Faszienafferenzen ausgelöste Erregung im Rückenmark nach kaudal ins Segment L 3 aus. Man kann daraus folgende Schlüsse ziehen:

- Eine entzündete Faszie ist wegen der höheren Innervationsdichte mit Nozizeptoren *noch schmerzempfindlicher* als schon normalerweise.
- Die *Ausbreitung der Erregung im Rückenmark* könnte etwas mit der *Schmerzausbreitung* zu tun haben, die viele Patienten mit chronischen Rückenschmerzen angeben.

Die Entzündung der *Faszie* führte zu einem Anstieg des Anteils der Hinterhornneurone mit Antrieb von den *Muskeln* des Rückens. Der umgekehrte Fall kam ebenfalls vor: Eine Entzündung des M. multifidus löste einen Anstieg des Anteils der Neurone mit Antrieb von der Faszie aus. Verallgemeinert bedeutet dies, dass die Läsion eines Gewebes im kaudalen Rücken zu einem gesteigerten Antrieb von allen anderen tiefen Weichteilen des Rückens führt. Diese Wechselwirkungen machen es für den untersuchenden Therapeuten schwierig, die genaue Schmerzquelle in den Weichteilen des Rückens zu identifizieren.

4.5 Literatur

Barry CM, Kestell G, Gillan M et al. Sensory nerve fibers containing calcitonin gene-related peptide in gastrocnemius, latissimus dorsi and erector spinae muscles and thoracolumbar fascia in mice. Neuroscience. 2015; 291: 106–117

Bednar DA, Orr FW, Simon GT. Observations on the pathomorphology of the thoracolumbar fascia in chronic mechanical back pain. A microscopic study. Spine. 1995; 20: 1161–1164

Benninghoff A, Drenckhahn D. Anatomie. Bd. 1. 16. Aufl. München, Jena: Urban und Fischer; 2003

Hoheisel U, Mense S. Inflammation of the thoracolumbar fascia excites and sensitizes rat dorsal horn neurons. Eur J Pain. 2015; 19: 419–428. doi: 10.1002/ejp.563

Hoheisel U, Taguchi T, Treede RD et al. Nociceptive input from the rat thoracolumbar fascia to lumbar dorsal horn neurones. Eur J Pain. 2011; 15: 810–815. doi: 10.1016/j.ejpain.2011.01.007

Huijing P. Muscular force transmission: a unified, dual or multiple system? A review and some explorative experimental results. Arch Physiol Biochem. 1999; 107: 292–311

Ingber DE. Tensegrity and mechanotransduction. J Bodyw Mov Ther. 2008; 12: 198–200. doi: 10.1016/j.jbmt.2008.04.038

Jiang H, Russell G, Raso VJ et al. The nature and distribution of the innervation of human supraspinal and interspinal ligaments. Spine (Phila). 1995; 20: 869–876

Lawson SN, Crepps BA, Perl ER. Relationship of substance P to afferent characteristics of dorsal root ganglion neurones in guinea-pig. J Physiol. 1997; 505: 177–191

Reinert A, Kaske A, Mense S. Inflammation-induced increase in the density of neuropeptide-immunoreactive nerve endings in rat skeletal muscle. Exp Brain Res. 1998; 121: 174–180

Schilder A, Hoheisel U, Magerl W et al. Sensory findings after stimulation of the thoracolumbar fascia with hypertonic saline suggest its contribution to low back pain. Pain. 2014; 155: 222–231. doi: 10.1016/j.pain.2013.09.025

Schilder A, Magerl W, Klein T et al. Assessment of pain quality reveals distinct differences between nociceptive innervation of low back fascia and muscle in humans. Pain Rep. 2018; 3: e662. doi: 10.1097/PR9.0000000000000662. eCollection 2018 May

Schleip R, Klingler W, Lehmann-Horn F. Active fascial contractility: Fascia may be able to contract in a smooth muscle-like manner and thereby influence musculoskeletal dynamics. Med Hypotheses. 2005; 65: 273–277

Schmid AB, Coppieters MW, Ruitenberg MJ et al. Local and remote immune-mediated inflammation after mild peripheral nerve compression in rats. J Neuropathol Exp Neurol. 2013; 72: 662–680. doi: 10.1097/NEN.0b013e318298de5b

Stacey MJ. Free nerve endings in skeletal muscle of the cat. J Anat. 1969; 105: 231–254

Stecco C, Gagey O, Belloni A et al. Anatomy of the deep fascia of the upper limb. Second part: study of innervation. Morphologie. 2007a; 91: 38–43

Stecco C, Gagey O, Macchi V et al. Tendinous muscular insertions onto the deep fascia of the upper limb. First part: anatomical study. Morphologie. 2007b; 91: 29–37

Stecco C, Macchi V, Porzionato A et al. The fascia: the forgotten structure. Ital J Anat Embryol. 2011; 116: 127–138

Stilwell DL. Regional variations in the innervation of deep fasciae and aponeuroses. Anat Rec. 1957; 127: 635–653

Strigo IA, Craig AD. Interoception, homeostatic emotions and sympathovagal balance. Philos Trans R Soc Lond B Biol Sci. 2016; 371 (1708): 20160010. doi: 10.1098/rstb.2016.0010

Tesarz J, Hoheisel U, Wiedenhöfer B et al. Sensory innervation of the thoracolumbar fascia in rats and humans. Neuroscience. 2011; 194: 302–308

Vleeming A, Stoeckart R. The role of the pelvic girdle in coupling the spine and the legs: A clinical anatomical perspective on pelvic stability. In: Vleeming A, Mooney V, Stoeckart R. Hrsg. Movement, stability and lumbopelvic pain. Edinburgh: Elsevier; 2007: 114–137

Yahia L, Rhalmi S, Newman N et al. Sensory innervation of human thoracolumbar fascia: An immunohistochemical study. Acta Orthop Scand. 1992; 63: 195–197

Kapitel 5

Schmerzhafte Störungen der Faszie

5 Schmerzhafte Störungen der Faszie

5.1 Mechanische Überlastung

Wegen der scherengitterartigen und flächenhaften Anordnung der Kollagenfasern haben viele Faszien eine höhere Dehnbarkeit als die einzelnen Bündel von Kollagenfasern, aber trotzdem kommt es häufig zu *Überdehnungen* der Faszie.

▸ **Akute Überlastung.** Diese Form der Überlastung tritt auf, wenn z. B. beim Sport die Bewegungsrichtung plötzlich geändert wird. Squash, Tennis und Basketball sind Sportarten, bei denen solche Bewegungen besonders häufig durchgeführt werden. Beim plötzlichen Abbremsen und Neustarten kann es durch die plötzliche Überdehnung zu *Mikrorissen* in der Faszie kommen, die mit einer *sterilen Entzündung* abheilen. Die Entzündung führt oft zu *Verklebungen* zwischen den Schichten der Faszie oder zwischen der Faszie und dem umgebenden Gewebe (s. u. Kap. 5.2).

Auch bei *sehr starken Belastungen*, wie z. B. durch wiederholtes Heben schwerer Lasten, kann sich im Lauf der Zeit eine Überdehnung von Faszien und Bändern entwickeln. In Tierexperimenten wurde von King et al. (2009) die *Überdehnung des Lig. supraspinale* direkt gemessen. Die Autoren imitierten das Heben durch wiederholte starke Flexion der Wirbelsäule beim anästhesierten Tier. Es stellte sich heraus, dass das Band während der Phasen der starken Beugung um mehr als 50 % an Länge zunahm und auch 7 Stunden nach der Beugephase noch ca. *25 % länger als vor der Belastung* war. Das Band besteht aus viskoelastischem Gewebe, und deswegen blieb auch nach der Belastung eine Längenzunahme (*„Kriechen" des Gewebes*) bestehen. Gleichzeitig entwickelten sich Anzeichen einer sterilen *Entzündung* inklusive der Synthese von verschiedenen Zytokinen.

Die Gefahr von akuten Faszienverletzungen ist besonders groß bei Untrainierten oder Trainierten, die nach längerer Pause die belastende Tätigkeit wieder aufnehmen. Wider Erwarten kann eine vorsichtige Dehnungstherapie nach Faszienverletzungen positive Wirkungen haben, denn durch die Dehnung wird die Synthese von Transforming growth factor β1 (TGF-β1) gesenkt (Bouffard et al. 2008). Dieser Faktor steigert die Produktion von kollagenen Fasern. Durch die Dehnung kann einer Narbenbildung vorgebeugt werden.

▸ **Chronische Überlastung.** Besonders die Fascia thoracolumbalis kann durch eine schlechte Körperhaltung chronisch überdehnt werden. Die *schlechte Körperhaltung* wird durch langjährige Angewohnheit, fehlende körperliche Aktivität oder falsche Ergonomik des Arbeitsplatzes gefördert. Die unnatürliche Körperhaltung, oft kombiniert mit Stress und fehlender körperlicher Aktivität führt dann wegen Reizung der Nozizeptoren in Faszien und Muskeln zu Schmerzen besonders im Nacken, Schultern und Rücken.

Auch skelettale Dysbalancen, wie z. B. *degenerative oder traumatische Veränderungen* an der Wirbelsäule oder Gelenken sowie *Beinlängenunterschiede* mit *Beckenschiefstand*, bewirken chronische Überlastungen der Faszien und Muskeln.

Bei chronischen Fehlbelastungen kann es zu einem *Umbau* in der Struktur der Faszien kommen. So ist festgestellt worden, dass die Fascia thoracolumbalis (FTL) bei Patienten mit nichtspezifischen Rückenschmerzen *dicker* ist und eine *geringere Beweglichkeit* (*Gleitfähigkeit*) zwischen den Faszienschichten und gegenüber benachbarten Geweben aufweist (Langevin et al. 2011). Als mögliche Erklärung für die Änderungen der Fasziengleitfähigkeit wurde angegeben, dass die Schmerzen die Koordination der Rückenmuskeln beeinträchtigten und die Patienten ihr Bewegungsmuster änderten. Durch die *veränderte Muskelkoordination und -belastung* wurde dann offenbar auch die Faszie umgebaut. In einer späteren Untersuchung konnte dieselbe Arbeitsgruppe (Bishop et al. 2016) in Experimenten an Hausschweinen nachweisen, dass eine experimentelle Verletzung der FTL (zur Nachahmung der Schmerzen), kombiniert mit einem erzwungenen Humpeln eines Hinterbeins (zur Nachahmung der geänderten Muskelkoordination), tatsächlich dieselben Wirkungen auf die Gleitfähigkeit der Faszien und die Fasziendicke hatten wie die chronischen Schmerzen bei Patienten.

Langfristig kann es dann zu einer sog. *Verfilzung* der Faszienstruktur kommen. Verfilzung ist ein populärer Ausdruck dafür, dass die kollagenen Fasern nicht mehr regelmäßig, sondern ungeordnet angeordnet sind. Normalerweise verlaufen die Fasern leicht gewellt und bei mehrschichtigen Faszien netzgitterartig. Die irreguläre Anordnung äußert sich darin, dass die kollagenen Fasern sich überkreuzen und Knäuel bilden. Diese geänderte Struktur der Faszien ist bis zu einem gewissen Grad auch ein Altersprozess. Ältere Menschen haben oft eine verfilzte Faszie mit *vermindertem Wassergehalt* und *geringerer Elastizität*.

Merke

Schädigungen der Faszie können durch mehrere Faktoren entstehen:

- Akute Traumen, meist in Form von Überdehnungen.
- Schlechte Körperhaltung, lange Inaktivität oder falsche Ergonomik des Arbeitsplatzes. Auch Deformitäten der Wirbelsäule sind mögliche Ursachen.
- Chronische Überlastungen führen zum Umbau der Faszienstruktur. Die Faszie wird dicker, besitzt eine geringere Gleitfähigkeit und enthält weniger Wasser.

5.2 Verklebungen der Faszien

In diesem Abschnitt werden nur die Grundlagen von *myofaszialen Verklebungen* an den Extremitäten und am Rumpf behandelt. Andere häufige Verklebungen, z. B. nach Operationen (de Groef et al. 2017) und im Bauchraum (Smereczyński et al. 2012), gehören nicht zum Thema dieses Kapitels. Eine der wenigen Arbeiten, in der speziell Verklebungen der *Fascia thoracolumbalis* beim Menschen untersucht wurden, ist die von R.J. Dittrich aus dem Jahr 1955. Er hat Biopsien aus der Faszie von Patienten mit Rückenschmerzen untersucht und konnte in vielen Fällen Adhäsionen zwischen der Faszie und dem subkutanen Fettgewebe feststellen. Mit der Injektion von lokal anästhesierenden Mitteln in die Verklebungen konnte der Autor die Rückenschmerzen bei vielen der Patienten beseitigen. Eine neuere Übersicht zu Faszien mit Angaben zu Verklebungen findet sich bei Benjamin (2009).

Gewebsverklebungen sind im Allgemeinen die Folge von Entzündungen nach Verletzungen. Alle tiefliegenden Gewebsverletzungen heilen mit einer *sterilen Entzündung* ab. Verletzungen von oberflächlich liegenden Geweben sind oft mit Bakterien infiziert und daher nicht steril. Wurden Blutgefäße verletzt, kommt es zu einer Blutung mit anschließender Gerinnung und Bildung von *Fibrin-Netzen* aus Fibrin-Fasern sowie Ablagerungen von *Thrombozyten*. Die begleitende Gefäßerweiterung erlaubt es *Leukozyten* (Granulozyten und Makrophagen), aus den Kapillaren auszutreten. Die Leukozyten setzen Zytokine frei, von denen für die Wundheilung besonders der Transforming growth factor β1 (TGF-β1) wichtig ist. TGF-β1 steuert u. a. die Synthese von Kollagen-Fibrillen, die sich entlang der Fibrin-Fasern ausbreiten, sich später kontrahieren und den Wundverschluss bewirken. Weiterhin wird durch das Wachstumshormon vermehrt *Extrazellularsubstanz* gebildet, was *Faszienverklebungen* verursachen kann. Die überschießende Neubildung von kollagenen Fasern ist gleichbedeutend mit einer *Fibrose*, die das Gewebe verhärtet und sich zu einer *Narbe* entwickeln kann.

Oft begleiten *Schmerzen* die Faszienverklebungen. Die Ursache dieser Schmerzen ist nicht ganz klar. Ein wahrscheinlicher Mechanismus ist wie folgt: Die Faszien sind dicht innerviert, und daher werden sich *Nozizeptoren innerhalb der Verklebungen* befinden. Bei jeder Bewegung der Muskeln werden die Verklebungen verformt, und die Nerven werden unter Zug und/oder Druck gesetzt. Auch wenn die Nozizeptoren nicht direkt gequetscht werden, reicht der Druck oder Zug auf die zum Nozizeptor gehörende Nervenfaser aus, um sie bis zur Schwelle zu depolarisieren. Die *Nervenfaser* produziert dann Aktionspotenziale, die *projizierten* Schmerz im Versorgungsgebiet der Nervenfaser auslösen.

Faszienverklebungen können sich nicht nur nach Gewebsverletzungen bilden, sondern auch bei *funktionellen Störungen* wie lange Inaktivität und zu starke oder einseitige Belastung. In diesem Zusammenhang ist interessant, dass kurze *Dehnungsübungen* die Freisetzung von TGF-β1 und damit die Neubildung von kollagenen Fasern senken (Bouffard et al. 2008). Damit wird die Gefahr einer Fibrose mit Bewegungseinschränkung und evtl. Schmerzen verringert. Oberflächliche Fibrosen lassen sich palpieren und können so mit einer gewissen Sicherheit diagnostiziert werden (Bishop et al. 2016). Wenn man Dehnungen zur Therapie von Beschwerden oder zur Verhinderung einer Fibrose einsetzt, dürfen sie natürlich nur mit geringer Kraft durchgeführt werden.

Merke

Verklebungen (Adhäsionen) zwischen den Schichten der Faszie oder zwischen Faszie und umgebenden Gewebe können *vielfältige Ursachen* haben. Typischerweise kann jede *Verletzung oder Überlastung* der Faszie, die mit einem Zelluntergang verbunden ist und mit einer sterilen Entzündung ausheilt, zu einer Adhäsion führen. Aber auch das Gegenteil, nämlich *langdauernde Untätigkeit*, ist mit der Gefahr von Faszienverklebungen verbunden. Praktisch wichtig sind die Adhäsionen als *Schmerzquelle* für nichtspezifische Rückenschmerzen.

5

5.3 Durch Faszien bedingte Nerveneinklemmungen

Wie Muskelfasern sind auch Nervenfasern von Nervenhüllen umgeben. Die Markhüllen werden im peripheren Nervensystem von spezialisierten Zellen gebildet, den *Schwann-Zellen*. Bei markhaltigen Fasern wickeln sie sich um jeweils kleine Abschnitte des Axons, die von einem Ranvier-Schnürring bis zum nächsten reichen. Axon und Markhülle werden zusammen als *Nervenfaser* bezeichnet. Auch marklose Nervenfasern besitzen eine dünne Hülle aus Schwann-Zellen, die sich aber nicht um das Axon wickeln, sondern als dünne Schicht nebeneinander auf der Axon-Oberfläche liegen. Allgemein sind die markhaltigen Fasern druckempfindlicher als die marklosen.

Um die Nervenfasern zu einem Nerv zusammenzufassen, sind sie von Bindegewebshüllen umgeben. Das *Endoneurium* umhüllt einzelne Nervenfasern (▸ Abb. 5.1), das *Perineurium* mehrere Fasern (Faszikel) und das *Epineurium* den gesamten Nerv. Das Epineurium ist mit der Umgebung über Faszienausläufer verbunden, die von den Faszien der umgebenden Organe (bei den Extremitäten sind dies meist Muskeln) stammen. Periphere Nerven müssen sich bei jeder Gelenkbewegung mitbewegen, daher müssen die Verbindungen der Nerven mit den umgebenden Organen nachgiebig sein. Bei Extremitätennerven betragen die *Relativbewegungen* zwischen Nerv und der Umgebung um die 10 mm (N. medianus am Handgelenk; Coppieters u. Butler 2008). Bei längerer Inaktivität kön-

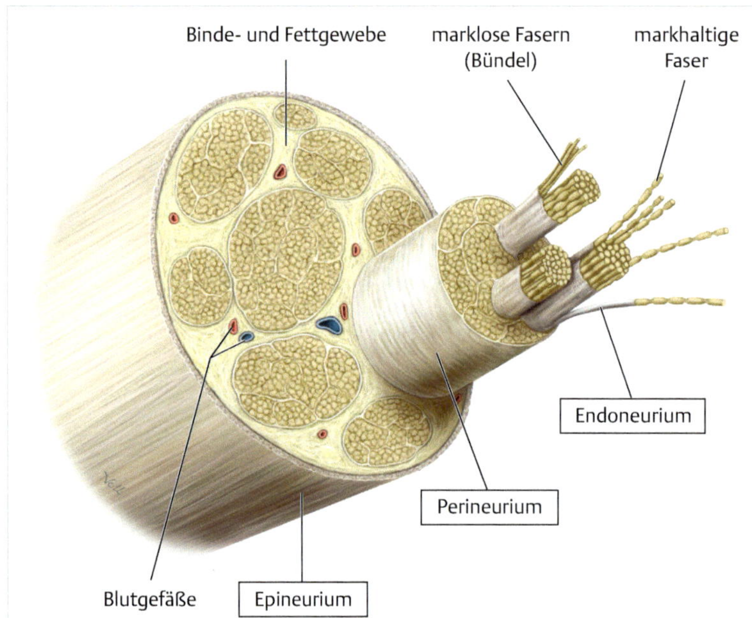

Abb. 5.1 Peripherer Nerv mit Nervenhüllen. Das Endoneurium umgibt einzelne Nervenfasern, das Perineurium Bündel von Nervenfasern (Faszikel) und das Epineurium den gesamten Nerv. In der Abbildung ist die bindegewebige Einbindung des Nerven in die umgebenden Gewebe nicht dargestellt. Ebenso fehlen die Nervi nervorum im Epineurium bzw. Perineurium. (Schünke M, Schulte E, Schumacher U. Prometheus. LernAtlas der Anatomie. Allgemeine Anatomie und Bewegungssystem. Illustrationen von M. Voll und K. Wesker. 5. Aufl. Stuttgart: Thieme; 2018)

nen auch die Hautnerven bei ihrem Durchtritt durch die oberflächliche Körperfaszie oder an anderer Stelle eingeklemmt werden.

Die *Kompressionssyndrome* (ein Syndrom ist ein Komplex aus mehreren Symptomen) sind mit subjektiven Symptomen verbunden, denn am Ort der Kompression wird die Membran der Nervenfasern bis zur Schwelle depolarisiert. Die Fasern produzieren dann Aktionspotenziale. Es handelt sich um eine *ektope Erregungsbildung*, d. h. die Aktionspotenziale entstehen nicht am normalen Ort – dem Rezeptor –, sondern an unphysiologischer Stelle im Verlauf der Faser. Je nach Funktion der gereizten Faser entstehen dann Missempfindungen (Parästhesien) wie Kribbeln, Ameisenlaufen, Schwellungsgefühl oder Schmerz. Bei *geringer Kompression* können die Parästhesien am Ort der Kompression empfunden werden, dann sind meist eine Mangeldurchblutung des Nerven oder die Nervi nervorum (Legende ▸ Abb. 5.1 und Kapitel 5.3.1) die Quelle der Missempfindungen. Bei *starker Kompression* werden die Fasern im Innern des Nerven erregt, was zu projizierten Dysästhesien oder Schmerzen im Innervationsgebiet des Nerven führt. *Langdauernde Kompressionen* können den Nerv völlig blockieren, also die Nervenleitung unterbrechen, weil die Membran der Nervenfasern dauerdepolarisiert ist. Dies ist mit Taubheit im Versorgungsgebiet des Nerven verbunden.

Die Extremitätennerven müssen bei ihrem Weg in die Körperperipherie mehrere anatomische Engstellen durchlaufen. Als Beispiel werden im Folgenden die Engstellen des N. ulnaris aufgeführt.

5.3.1 Am Arm

- Foramen intervertebrale
- Skalenuslücke
- Kubitaltunnel
- Karpaltunnel
- Guyon-Loge

Im Folgenden werde nur schmerzhafte Engpasssyndrome besprochen, die durch Faszien, Faszienstränge oder Muskeln verursacht oder verstärkt werden. Die Symptome werden oft nicht direkt durch mechanische Kompression der Nervenfasern im peripheren Nerv verursacht, sondern durch mehrere Faktoren, die oft nacheinander auftreten. Zunächst kommt es durch den Druck von außen zu einer *Mangeldurchblutung* der Nerven, dann werden die *Nervi nervorum* geschädigt, von denen viele *Nozizeptoren* darstellen (Nervi nervorum sind dünne Nervenfasern, die im Perineurium oder Epineurium liegen), als letzte Strukturen erreicht der Kompressionsdruck die *Nervenfasern* im Nerv selbst. Die Beobachtung, dass die Kompressionsschmerzen oft nachts oder morgens nach dem Aufwachen besonders intensiv sind, kann dadurch erklärt werden, dass die *Durchblutung* der Nerven aus zwei Gründen *nachts geringer* ist:

1. Der Blutdruck ist nachts niedriger (physiologischer circadianer Rhythmus des Blutdrucks) und
2. viele Patienten verändern ihre Lage beim Schlafen für längere Zeiträume nicht, besonders nach Alkoholkonsum oder Schlafmitteleinnahme. Eine Extremität bleibt dann nachts u. U. lange in einer ungünstigen Stellung liegen. Dadurch können die kleinen Blutgefäße der Nerven oder die Nervi nervorum komprimiert werden.

Foramen intervertebrale

Im höheren Alter sind Einengungen des *Foramens* wegen der oft vorhandenen degenerativen Veränderungen an der Wirbelsäule häufig. Zu nennen sind hier Arthrose der Facettengelenke und Bandscheibenvorfall. Die Therapie dieser Störungen gehört primär in das Arbeitsgebiet der Orthopäden oder Neurochirurgen. Beim engen Foramen intervertebrale kommt oft als erschwerender Faktor hinzu, dass neben der knöchernen Einengung der Nerv durch Bindegewebe fixiert ist und sich daher bei Bewegungen der Extremitäten nicht ausreichend mitbewegen kann. In diesem Fall kann der Physiotherapeut durch *Nervengleitübungen* die Beweglichkeit der Nerven im Foramen verbessern und so die Schmerzen oder Missempfindungen lindern.

Skalenuslücke (Hiatus scalenus)

► **Beschreibung.** Die Lücke wird gebildet vom M. scalenus ant. als vordere Begrenzung, dem M. scalenus med. als hintere Begrenzung und der 1. Rippe als Boden. Durch die Lücke ziehen der Plexus brachialis und die A. subclavia. Zu einem u. U. schmerzhaften *Engpass (thoracic outlet syndrome)* wird die Lücke dann, wenn sie durch Stränge der Halsfaszie oder hypertrophierte Skalenusmuskeln eingeengt wird.

► **Symptome.** Durch Kompression des Plexus brachialis kommt es zu *projizierten Schmerzen* im Versorgungsgebiet der Armnerven, durch Einengung der A. subclavia zu Durchblutungsstörungen im Arm. Typisch für die Beschwerden ist, dass ihre Stärke oft von der Stellung des Armes abhängt.

Kubitaltunnel (Sulcus ulnaris)

► **Beschreibung.** Der Tunnel besteht hauptsächlich aus einer knöchernen Rinne im Epikondylus medialis des Humerus. Der *N. ulnaris* liegt hier am medialen Rand des Ellenbogens relativ ungeschützt direkt unter der Haut. Fixiert wird er nur durch die Faszien der umgebenden Muskeln und die Muskeln selbst. Manchmal kann der Nerv durch Fasziengewebe oder Knochen (Exostosen) regelrecht eingemauert sein. Darunter leidet die *Beweglichkeit* des Nerven und seine *Durchblutung*.

► **Symptome.** Die Folge der Kompression und Beweglichkeitseinschränkung (*Kubitaltunnelsyndrom*) sind Parästhesien oder Schmerzen im sensiblen Versorgungsgebiet des N. ulnaris (hauptsächlich 4. und 5. Finger, vom 4. Finger nur die ulnare Hälfte). Hinzu kommen eine Schwäche oder Atrophie der Muskeln des Kleinfingerballens und der Mm. interossei. Bei chronischem Verlauf kann sich das Vollbild der Ulnarislähmung (*Krallenhand*) entwickeln.

Karpaltunnel (Canalis carpi)

► **Beschreibung.** Der Tunnel liegt auf der Palmarseite der *Handwurzel (Carpus)*. Der Boden des Tunnels besteht aus den Palmarflächen der proximalen Handwurzelknochen, das Dach aus dem *Lig. carpi transversum (Retinaculum flexorum)*. Das Lig. carpi transversum ist eine Verstärkung der oberflächlichen Unterarmfaszie, es zieht vom Os pisiforme (Erbsenbein) zum Os scaphoideum (Kahnbein) quer über die Handwurzel. Durch den Tunnel ziehen die Sehnen der Fingerflexoren und der *N. medianus* (▸ Abb. 5.2). Die Funktion des Lig. carpi transversum besteht darin, die Sehnen der Fingerflexoren bei Beugung der Hand dicht an den Handwurzelknochen zu fixieren. Zu einem *Engpasssyndrom* im Karpaltunnel (*Karpaltunnelsyndrom*) kommt es, wenn der N. medianus komprimiert wird. Die möglichen Ursachen für eine solche Kompression sind vielfältig: *Ödem* im Tunnel (z. B. bei Schwangerschaft), *Arthrose, Blutung, Entzündung, Überlastung* der Handmuskeln und ihrer Sehnen.

► **Symptome.** Die Symptome sind ähnlich wie bei beim Engpass im Kubitaltunnel, nur betreffen sie andere Strukturen. *Sensible Symptome* sind Parästhesien oder Schmerzen im 1. bis 4. Finger (beim 4. Finger nur die radiale Hälfte), *motorische Ausfälle* betreffen den M. flexor pollicis longus und brevis sowie den radialen Teil des M. flexor digitorum profundus. Daher können Daumen, Zeige- und Mittelfinger nicht mehr vollständig gebeugt werden. Wenn der Patient versucht, eine Faust zu machen, bleiben der 1. bis 3. Finger mehr oder weniger gestreckt. Im Extremfall kommt es zum Bild der *Schwurhand*.

Guyon-Loge

► **Beschreibung.** Die Loge kann als Abspaltung des Lig. carpi transversum auf der ulnaren Seite der Handwurzel aufgefasst werden (▸ Abb. 5.2). Das Os pisiforme bildet die ulnare Grenze der Loge. *Bitte beachten:* Der N. ulnaris und die A. ulnaris verlaufen *nicht* durch den Karpaltunnel, sondern durch die Guyon-Loge nach distal. Die häufigste Ursache für eine Kompression des N. ulnaris in der Loge (*Loge de Guyon-Syndrom*) ist das *Ganglion* (Überbein). Dabei handelt es sich um die Vorwölbung einer Gelenkkapsel zwischen den Handwurzelknochen. Weitere Ursachen sind der Druck durch den *Fahrradlenker* nach längeren Touren, die Benutzung von Krücken oder eine entzündete Arthrose der kleinen Handgelenke.

► **Symptome.** Dysästhesien oder Schmerzen im Versorgungsbereich des N. ulnaris, besonders in der palmaren Haut des kleinen Fingers und der palmaren Handkante. Auch die schon beim Kubitaltunnelsyndrom erwähnten motorischen Symptome können auftreten.

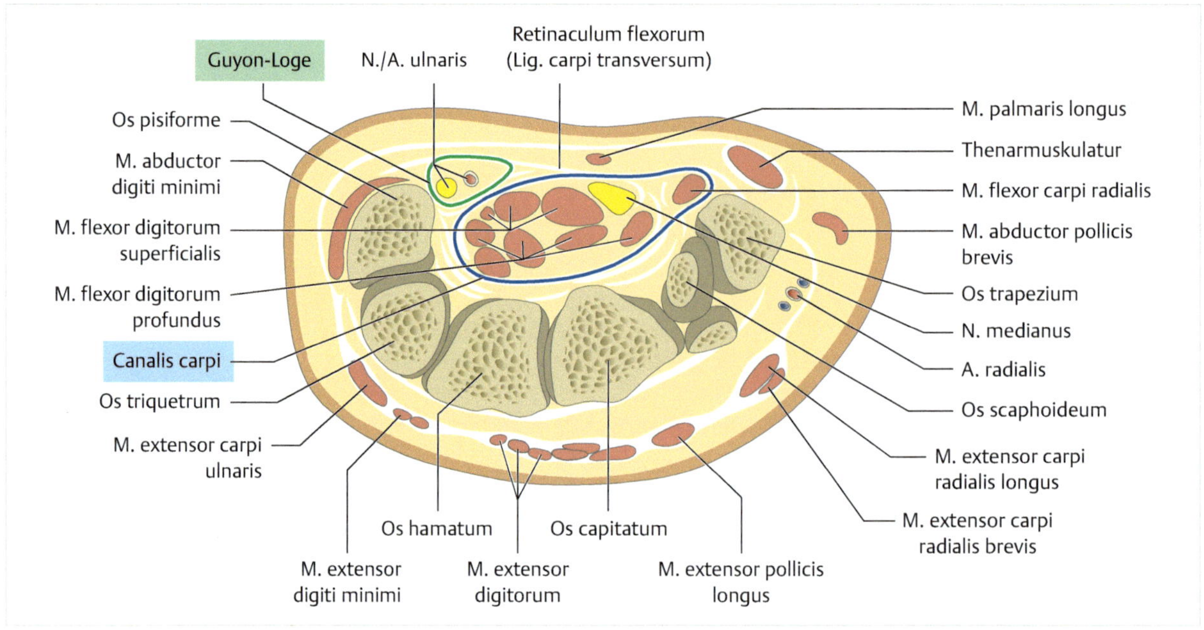

Abb. 5.2 Querschnitt durch den Karpaltunnel (Canalis carpi) ca. in Höhe der Grenze zwischen der proximalen und distalen Reihe der Handwurzelknochen. Der N. medianus ist der größte und wichtigste Nerv, der im Karpaltunnel verläuft. Bitte beachten Sie, dass der N. ulnaris mit seinen Gefäßen nicht durch den Karpaltunnel zieht, sondern durch die Guyon-Loge. (Bommas-Ebert U. Kurzlehrbuch Anatomie. 3. Aufl. Stuttgart: Thieme; 2011)

5.3.2 Am Bein

- Foramen intervertebrale (s. dazu die Bemerkung zu den Engpässen am Arm in Kapitel Foramen intervertebrale)
- Meralgia paraesthetica
- M. piriformis
- Foramen infrapiriforme
- Tarsaltunnel

Meralgia paraesthetica

► **Beschreibung.** Ein Sonderfall einer Nerveneinklemmung ist die *Meralgia paraesthetica*. Bei der Meralgie handelt es sich um ein Kompressionssyndrom des *N. cutaneus femoris lateralis*. Der Nerv verlässt das Becken durch die am weitesten lateral gelegene Ecke der Lacuna musculorum direkt unterhalb des Leistenbands und zieht nach kaudal zum lateralen Oberschenkel.

Zu den Ursachen werden Beckenkammbiopsien gerechnet, weiterhin Krafttraining der Bauchmuskeln (der Nerv durchsetzt den M. obliquus abdominis internus und externus), Adipositas, Schwangerschaft, Diabetes. Auch ganz banale Dinge wie das Tragen von engen Jeans können zur Meralgie führen.

► **Symptome.** Das Hauptsymptom sind Parästhesien oder Schmerzen in der lateralen Leistengegend, vorwiegend bei Männern.

Piriformis-Syndrom

► **Beschreibung.** Der *M. piriformis* gehört zu den tiefen Hüftmuskeln, er entspringt von der Ventralseite des Os sacrum zieht durch das Foramen ischiadicum majus und setzt unterhalb der Spitze des Trochanter major in der Fossa trochanterica des Femur an. Er ist ein Außenrotator im Hüftgelenk, das er überkreuzt. Eingesetzt wird er bei jeder Beinbewegung und besonders beim Sport. Am kaudalen Rand des Muskels verlässt der *N. ischiadicus* durch das *Foramen infrapiriforme* das Becken und zieht zum Oberschenkel (► Abb. 5.3). Der Nerv durchsetzt den Muskel manchmal mit einigen Ästen.

Unter *Piriformis-Syndrom* wird eine mechanische Irritation oder Kompression des N. ischiadicus verstanden, die durch jede körperliche Tätigkeit eintreten kann, wenn sie längere Zeit andauert. Langes Sitzen oder Fahrradfahren sind häufige Auslöser des Syndroms. Hierbei können auch eigentlich harmlose Faktoren eine verstärkende Rolle spielen, wie z. B. das Tragen des Portemonnaies in der Hüfttasche.

► **Symptome.** Viele Patienten empfinden Missempfindungen oder Schmerzen im Gesäß oder entlang des Beins bis hinunter zum Fuß. Es handelt sich meist um *projizierte Schmerzen* im Versorgungsgebiet der geschädigten Nervenfasern im N. ischiadicus, weniger um lokale Beschwerden am Ort der Kompression. Wenn Schmerzen im Gesäß auftreten, sind sie eher auf die Kompression des *N. gluteus*

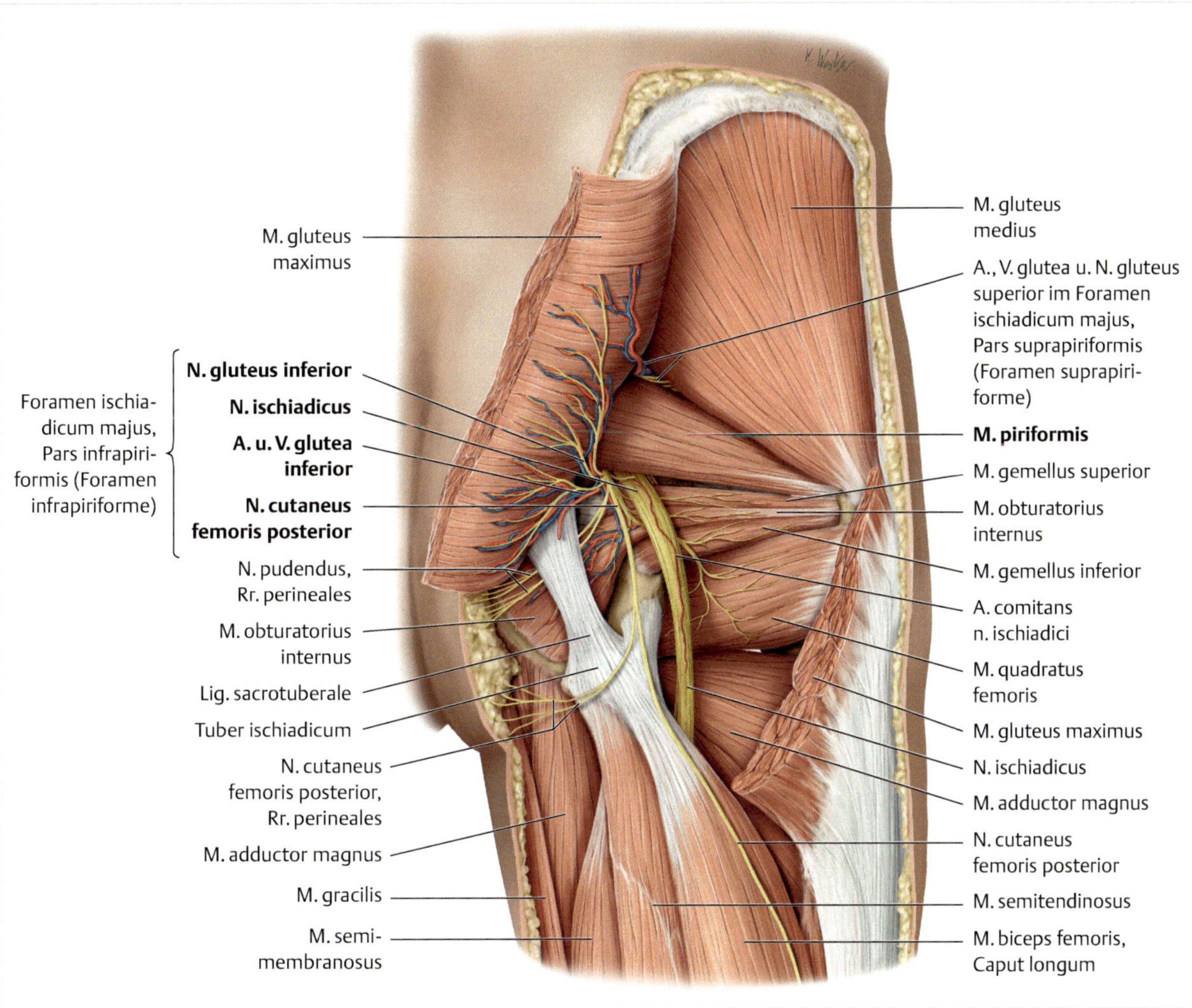

Abb. 5.3 Übersicht über das Foramen infrapiriforme mit durchtretenden Nerven und Gefäßen. Durch das Foramen treten der N. ischiadicus und der N. gluteus inferior. Das typische Piriformis-Syndrom wird durch eine Kompression des N. ischiadicus verursacht und kann Schmerzen und/oder Parästhesien an der Dorsalseite des Beins bis zum Fuß auslösen. Bitte beachten: Eine ähnliche Symptomatik entsteht auch durch einen Bandscheibenvorfall in Höhe der Rückenmarkssegmente L 4–S 3. (Schünke M, Schulte E, Schumacher U. Prometheus. LernAtlas der Anatomie. Allgemeine Anatomie und Bewegungssystem. Illustrationen von M. Voll und K. Wesker. 5. Aufl. Stuttgart: Thieme; 2018)

inferior zurückzuführen, der dicht neben dem N. ischiadicus durch das Foramen infrapiriforme zieht und u. a. den M. gluteus maximus versorgt.

Häufiges Bewegen und Dehnen des M. piriformis sind geeignet, um das Auftreten des Syndroms zu verhindern. *Bitte beachten:* Sehr ähnliche Schmerzen – auch mit Ausstrahlung in das Bein – können durch myofasziale Triggerpunkte (s. u. Kap. 8) in der Gesäßmuskulatur ausgelöst werden.

Tarsaltunnel (Canalis malleolaris)

▸ **Beschreibung.** Der Tunnel liegt an der Unterseite des medialen Knöchels („Tarsus" sind die Fußwurzelknochen), das Dach wird vom *Retinaculum musculorum flexorum pedis* gebildet. Als Retinakulum wird in der allgemeinen Anatomie ein Halteband bezeichnet. Durch den Tunnel zieht der *N. tibialis*, der sich meist schon vor dem Eintritt in den Tunnel in den N. plantaris medialis und lateralis teilt, um dann die Fußsohle zu innervieren. Die Nervenäste liegen auf der Oberfläche des Kalkaneus (Fersenbein; ▸ Abb. 5.5). Die Retinakula des Knöchels sind makroskopisch und mikroskopisch untersucht worden (Stecco et al. 2010). Es handelt sich um eine Verstärkung der tiefen (dem Epimysium anliegenden) Körperfaszie.

Das Retinakulum besteht aus drei Schichten von kollagenen Fasern und besitzt Verbindungen mit dem Periost der Tibia. Es ist mit korpuskulären (wahrscheinlich *propriozeptiven*) und freien Nervenendigungen innerviert.

Die Ursachen für ein *Tarsaltunnelsyndrom* sind vielfältig: Sie reichen von einem Plattfuß über Arthritis bis hin zu falschem Schuhwerk (z. B. hohe Berg-, Ski-, oder Wanderschuhe). Allgemein kann jeder andauernde Druck auf den Tarsaltunnel zu dem Syndrom führen. Dies gilt auch für Verstauchungen oder Zerrungen des Sprunggelenks, die auch noch nach der Heilung wegen Deformitäten des Tunnels ähnliche Beschwerden auslösen können.

▸ **Symptome.** Wie bei allen Nervenkompressionssyndromen kann es zu Dysästhesien oder Schmerzen (oft plötzlich auftretend) kommen. Besonders häufig haben die Patienten Schmerzen morgens beim Aufstehen, wenn der Fuß zum ersten Mal belastet wird.

Wenn Verstauchungen des Sprunggelenks die Ursache für die Beschwerden sind, kann es wegen der Verletzung des Retinakulums nicht nur zu mechanischen Instabilitäten des Gelenks kommen, sondern auch zu propriozeptiven Ausfällen mit der Folge von mangelnder Koordination der Unterschenkel- und Fußmuskeln.

Merke

Engpasssyndrome sind typischerweise durch degenerative Veränderungen, Schwellungen von Weichteilen oder Verletzungen bedingt. Oft haben sie eine Beteiligung durch Faszien oder andere Bindegewebe, die dann zum Engpass beitragen und die Beschwerden verstärken. Die Beschwerden bestehen aus Dysästhesien oder projizierten Schmerzen im Versorgungsgebiet des Nerven. Die Einklemmung von Nerven in der verengten Struktur kann manchmal durch physiotherapeutische Maßnahmen wie Nervengleitübungen verringert werden.

5.4 Fasziitis (Faszienentzündung)

▸ **Beschreibung.** Am häufigsten ist die *Plantarfasziitis*, daher wird sie als erste besprochen. Um die speziellen Belastungen der Fußgewölbe in ihren Grundzügen zu verstehen, sollte man sich zunächst den Aufbau des *Längsgewölbes* klarmachen (▸ Abb. 5.4 u. ▸ Abb. 5.5).

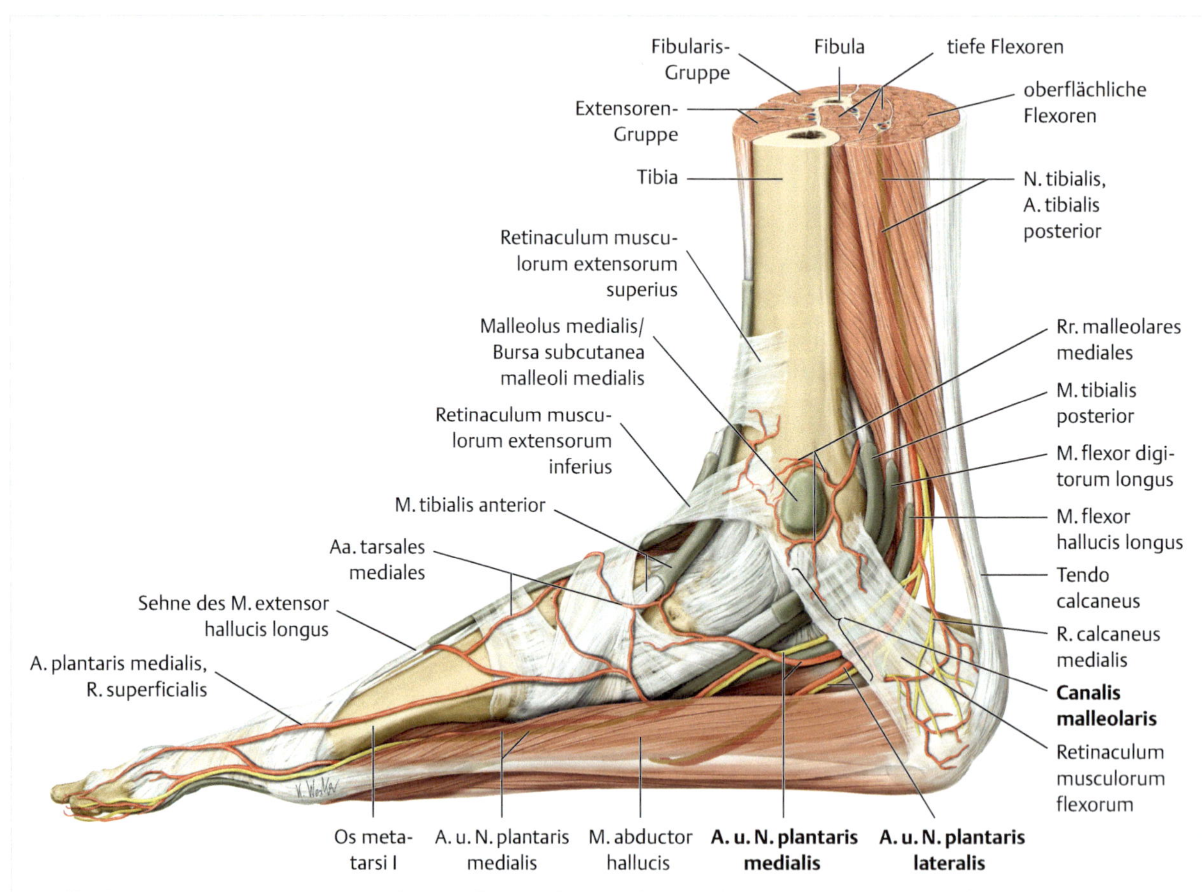

Abb. 5.4 Ansicht des rechten Fußes von medial mit dem Tarsaltunnel (Canalis malleolaris) und den durch ihn ziehenden Strukturen. Die Beschwerden beim Tarsaltunnelsyndrom werden vom N. tibialis und seinen Ästen N. plantaris medialis und lateralis verursacht. (Schünke M, Schulte E, Schumacher U. Prometheus. LernAtlas der Anatomie. Allgemeine Anatomie und Bewegungssystem. Illustrationen von M. Voll und K. Wesker. 5. Aufl. Stuttgart: Thieme; 2018)

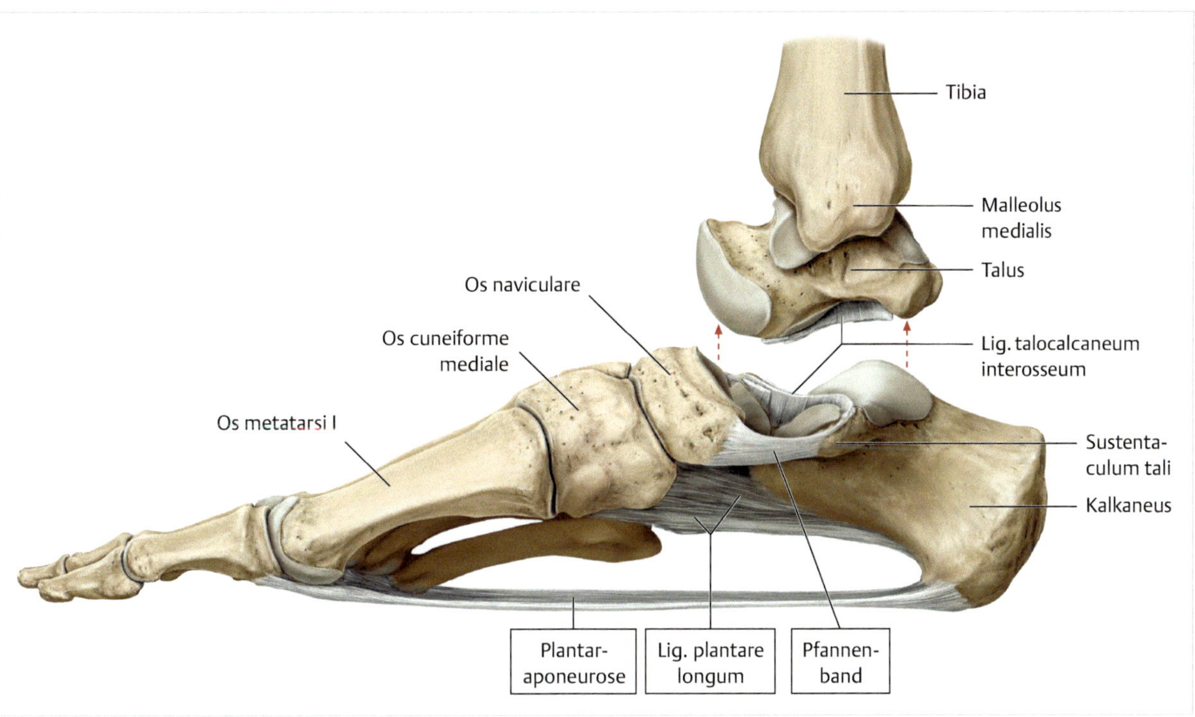

Abb. 5.5 Bänder des Längsgewölbes des Fußes. Die Schmerzen der Plantarfasziitis kommen von den Weichteilen der Ferse, die die Plantaraponeurose umgeben. Die Plantaraponeurose zieht von der Vorderkante des Fersenbeins (Kalkaneus) zu den Köpfchen der Mittelfußknochen. (Schünke M, Schulte E, Schumacher U. Prometheus. LernAtlas der Anatomie. Allgemeine Anatomie und Bewegungssystem. Illustrationen von M. Voll und K. Wesker. 5. Aufl. Stuttgart: Thieme; 2018)

Das Längsgewölbe des Fußes wird durch mehrere Bänder, Aponeurosen und Muskeln gestützt. Die wichtigsten Strukturen sind:

- Die *Plantaraponeurose* (▸ Abb. 5.5). Sie liegt direkt unter der Haut der Fußsohle und spannt sich zwischen der medialen Vorderkante des Kalkaneus (Fersenbein) und den Köpfchen der Mittelfußknochen aus.
- Das *Lig. plantare longum* liegt näher am knöchernen Fußgewölbe. Es entspringt von der Plantarfläche des Kalkaneus und zieht nahe an den Knochen der Fußwurzel hauptsächlich zum Os cuboideum (Würfelbein) an der Lateralseite der Fußwurzel.
- Das *Pfannenband* (Lig. calcaneonaviculare) liegt den Knochen der Fußwurzel direkt an. Der Name rührt daher, dass das Band mit seiner verknorpelten Innenfläche einen Teil der *Pfanne des unteren Sprunggelenks* bildet. Das Band zieht von der Unterseite des Kalkaneus zum Os naviculare (Kahnbein).
- Auch *Muskeln* unterstützen das Längsgewölbe, so z. B. der *M. flexor digitorum longus* und der *M. flexor hallucis longus.*

Der Name „Plantarfasziitis" trifft eigentlich nicht zu, denn eine histologisch nachweisbare Entzündung der Faszie liegt meist nicht vor (Wearing et al. 2006). Oft sind allerdings die Weichteile um die Faszie an der Ferse entzündet, was an der Schwellung, Rötung und Druckschmerzhaftigkeit zu erkennen ist. In der Faszie selbst wurden Risse und Ödeme gefunden, was für eine Überlastung der Faszie spricht.

Die *mechanische Überlastung* scheint die Hauptursache für die Plantarfasziitis zu sein. Man findet sie daher besonders häufig bei Langstreckenläufern und anderen Sportlern. Auch Fußdeformitäten (z. B. Plattfüße) werden als Ursache genannt. Neben lokalen Einrissen findet man manchmal komplette *Rupturen* (Abrisse) der Faszie.

Oft tritt die Plantarfasziitis zusammen mit einem *Fersensporn* auf. Hierbei handelt es sich um einen Knochenvorsprung am ventralen Ursprung der Plantarfaszie am Kalkaneus. Der Sporn ist aber nicht unbedingt die Ursache der Schmerzen. Er wird oft bei der Untersuchung des plantaren Fußes mit Ultraschall gefunden.

▸ **Symptome.** Das typische Symptom ist der *Fersenschmerz* bei Belastung der Fußsohle, besonders der Ferse. Der Schmerz tritt besonders nach längeren Ruhephasen auf, z. B. morgens nach dem Aufstehen. Die ersten Schritte können dann extrem schmerzhaft sein. Auch das Gehen auf den Zehenspitzen ist wegen der Schmerzen unmöglich.

5.5 Mediales Tibiakantensyndrom

▶ **Beschreibung.** Das mediale Tibiakantensyndrom hat noch viele andere Namen, wie z. B. „Tibiales Stress-Syndrom“, „*Tibiakantensyndrom*“ oder im Englischen „shin splints“. Der auch verwendete Name „Tibia fasciitis“ deutet auf die sterile *Entzündung* einer Faszie hin. Es handelt sich um die *tiefe Faszie* des Unterschenkels, die in das *Periost* der medialen und vorderen Tibiakante übergeht und durch Septen die Muskellogen am Unterschenkel bildet. Die Faszie umhüllt die gesamte Muskulatur des Unterschenkels und wird bei allen Muskelkontraktionen mitbewegt. Das Syndrom ist durch die Überlastung des Muskel- und Fasziengewebes bedingt und tritt daher besonders bei Sportlern auf. Alle Sportarten, die mit einer hohen Belastung der Fuß- und Unterschenkelmuskeln verbunden sind, wie z. B. Fußball und andere Ballsportarten, können das Syndrom auslösen. Eventuell spielt eine schnelle *Volumenzunahme* der Unterschenkelmuskeln durch forciertes Training eine Rolle, denn die Muskellogen des Unterschenkels sind sehr steif und geben nicht nach. Stark gefährdet sind Jogger und Langstreckenläufer, es handelt sich daher um ein typisches *Überlastungssyndrom*.

▶ **Symptome.** Die Schmerzen sind zu Beginn bewegungsabhängig und treten besonders am Übergang der Faszie zum Periost der medialen und vorderen *Tibiakante* auf. Manchmal wird noch ein *mediales Tibiakantensyndrom* – bei dem die Schmerzen an der kaudalen medialen Tibiakante auftreten – von einem *lateralen Syndrom* unterschieden, das eine Schmerzlokalisation an der proximalen lateralen Tibiakante aufweist. Die Tatsache, dass die Schmerzen dicht an der Tibiakante empfunden werden, passt zu dem MRT-Befund einer *Knochenhautentzündung*. Wegen des Übergangs zwischen tiefer Faszie und Periost spielen auch Mechanismen wie bei einer *Insertionstendinose* eine Rolle. Risikofaktoren für die Entwicklung eines medialen Tibiakantensyndroms sind u. a. weibliches Geschlecht, Übergewicht, starke Pronation des Vorfußes beim Laufen und frühere Sportverletzungen (Reinking et al. 2017).

Merke

Häufige Entzündungen der Faszie sind die Plantarfasziitis und das mediale Tibiakantensyndrom. Bei der Plantarfasziitis ist jedoch nicht die Plantarfaszie entzündet, sondern das umgebende Gewebe. Ursache beider Entzündungen ist eine meist durch Sport ausgelöste Überlastung der Faszien.

5.6 Das ISG-Syndrom

▶ **Beschreibung.** Das Iliosakralgelenk (ISG, heute oftmals auch Sakroiliakalgelenk, SIG, genannt. Lateinische Bezeichnung: Articulatio sacroiliaca (▶ Abb. 5.6a).) ist ein *straffes Gelenk* (Amphiarthrose), das einen Gelenkspalt besitzt, aber keine größeren Bewegungen erlaubt. Willkürliche Bewegungen in dem Gelenk sind nicht möglich. Das ISG liegt zwischen Os sacrum (Kreuzbein) und dem linken und rechten Darmbein (Os ilium). Das Kreuzbein ist ein keilförmiger Knochen, der die Verbindung zwischen der kaudalen Wirbelsäule und dem Beckenring herstellt. Besonders auf der Dorsalseite des Kreuzbeins befinden sich viele *Bänder* (die dorsalen sakroiliakalen Bänder), die das Kreuzbein mit den Darmbeinen verbinden (▶ Abb. 5.6b).

▶ **Symptome.** Das ISG-Syndrom ist eine schmerzhafte Veränderung im Bereich des ISG, die oft von den Patienten als Rückenschmerz beschrieben wird. Die Schmerzen werden oft in den kaudalen Rücken, das Gesäß, die Leiste und den dorsalen Oberschenkel übertragen. Als Ursache kommt u. a. eine Verkantung der Gelenkflächen infrage (sog. *ISG-Blockade*). Eines der Hauptkriterien für eine Gelenkblockade ist eine *Einschränkung* der passiven *Beweglichkeit*. Die Blockade wird oft muskulär fixiert, d. h. durch den Schmerz spannen sich die umliegenden Muskeln im Rücken, Gesäß und Bauch an, um die schmerzauslösenden Bewegungen zu verhindern. Auch die langdauernden Kontraktionen dieser Muskeln können zu den Schmerzen beitragen.

Die *Innervation* des Gelenks stammt aus den Rückenmarkssegmenten S 1–S 4 und endet in vielen korpuskulären und marklosen Endigungen. Die Nervenendigungen sind besonders in den dorsalen Bändern nachgewiesen worden (Grob et al. 1995). Wir müssen daher annehmen, dass ein Großteil der Schmerzen beim ISG-Syndrom im dorsalen Bandapparat des Gelenks seinen Ursprung hat. Dies ist auch der Grund, warum das Syndrom unter dem Kapitel „Faszien“ abgehandelt wird.

Die *Ursachen* für die Auslösung eines ISG-Syndroms sind vielfältig: Infrage kommen degenerative Veränderungen der Bänder kombiniert mit abrupten Drehbewegungen des Rumpfes. Typisch sind auch Stolpern beim Gehen oder das Verfehlen einer Treppenstufe beim Hinuntergehen. Wie bei den anderen besprochenen Syndromen spielen länger anhaltende Inaktivität und damit eine Schwäche der Rumpf- und Gesäßmuskeln eine große Rolle. Die tiefen Rückenextensoren, Bauchwandmuskeln, M. psoas und Gesäßmuskeln sind für die *Stabilität* des Gelenks von großer Bedeutung.

Eine natürliche Ursache eines ISG-Syndroms ist die *Schwangerschaft*. Gegen Ende der Schwangerschaft wird vermehrt das Hormon *Relaxin* freigesetzt, das Bindegewebe und Muskeln im Beckenbereich auflockert. Auf diese Weise wird das gesamte Becken und damit der Geburtskanal erweitert. Besonders die Lockerung der dorsa-

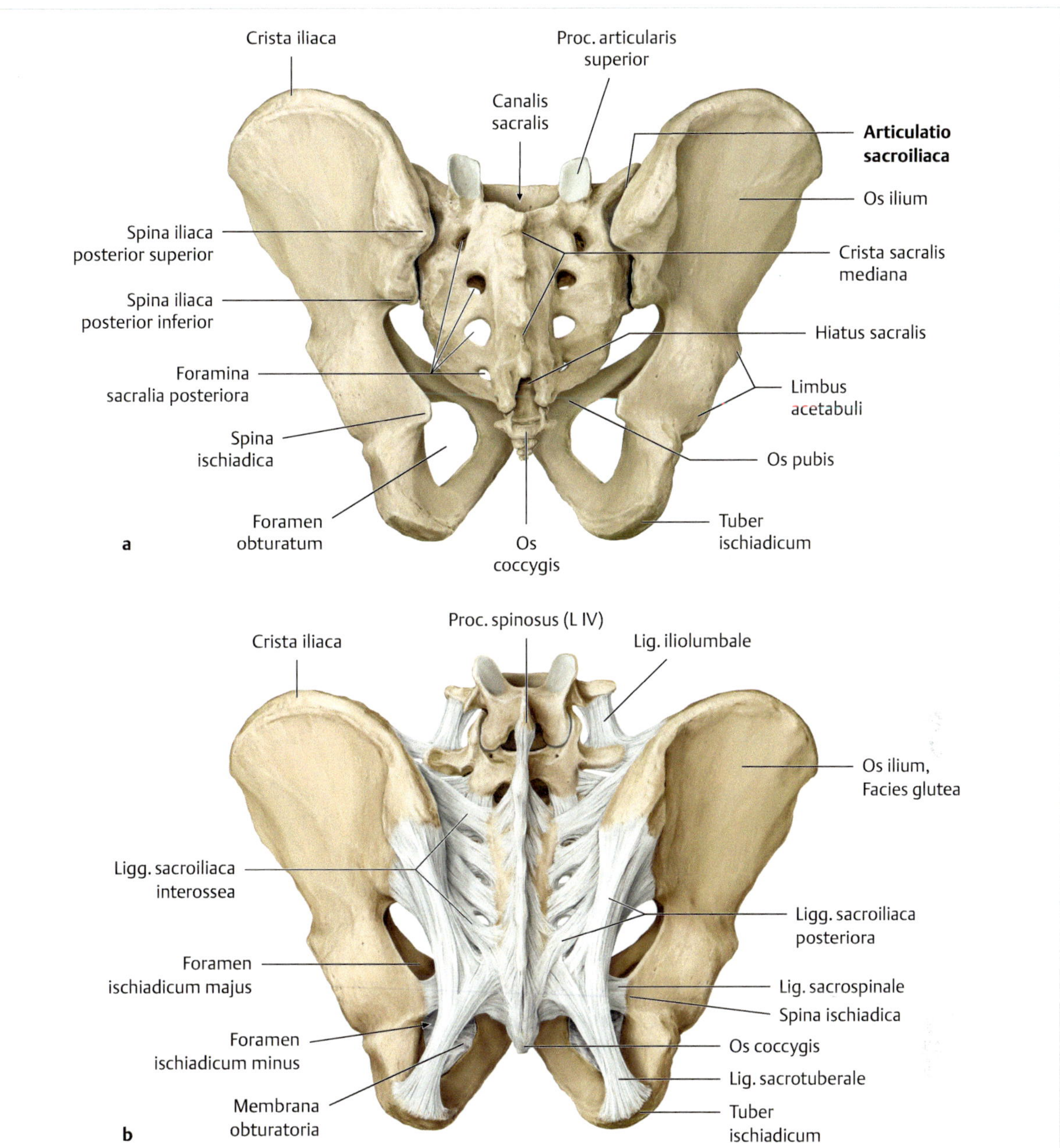

Abb. 5.6 Dorsalansicht des Beckens mit Kreuzbein (Os sacrum) und dem Sakroiliakalgelenk (Articulatio sacroiliaca).

a Darstellung der Beckenknochen ohne Bänder. (Schünke M, Schulte E, Schumacher U. Prometheus. LernAtlas der Anatomie. Allgemeine Anatomie und Bewegungssystem. Illustrationen von M. Voll und K. Wesker. 5. Aufl. Stuttgart: Thieme; 2018)

b Darstellung wie in ▶ Abb. 5.6a, aber jetzt zusammen mit den starken Bändern, die das Kreuzbein mit dem Darmbein (Os ilium) dorsal verbinden und dabei das Sakroiliakalgelenk überspannen. (Schünke M, Schulte E, Schumacher U. Prometheus. LernAtlas der Anatomie. Allgemeine Anatomie und Bewegungssystem. Illustrationen von M. Voll und K. Wesker. 5. Aufl. Stuttgart: Thieme; 2018)

len Bänder des ISG kann dann zu einem ISG-Syndrom führen.

5.7 Faszienschmerzen durch erhöhte Sympathikusaktivität

Für die spekulative Annahme, dass eine gesteigerte Aktivität des Sympathikus als Schmerzauslöser für die Faszie infrage kommt, sprechen drei Befunde:

1. *Schilderungen von Schmerzpatienten*, dass ihre nichtspezifischen Rückenschmerzen schlimmer werden, wenn sie unter psychischem Stress stehen.
2. Der hohe Anteil der Innervation der Fascia thoracolumbalis mit *sympathischen Fasern*, von denen wahrscheinlich viele eine vasokonstriktorische Funktion haben.
3. Die *Innervation* der Faszien mit nozizeptiven Fasern, die durch eine Minderdurchblutung mit begleitender Gewebsazidose erregt werden können.

Da sich die sympathischen Fasern in der Faszie mit wenigen Ausnahmen in der Nähe der Blutgefäße befinden, könnte es sich bei den Sympathikus-Fasern um *vasokonstriktorische Fasern* handeln. Diese Fasern setzen Noradrenalin frei und drosseln dadurch die Durchblutung der Faszie. (Es gibt allerdings auch vasodilatorische sympathische Fasern.) Die Minderdurchblutung der Faszie könnte eine *Gewebsazidose* auslösen und über die erhöhte H^+-Ionen-Konzentration Fasziennozizeptoren erregen.

Inwieweit in den Faszien bzw. in dem gut durchbluteten subkutanen Gewebe eine sympathisch bedingte Vasokonstriktion stattfindet, ist allerdings bisher nicht untersucht worden. Es gibt solche Untersuchungen für den Skelettmuskel, bei dem lokale Stoffwechselprodukte und sympathische Aktivität zusammen für die Regulierung der Durchblutung sorgen. Faszien haben aber einen *langsameren Stoffwechsel* als der Muskel, so dass sich die Ergebnisse vom Muskel nicht ohne Weiteres auf die Faszie übertragen lassen. Dass die vielen sympathischen Fasern in der Faszie zu einer schmerzhaften Ischämie führen können, muss daher eine *Hypothese* bleiben.

Ein anderer Mechanismus der Schmerzauslösung im kaudalen Rücken durch sympathische Aktivität wurde von Gillette et al. (1995) beschrieben: Durch elektrische Reizung von sympathischen *Efferenzen* im Tierversuch konnten sensible WDR-Neurone im Rückenmark erregt werden. Ein großer Teil dieser Erregungen ging auf eine Art Reflex in der Peripherie zurück, wobei die *sympathischen Efferenzen nozizeptive Afferenzen* von den tiefen Weichteilen des Rückens aktivierten. Dieser Befund spricht für eine Beteiligung der sympathischen Aktivität am nichtspezifischen Rückenschmerz.

5.8 Einige anatomisch-physiologische Anmerkungen zu Faszientherapien

Die meisten sog. Faszientherapien wirken *nicht selektiv* auf die Faszien, sondern auch auf andere Gewebe. Es ist deshalb schwer zu beurteilen, über welche Mechanismen die Therapien wirken. Wenn ein Therapeut die Behandlung vornimmt – also keine Therapie durch den Patienten selbst erfolgt –, ist immer auch ein *Placeboeffekt* beteiligt. Praktisch alle Patienten empfinden Berührungen durch die Hände des Therapeuten als angenehm und verbinden damit positive Erwartungen an den Erfolg der Therapie. Es ist schon lange bekannt, dass der Placeboeffekt u. a. durch eine Erregung der deszendierenden Schmerzhemmung mit Freisetzung körpereigener morphinähnlicher Substanzen ausgelöst wird. Daher kann man durch Gabe des Morphin-Antagonisten *Naloxon* das Auftreten des Placeboeffekts verhindern (Grevert et al. 1983).

Interessanterweise wurde in einer Arbeit berichtet, dass eine statische Dehnung von Muskeln und Bändern *nicht zu anhaltenden Veränderungen* in diesen Strukturen führt. Die beobachtete Zunahme des Bewegungsumfangs wurde durch eine *erhöhte Toleranz* der Versuchspersonen gegenüber Dehnungsreizen erklärt (Konrad u. Tilp 2014).

Dass viele manuelle Therapien mit einem Placeboeffekt verbunden sind, soll *keine Abwertung* bedeuten. Es ist eher ein Manko der modernen Medizin, dass die Patienten in den meisten Praxen und Kliniken nicht mehr manuell durch den Arzt untersucht werden.

5.8.1 Fascial release

In der am häufigsten angewendeten Form werden die Haut und tiefer gelegene Gewebe durch langsam ausgeübten gleitenden Zug und Druck mit den Daumen oder mehreren Fingern beider Hände gedehnt. Anwendungsgebiete sind *Faszien mit Verklebungen (Adhäsionen)* und *periphere Nerven*, die wegen langer Inaktivität des Patienten mit dem umgebenden Bindegewebe verbacken sind. Die mangelnde Beweglichkeit der Nerven kann zu Parästhesien und Schmerzen führen.

Myofascial release bedeutet eigentlich, dass primär Muskeln behandelt werden, die mit umgebenden Faszien und anderen Bindegewebe verklebt sind. Allerdings werden Fascial release und Myofascial release oft mit der gleichen Bedeutung verwendet.

Fascial release wirkt wahrscheinlich hauptsächlich über die mechanische Beseitigung der Verklebungen. Da immer gleichzeitig auch Mechanorezeptoren der Haut gereizt werden, könnte die Auslösung der *segmentalen Schmerzhemmung* (Hemmung der nozizeptiven dünnen Afferenzen durch Aktivität in den dicken mechanorezeptiven Afferenzen bei WDR-Neuronen) ebenfalls eine Rolle spielen, falls es sich um schmerzhafte Störungen handelt.

5.8.2 Faszientherapie mit der Faszienrolle

Der Name Faszienrolle (Foam rolling oder self myofascial release) ist eigentlich nicht korrekt, denn die Rolle wirkt auf alle möglichen Gewebe und über viele Mechanismen. Meist wird die Rolle in der Form angewendet, dass der Patient den schmerzhaften oder verspannten Körperteil (Rücken oder Extremitäten) *aktiv* über die Rolle bewegt.

In der Literatur gibt es eine Vielzahl von Arbeiten, die über positive und negative Wirkungen der Schaumstoffrolle berichten. Für das Ergebnis der Studien sind sehr viele Faktoren von Bedeutung, wie z. B. Dauer der Anwendung, behandelter Muskel, Versuchspersonen (Gesunde oder Patienten mit Muskelkater) und gemessene Werte für die Erfolgsbeurteilung (Bewegungsumfang, Sprunghöhe, EMG, Schmerzen).

Ein Nachteil der Rolle besteht darin, dass sie an der Auflagefläche einen *hohen mechanischen Druck* aufbaut, der je nach dem Härtegrad der Rolle und dem Gewicht des Patienten gewebsschädigende Ausmaße annehmen kann (Freiwald et al. 2016; Macdonald et al. 2014). Als Folge können nicht nur Schmerzen, sondern auch Hämatome durch Zerreißen von Blutkapillaren auftreten. Daher besteht eine Reihe von *Kontraindikationen* für die Anwendung der Faszienrolle: Thrombose, Krampfadern, Blutungsneigung und periphere Neuropathien, um nur einige zu nennen. Besonders bei den Extremitäten sollte die Anwendung hauptsächlich *von distal nach proximal* erfolgen, um die Klappen in den Venen und Lymphgefäßen durch die von der Rolle bewirkten Flüssigkeitsverschiebungen nicht zu überlasten.

Eine kürzlich publizierte Studie (Hodgson et al. 2018) kommt zu dem Schluss, dass die Rolle kurzfristig gute Effekte zeigt, aber langfristig keine Änderungen der Messwerte (Bewegungsumfang, Muskelleistung) nachweisbar sind.

Die Faszienrolle wirkt wahrscheinlich über eine Vielzahl von Mechanismen, von denen viele *nicht wissenschaftlich gesichert* sind:

- Trainingseffekt durch *aktives Bewegen* des Körperteils über die Faszienrolle. Selbst wenn z. B. nur die Oberschenkelmuskeln behandelt werden, muss praktisch der gesamte Körper arbeiten, inklusive der oberen Extremität. Tatsächlich könnte dies der hauptsächliche Wirkmechanismus der Rolle sein.
- *Massage* von Haut und tieferen Geweben (Faszien, subkutanes Gewebe, Muskeln, Sehnen und Aponeurosen).
- Lösen von *Faszienverklebungen und -verhärtungen.*
- Lösen von *muskulären Verspannungen.*
- Auslösung der *segmentalen Schmerzhemmung* (dies setzt eine schmerzlose Anwendung der Rolle voraus, (Kap. 2.13.1).
- Auslösung eines *Placeboeffekts*, der auch bei Selbstbehandlung auftritt.

Ob es nach einer Muskelüberlastung durch die Anwendung der Faszienrolle zu einer schnelleren *Regeneration* des Muskel-Faszien-Verbundes kommt, ist umstritten. Theoretisch könnte der gleitende Druck der Rolle zu einer schnelleren Neubildung von kollagenen Fasern führen. Das Fasziengewebe wird sowieso ständig umgebaut, und daher werden fortlaufend neue Kollagenfasern gebildet.

Noch kürzlich wurde in einer Übersichtsarbeit (Kalichman u. Ben David 2017) darauf hingewiesen, dass in der Literatur Angaben zur *Wirksamkeit der Faszienrolle bei Schmerzen* praktisch völlig fehlen. Trotzdem sind Schmerzen – bes. Rückenschmerzen – ein häufiges Anwendungsgebiet.

5.9 Literatur

Aquino CF, Fonseca ST, Gonçalves GG et al. Stretching versus strength training in lengthened position in subjects with tight hamstring muscles: a randomized controlled trial. Man Ther. 2010; 15: 26–31. doi: 10.1016/j.math.2009.05.006

Benjamin M. The fascia of the limbs and back – a review. J Anat. 2009; 214: 1–18

Bishop JH, Fox JR, Maple R et al. Ultrasound Evaluation of the Combined Effects of Thoracolumbar Fascia Injury and Movement Restriction in a Porcine Model. PLoS One. 2016; 28; 11(1): e0147393. doi: 10.1371/journal.pone.0147393

Bouffard NA, Cutroneo KR, Badger GJ et al. Tissue stretch decreases soluble TGF-beta1 and type-1 procollagen in mouse subcutaneous connective tissue: evidence from ex vivo and in vivo models. J Cell Physiol. 2008; 214: 389–395

Coppieters MW, Butler DS. Do 'sliders' slide and 'tensioners' tension? An analysis of neurodynamic techniques and considerations regarding their application. Man Ther. 2008; 13: 213–221

De Groef A, Van Kampen M, Vervloesem N et al. An evaluation tool for myofascial adhesions in patients after breast cancer (MAP-BC evaluation tool): Development and interrater reliability. PLoS one. 2017; 12(6): e0179116. doi:10.1371/journal.pone.0179116. eCollection 2017

Dittrich RJ. Local anesthesia in diagnosis and treatment of low back pain. Am Pract Dig Treat. 1955; 6: 859–861

Freiwald J et al. Foam-Rolling in sport and therapy – Potential benefits and risks: Part 2 – Positive and adverse effects on athletic performance. Sports Orthop Traumatol. 2016; 32: 267–275

Gillette RG, Kramis RC, Roberts WJ. Sympathetic activation of cat spinal neurons responsive to noxious stimulation of deep tissues in the low back. Pain. 1994; 56: 31–42

Grevert P, Albert LH, Goldstein A. Partial antagonism of placebo analgesia by naloxone. Pain. 1983; 16: 129–143

Grob KR, Neuhuber WL, Kissling RO. Innervation of the sacroiliac joint of the human. Z Rheumatol. 1995; 54: 117–122

Hodgson D, Lima D, Low L et al. Four weeks of roller massage training did not impact range of motion, pain pressure threshold, voluntary contractile properties or jump performance. Int J Sports Phys Ther. 2018 Aug; 13 (5): 835–845

Kalichman L, Ben David C. Effect of self-myofascial release on myofascial pain, muscle flexibility, and strength: A narrative review. J Bodyw Mov Ther. 2017; 21: 446–451. doi: 10.1016/j.jbmt.2016.11.006

King K, Davidson B, Zhou BH et al. High magnitude cyclic load triggers inflammatory response in lumbar ligaments. Clin Biomech (Bristol, Avon). 2009; 24: 792–798. doi: 10.1016/j.clinbiomech.2009.07.011

Konrad A, Tilp M. Increased range of motion after static stretching is not due to changes in muscle and tendon structures. Clin Biomech (Bristol, Avon). 2014; 29: 636–642. doi: 10.1016/j.clinbiomech.2014.04.013

Langevin HM, Fox JR, Koptiuch C et al. Reduced thoracolumbar fascia shear strain in human chronic low back pain. BMC Musculoskelet Disord. 2011; 12: 203. doi: 10.1186/1471-2474-12-203

Macdonald GZ, Button DC, Drinkwater EJ et al. Foam rolling as a recovery tool after an intense bout of physical activity. Med Sci Sports Exerc. 2014; 46: 131–142. doi: 10.1249/MSS.0b013e3182a123db

Reinking MF, Austin TM, Richter RR et al. Medial Tibial Stress Syndrome in Active Individuals: A Systematic Review and Meta-analysis of Risk Factors. Sports Health. 2017; 9: 252–261. doi: 10.1177/1941738116673299

Smereczyński A, Starzyńska T, Kołaczyk K et al. Intra-abdominal adhesions in ultrasound. Part I: The visceroperitoneal bordeline, anatomy and the method of examination. J Ultrason. 2012; 12: 472–478. doi: 10.15557/JoU.2012.0034

Stecco C, Macchi V, Porzionato A et al. The ankle retinacula: morphological evidence of the proprioceptive role of the fascial system. Cells Tissues Organs. 2010; 192: 200–210. doi: 10.1159/000290225

Wearing SC, Smeathers JE, Urry SR et al. The pathomechanics of plantar fasciitis. Sports Med. 2006; 36: 585–611

Kapitel 6

Schmerzhafte funktionelle Störungen der Muskulatur

6 Schmerzhafte funktionelle Störungen der Muskulatur

Vorbemerkung

Muskelschmerz ist dadurch gekennzeichnet, dass der Patient eines oder mehrere der folgenden Symptome angibt:

- *Spontanschmerzen* (Schmerzen ohne Einwirkung äußerer Reize, meist bei akuten oder schweren Schäden)
- *Allodynie* (Schmerzen bei Einwirkung von schwachen, normalerweise nicht schmerzhaften Reizen)
- *Hyperalgesie* (überstarke Schmerzen bei Einwirkung von Schmerzreizen)
- *Bewegungsschmerz* (Schmerzen bei Kontraktion oder passiver Bewegung des Muskels)
- *Übertragene Schmerzen* (Schmerzen in einiger Entfernung von der erkrankten oder verletzten Muskelstelle. Die Schmerzübertragung folgt dabei keinem Versorgungsgebiet eines peripheren Nerven. In der Praxis werden diese Schmerzen oft als *pseudoradikuläre Schmerzen* bezeichnet)

Bei der Untersuchung von *Geschlechtsunterschieden* ergab sich beim Muskelschmerz ein interessanter Befund: Da die Muskelnozizeptoren auch NMDA-Rezeptormoleküle für *Glutamat* besitzen, kann man durch intramuskuläre Injektion von Glutamat Muskelschmerz auslösen. Frauen reagierten auf Glutamatinjektionen mit *deutlich stärkeren Schmerzen* als Männer. Dieser Unterschied war nicht durch subjektiv andere Bewertungen des Schmerzreizes von Frauen bedingt, sondern hatte offensichtlich eine neuroanatomische Basis. Experimente an Ratten zeigten, dass die durch Glutamat hervorgerufenen Erregungen in Muskel- und Gelenkafferenzen bei weiblichen Tieren stärker waren als bei männlichen Ratten (Cairns et al. 2001). Diese Ergebnisse sind von großer Wichtigkeit, denn sie könnten erklären, warum allgemein bei Krankheiten mit Muskelschmerzen Frauen überrepräsentiert sind.

6.1 Traumen

6.1.1 Muskelprellung (Kontusion)

Eine Prellung des Muskels (oder Gelenks) wird durch *stumpfe Gewalteinwirkung* auf das Gewebe hervorgerufen. Die Ursache sind meist Tritte oder ein Zusammenprall mit anderen Sportlern bei Kontaktsportarten (z. B. Fußball, Handball). Aber auch im Haushalt kann es durch Stürze oder Anstoßen an harte Kanten zu Prellungen kommen.

Der mechanische Stoß führt bei starker Gewalteinwirkung zu *Gefäßzerreißungen und Blutungen* in das Gewebe. Bei einer Muskelprellung liegt der Bluterguss (*Hämatom*) meist so tief unter der Haut, dass von außen kein Hämatom sichtbar ist.

Definition

Ein *Hämatom* ist eine Blutansammlung im Gewebe außerhalb der Blutgefäße. Wenn die Blutung oberflächlich unter der Haut liegt, entwickelt sich schnell ein sichtbares Hämatom („blauer Fleck"). Durch die Blutgerinnung und den Abbau des Blutfarbstoffs Hämoglobin ändert das Hämatom im Verlauf der nächsten Tage seine Farbe von Rot über Braun zu Grün.

Besonders im Muskel mit seiner straffen Faszie und dem Epimysium kann es zu starken *Drucksteigerungen* kommen (s. Kompartmentsyndrom). Schmerzhaft ist das Hämatom durch die ursächliche Verletzung mit Untergang von Muskelzellen und anderen Gewebsbestandteilen. Besonders schmerzhaft sind Blutungen nach Gewalteinwirkungen auf das Schienbein. Die Blutung liegt dann zwischen Knochen und Periost. Gründe für die Schmerzen bei diesem periostalen Hämatom sind die hohen lokalen Drücke (das Periost ist praktisch undehnbar) und die dichte Innervation des Periosts, auch mit Nozizeptoren (Mach et al. 2002). Der hohe lokale Druck ist zum größten Teil durch Schwellungsprozesse im Gewebe bedingt; der Blutdruck ist dafür kaum ausreichend.

6.2 Muskelzerrung

6.2.1 Beschreibung

Der Name „Muskelzerrung" deutet an, dass ein Schaden an den Muskelfasern vorliegt, allerdings ist es bei einer Zerrung wahrscheinlich, dass die *Faszien* stärker betroffen sind. Die Muskelzerrung hat ähnliche Ursachen und löst ähnliche Symptome aus wie ein Muskelfaserriss (s. u. Kap. 6.3), nur in abgeschwächter Form. Allgemein gilt, dass eine Muskelzerrung und auch der Muskelfaserriss dann besonders leicht auftreten, wenn

- die Muskulatur ermüdet oder überfordert ist,
- die Muskeln nicht aufgewärmt und vorgedehnt wurden,
- ein Vorschaden vorliegt (alte Verletzung),
- die äußeren Bedingungen schlecht sind (Kälte, Nässe).

Man kann zwei Arten der Muskelzerrung (s. u. Kap. Muskelzerrung bei hoher oder unphysiologischer Belastung und Kap. Muskelzerrung durch langsam auftretende Überlastung des Sehnen-Knochen-Übergangs) unterscheiden, wobei die Trennung nicht scharf ist.

Muskelzerrung bei hoher oder unphysiologischer Belastung

Diese Form der Zerrung tritt *plötzlich* bei einer sehr hohen oder unphysiologischen Belastung auf, z. B. bei einem schnellen Richtungswechsel oder Starten aus dem Stand bei Ballsportarten und beim sportlichen Laufen. Die Schmerzen setzen sofort nach dem Ereignis ein und sind oft in den Beinmuskeln lokalisiert.

Besonders häufig ist die *ischiokrurale Muskulatur* an der Rückseite des Oberschenkels betroffen. Zu dieser Muskulatur gehören folgende Muskeln: M. biceps femoris (eigentlich nur das Caput longum), M. semimembranosus und M. semitendinosus. Wie der Name ischiokrural sagt, entspringen die Muskeln am Tuber ischiadicum des Beckens und setzen an der Fibula bzw. Tibia am Unterschenkel (Crus) an. Alle Muskeln sind 2-gelenkig, daher hängt ihr Dehnungszustand sowohl von der Stellung des Hüftgelenks als auch der des Kniegelenks ab. Die Muskelgruppe streckt die Hüfte und beugt das Knie. Besonders stark wird die Muskelgruppe daher gedehnt, wenn die *Beugung in der Hüfte gleichzeitig mit der Streckung im Knie* erfolgt. Diese Stellung ist z. B. während des Laufens beim Vorschwingen des Beins kurz vor dem Aufsetzen des Fußes vorhanden.

Zur Zerrung kommt es erst, wenn die Muskeln während der Dehnung kontrahiert werden (*exzentrische Kontraktion*). Hierbei sind die auftretenden Kräfte im Muskel-Faszienverbund besonders hoch. Eine solche Belastung tritt z. B. beim Weitsprung bei der Landung nach dem Sprung auf.

Wenn der Patient die Schmerzen in den *Rückenmuskeln* empfindet, ist oft ein schnelles und/oder *verdrehtes Aufrichten* aus gebückter Haltung die Ursache. Populär werden diese Schmerzen oft als *„Hexenschuss"* bezeichnet, weil man früher annahm, dass die aus heiterem Himmel auftretenden Schmerzen von dem Pfeil einer bösartigen Hexe ausgelöst wurden. Der medizinische Ausdruck für diese Schmerzen ist *Lumbago*. Die Ursachen für den sog. Hexenschuss sind vielfältig und nicht immer muskulär. Auch ein Bandscheibenvorfall oder ein enger Spinalkanal kann in Kombination mit einer untrainierten Rückenmuskulatur der Auslöser sein. Einige Ärzte nehmen an, dass die Ursache eher in einer *Verrenkung* (Subluxation) *des Hüftgelenks* gesucht werden muss. Die Behandlung besteht dann aus manualmedizinischen Techniken, wie z. B. Mobilisationen („Einrenkungen").

Muskelzerrung durch langsam auftretende Überlastung des Sehnen-Knochen-Übergangs

Die zweite Form der Zerrung ist eine eher *langsam auftretende* Überlastung des Sehnen-Knochen-Übergangs, oft am Ansatz der Patellarsehne. Die Schmerzen setzen langsam ein, weil sich durch die wiederholte Belastung *Mikrotraumen* in den Sehnen bilden, die nicht abheilen können, weil schon die nächste Belastung folgt. Im Endeffekt muss die Tätigkeit wegen zunehmender Schmerzen abgebrochen werden.

6.2.2 Symptome

Bei der plötzlich auftretenden Form der Zerrung sind in schweren Fällen die Schmerzen so massiv, dass jede Form von Bewegung des betroffenen Körperteils vermieden wird. Beim Hexenschuss gilt dies besonders für das Aufrichten aus gebückter Haltung.

Bei der Zerrung der ischiokruralen Muskulatur werden verschiedene Schweregrade unterschieden, die von leichten Schmerzen ohne Funktionsverlust bis hin zu starken Schmerzen mit Funktionsverlust und evtl. Anrissen von Muskelfasern reichen.

Beim leichten Schweregrad zeigt sich mit bildgebenden Verfahren wie der Magnetresonanztomografie (MRT) meist nur ein *ausgedehntes Ödem* ohne Zerreißung von Muskelfasern. Ist die Verletzung schwerer, mit Anrissen von Muskelfasern oder Sehnenanteilen, lassen sich im MRT oft Hämatome nachweisen. Bei der manuellen Untersuchung findet man häufig eine reflektorische Verhärtung (Spasmus) von den Muskelgruppen, die den verletzten Muskel ruhigstellen bzw. das Gelenk stabilisieren. Dieser Befund ist oft auch bei Bandscheibenschäden und engem Spinalkanal vorhanden. Der Muskelspasmus kann zu den bestehenden Schmerzen beitragen.

6.3 Muskelfaserriss

6.3.1 Beschreibung

Wie der Name andeutet, sind beim Muskelfaserriss einzelne oder mehrere *Muskelfasern* (Muskelzellen) *gerissen*. Der Riss verläuft aber meist nicht an einer engumschriebenen Stelle quer zur Muskellängsachse, sondern kann sich in longitudinaler Richtung über *mehr als 10 cm* erstrecken. Im MRT findet man Zeichen von Faserunterbrechungen und Hämatome (▶ Abb. 6.1). Ist der Riss dicht unter der Haut lokalisiert, können Hämatome von außen sichtbar sein.

Die Ursache für einen Muskelfaserriss ist fast immer ein *schneller Richtungswechsel*, wie er bei vielen Ballsportarten nötig ist. Fördernde Faktoren sind fehlende Aufwärmung vor der Belastung, Ermüdung und mangelnder Trainingszustand. Wenn die Menge der gerissenen Fasern

6

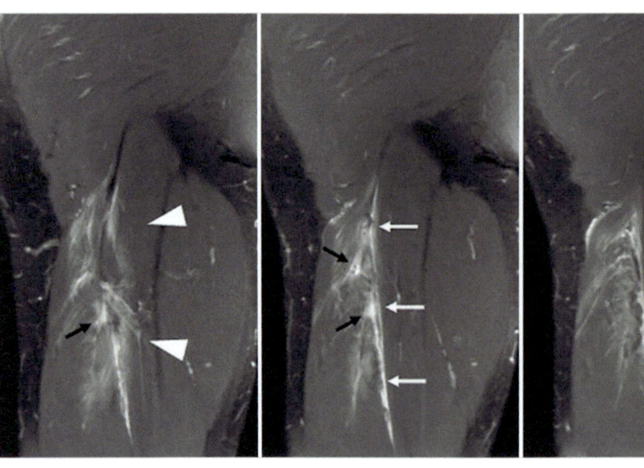

Abb. 6.1 Muskelfaserriss im M. biceps femoris. Das MRT-Bild macht deutlich, dass – entgegen einer weit verbreiteten Annahme – der Riss nicht quer zur Richtung der Muskelfasern verläuft, sondern eher in Längsrichtung. Weiße Pfeilspitzen: Ödemähnliche Veränderungen; weiße Pfeile: Zerreißungen von Muskelfasern; schwarze Pfeile: kleine Hämatome. (Quelle: Wörtler K. MRT von Muskelverletzungen. Radiologie up2date 2014; 14(04): 291–304)

groß ist, spricht man auch von *Muskelbündelriss*. Manchmal kann der Riss durch die Haut hindurch als Delle sichtbar sein oder ist bei manueller Untersuchung palpabel.

Dass sich Muskelfasern bei einer Überlastung während der Kontraktion selbst zerreißen können, ist eigentlich schwer zu verstehen. Im Tierversuch kann man diesen Zustand nachahmen. ▶ Abb. 6.2 zeigt einen histologischen Längsschnitt durch den Wadenmuskel der Ratte. Eine *Muskelermüdung* wurde dadurch hergestellt, dass der Muskel durch elektrische Reizung des Muskelnerven über 30 min lang jede Sekunde einmal eine maximale Zuckung vollführen musste. Zusätzlich wurde der Muskel dadurch geschwächt, dass eine Substanz intramuskulär injiziert wurde, die die *Azetylcholinesterase* hemmt. Die Injektion führte zu einer unphysiologisch hohen Konzentration des Transmitters *Azetylcholin* im Spalt der neuromuskulären Endplatte.

In ▶ Abb. 6.2 erkennt man neben anderen Auffälligkeiten zwei Muskelfasern, die sich selbst zerrissen haben. Die zerrissenen Fasern setzen aus ihrem Zytoplasma hohe Konzentrationen von *ATP* und andere Substanzen frei, die *Muskelnozizeptoren* erregen. Besonders ATP könnte durch Bindung an P2X3 Rezeptormoleküle viele Nozizeptoren in der Umgebung des Muskelfaserrisses aktivieren und so Schmerzen auslösen. Jede Muskelfaser enthält ATP in Konzentrationen, die ausreichen, um Muskelnozizeptoren zu stimulieren (Reinöhl et al. 2007).

6.3.2 Symptome

Die Schmerzen setzen *unmittelbar* mit der Läsion ein und zwingen zum sofortigen Abbruch jeder Aktivität. So kann man als Zuschauer bei einem Fußballspiel einen Muskelfaserriss im Bein eines Spielers daran erkennen, dass der Sportler wie vom Blitz getroffen aus vollem Lauf in Hinken übergeht.

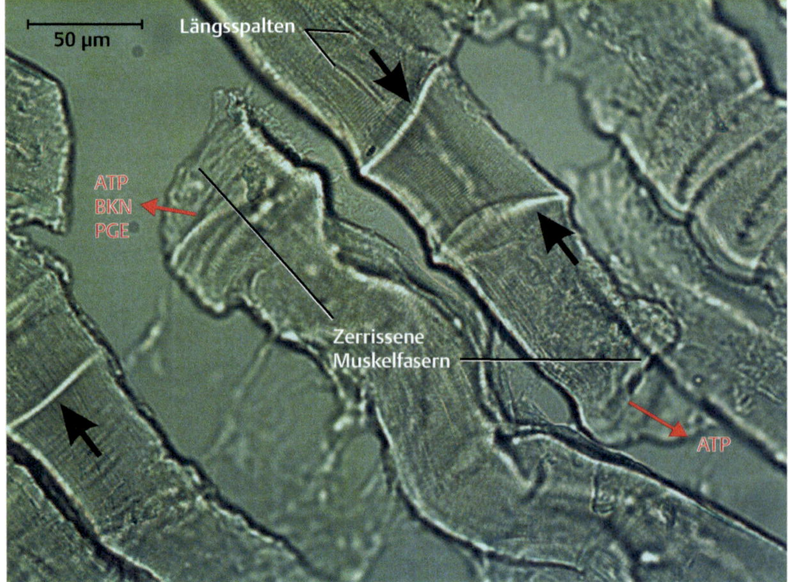

Abb. 6.2 Histologisches Bild eines Längsschnitts durch den M. gastrocnemius-soleus der Ratte. Die Abb. zeigt den Zustand des Muskels nach einer experimentellen Überlastung (1800 maximale Zuckungen des Muskels innerhalb von 30 min bei erhöhten Konzentrationen von ACh im Spalt der neuromuskulären Endplatte). Gut zu erkennen sind die Enden zweier Muskelfasern, die sich bei den Kontraktionen selbst zerrissen haben. Aus den zerrissenen Fasern werden Reizstoffe für Nozizeptoren freigesetzt (rote Pfeile), die im Zytoplasma der Muskelfasern in relativ hohen Konzentrationen vorkommen (ATP, Bradykinin [BKN] und Prostaglandine der E-Gruppe [PGE]). Besonders ATP ist ein sehr effektiver Reizstoff für Nozizeptoren. Neben den Zerreißungen zeigen die Muskelfasern noch weitere pathologische Veränderungen wie Längsspalten und lokale Kontrakturen (schwarze dicke Pfeile).

Merke

Eine sog. *Muskel*zerrung besteht wahrscheinlich eher aus einer Zerrung des *Faszien*gewebes, weil die Myosin- und Aktinfilamente ohne großen Widerstand auseinandergezogen werden können. Ein Muskelfaserriss verläuft meist nicht quer zur Faserrichtung, sondern in *Längs*richtung der Fasern.

6.4 Muskuläre Dysbalancen

Vorbemerkung

In der Literatur wird die Annahme einer Verkürzung und Verlängerung eines Muskels kritisch kommentiert (Freiwald u. Engelhardt 1996). Die Begriffe werden meist durch *Hypertrophie* und *Atrophie* ersetzt. Eine *echte Längenänderung* eines Muskels in Abhängigkeit von der Belastung wird meist bestritten.

6.4.1 Beschreibung

Dysbalancen liegen dann vor, wenn das Gleichgewicht (▶ Abb. 6.3a) zwischen der Kraft oder Spannung von Agonist und Antagonist gestört ist. Dazu kann es kommen, wenn

- einzelne Muskeln oder Muskelgruppen *hypertrophiert* sind (s. Muskel B in ▶ Abb. 6.3b; Klee 1995). Die Hauptursache der Hypertrophie ist eine einseitige Belastung im täglichen Leben und/oder in der Arbeitswelt. Auch ein *falsches Training* im Fitnessstudio, das nur bestimmte Agonisten kräftigt, kann die Ursache sein.
- Eine echte dauerhafte Verlängerung von Muskeln, wie bei Muskel A in ▶ Abb. 6.3b und ▶ Abb. 6.3c dargestellt, scheint es nicht zu geben. Stattdessen sind die Muskeln atrophiert, wobei als Ursache eine langdauernde Inaktivität und falsche Haltung im Alltagsleben (langes Sitzen, schlechte Körperhaltung) angesehen werden. Insofern entspricht die ▶ Abb. 6.3b nicht mehr den neuen Kenntnissen. Wenn ein Agonist atrophiert ist, überwiegt die Kontraktionskraft des Antagonisten, auch ohne Training. Zu den Muskeln, die bei Inaktivität besonders häufig atrophieren, gehören der M. psoas, die Adduktoren des Oberschenkels und die Strecker des Unterschenkels (besonders der M. gastrocnemius-soleus).

Eine *pathologische Ursache* für eine muskuläre Dysbalance ist der *Beckenschiefstand* (z. B. verursacht durch Beinlängenunterschied), der zu einer ständigen Überdehnung der Faszie und der Rückenmuskeln auf der Seite mit dem kürzeren Bein führt. Ein weiterer pathologischer Grund für einen Beckenschiefstand ist eine Lähmung des *N. glutaeus superior*, der den M. glutaeus medius und minimus versorgt. Beim Stand auf einem Bein (z. B. abwechselnd beim Gehen) halten diese Muskeln normalerweise das Becken in der Waagerechten. Steht der Patient auf dem Bein mit dem geschädigten Nerven, können die gelähmten Muskeln das Becken nicht in der Horizontalen halten und es sinkt auf der Gegenseite ab (*Trendelenburg-Zeichen*).

Mit Beckenschiefstand ist zwangsläufig eine *Skoliose* verbunden, eine seitliche Verkrümmung der Wirbelsäule in der Frontalebene, die entweder C-förmig oder S-förmig sein kann. Die seitliche Verkrümmung führt zur Überlastung der Faszien und Muskeln seitlich der Wirbelsäule.

6.4.2 Symptome

Bei schlechter Ergonomik des Arbeitsplatzes (z. B. am Computer) kann sich durch ständiges Sitzen in vorgeneigter Haltung ein *Rundrücken* entwickeln. Fördernd wirkt dabei eine oft vorhandene Schwäche der Rückenstrecker, kombiniert mit einer relativen Stärke der Bauchmuskulatur. Nach längeren Arbeitsphasen treten Schmerzen auf, die meist im Rücken empfunden werden.

Nach jahrelanger falscher Belastung der Muskeln werden auch die *Gelenke* schmerzhaft verändert, auf die die Muskeln wirken. Die unphysiologische Belastung führt zu Knorpelschäden (Arthrose), die wiederum schmerzhafte reflektorische *Muskelspasmen* nach sich ziehen können. Im Endeffekt leidet der Patient unter Dauerschmerzen in Muskeln und Faszien der betroffenen Körperregion.

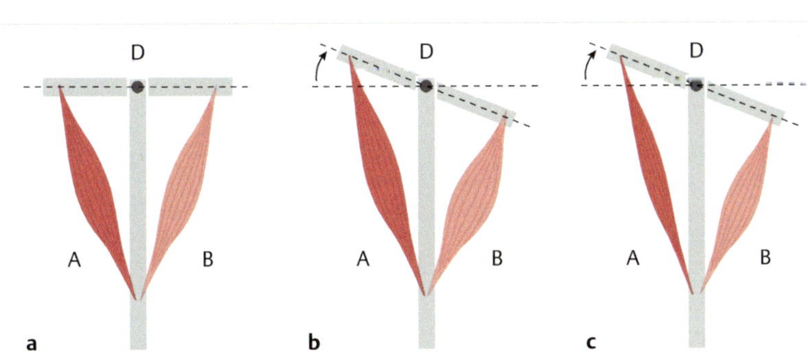

Abb. 6.3 Schematische Darstellung einer muskulären Dysbalance nach Klee (1995).
a Die Balance ist gewahrt.
b Es liegt eine Hypertrophie des Muskels B vor.
c Es liegt eine Atrophie des Muskels A vor.

Therapie

Bei einer muskulären Dysbalance wird von vielen Autoren das *statische Dehnen* nicht mehr empfohlen, weil Dehnen die Muskelfaserlänge nur für kurze Zeit vergrößert. Interessanterweise wird die kurzfristige Verlängerung der Muskelfasern durch Dehnung auf eine *erhöhte Dehnungstoleranz* der Versuchspersonen zurückgeführt und nicht auf eine echte Zunahme der Muskellänge (Konrad u. Tilp 2014). Die *Kräftigung des Antagonisten* durch Training scheint eine bessere Methode zu sein, um eine Hypertrophie des Agonisten auszugleichen (Aquino et al. 2010).

Merke

Die muskuläre Dysbalance ist durch ein Missverhältnis in der Spannung oder Kraft zwischen Agonist und Antagonist gekennzeichnet. Statt von einer Längenzunahme spricht man jetzt eher von der Atrophie eines Muskels, die Verkürzung wird als Hypertrophie bezeichnet. Durch statisches Dehnen kann wahrscheinlich keine echte Längenzunahme eines Muskels erreicht werden, besser ist das Training des Antagonisten.

6.5 Restless-Legs-Syndrom (RLS)

6.5.1 Beschreibung

Im Deutschen wird das Syndrom auch manchmal als „Rastlose-Beine-Syndrom" bezeichnet. Es handelt sich um eine Störung im *extrapyramidalen motorischen System*, die zu unkontrollierbaren Bewegungen hauptsächlich der Beine führt. Da die Störung meist nachts am stärksten ausgeprägt ist und den normalen Schlaf ständig unterbricht, wird sie in der Medizin auch zu den Schlafstörungen gezählt (Trotti 2017). Das Restless-Legs-Syndrom kann zusammen mit anderen Erkrankungen auftreten (z. B. Parkinson-Krankheit), kommt aber auch isoliert vor.

Die Ursache scheint *eine Störung (ein Mangel) im Dopaminsystem* des ZNS zu sein, oft kombiniert mit einem Eisenmangel. Auch eine genetische Veranlagung wird diskutiert. Die Tatsache, dass die Symptome meist nachts auftreten, werden als Hinweis auf eine Störung des zirkadianen (ca. 24-Stunden) Rhythmus gewertet. Als Therapie werden oft Dopaminvorstufen als Medikament gegeben, weil Dopamin selbst die Blut-Hirn-Schranke nicht passieren kann.

6.5.2 Symptome

Das Hauptsymptom sind nicht kontrollierbare Zuckungen und Bewegungen der Beine oder Füße, die manchmal mit *schmerzhaften Krämpfen* verbunden sind. Andere unangenehme Sinnesempfindungen sind Kribbeln, Ziehen in den Muskeln und Bewegungsdrang. Die Folge sind häufige Schlafunterbrechungen mit langen Wachperioden (▸ Abb. 6.4), wobei die gesamte Schlafdauer stark reduziert ist. Langfristig führt der Schlafmangel zu ständiger Müdigkeit und die häufigen schmerzhaften Schlafunterbrechungen können in ein chronisches Schmerzsyndrom übergehen.

Die Patienten stehen oft nachts auf und laufen herum, was meist schnell zur Erleichterung führt. Aber sobald sie wieder im Bett liegen, kehren die Missempfindungen zurück. Die Häufigkeit von RLS steigt mit dem Alter.

Das *soziale Leben* leidet stark unter dem Syndrom, denn die Patienten können nicht längere Zeit ruhig sitzen, was einen Kino- oder Restaurantbesuch praktisch unmöglich macht. Längere Autofahrten oder Flüge sind ebenfalls schwierig durchzuhalten.

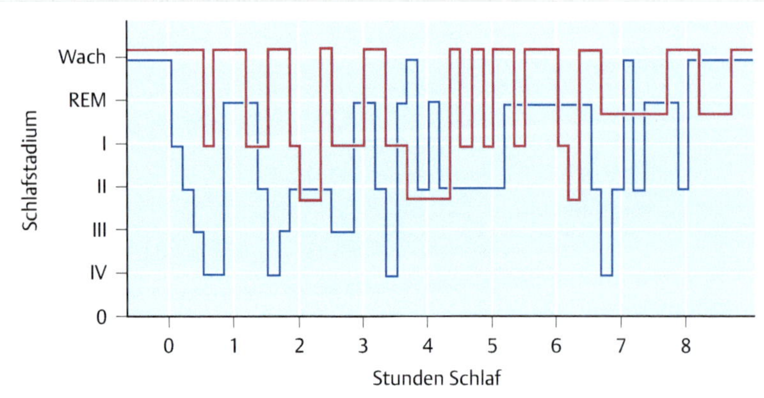

Abb. 6.4 Schlafstadien eines Gesunden und eines Patienten mit Restless-Legs-Syndrom (RLS). Der Gesunde (blaue Linie) erreicht kurz nach dem Einschlafen den Tiefschlaf (Stadium III und IV), um dann immer flachere Stadien zu durchlaufen, bis er nach ca. 8 Stunden wieder aufwacht. Der RLS-Patient (rote Linie) erreicht dagegen den Tiefschlaf nicht und wird oft während der Nacht wach. Am nächsten Morgen fühlt er sich zerschlagen und immer noch müde. REM: rapid eye movement. Schlafstadium mit schnellen Augenbewegungen und vermehrtem Auftreten von Träumen. Die Muskulatur ist erschlafft.

Merke

Die Missempfindungen des RLS treten oft nachts auf, wenn die Patienten im Bett liegen. Im Gegensatz zu der überholten Meinung, dass das RLS eine lokale Störung eines Muskels oder einer Muskelgruppe (meist der Wadenmuskeln) darstellt und die Wärme im Bett ein auslösender Faktor ist, wird das Syndrom heute als Dysfunktion des extrapyramidalen Systems angesehen. Ein Dopaminmangel im ZNS spielt dabei die entscheidende Rolle.

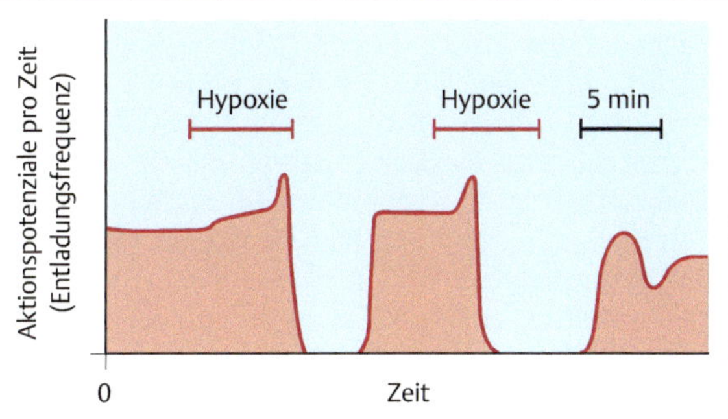

Abb. 6.5 Schematische Darstellung des Entladungsverhaltens einer primären Endigung einer einzelnen Muskelspindel bei Ischämie. Die Mangeldurchblutung ist immer verbunden mit einer Hypoxie (verminderte Sauerstoffversorgung); sie wurde in diesem Versuch am narkotisierten Tier durch Abklemmen der Muskelarterie erzeugt. Die Muskelspindel feuerte zu Beginn mit einer hohen Ruheaktivität, wie es für primäre Endigungen typisch ist. Einige Minuten nach Beginn der Hypoxie hörte die Aktivität der Spindel abrupt auf. Die Spindel blieb dann für einige Minuten trotz Wiederherstellung der normalen Durchblutung stumm, um dann wieder plötzlich zur alten Ruheaktivität zurückzukehren. Nach zweimaliger Hypoxie feuerte die Muskelspindel nur noch unregelmäßig. Das Experiment zeigt, dass eine anhaltende Mangeldurchblutung die Funktion der Spindeln beeinträchtigt und daher mit Koordinationsstörungen verbunden ist.

6.6 Folgen einer Mangeldurchblutung (Ischämie) des Muskels

6.6.1 Muskelschmerz

Eine reduzierte Durchblutung des Muskels kommt bei vielen Patienten mit Muskelschmerzen vor, doch ältere Menschen mit *Arteriosklerose* sind besonders häufig betroffen. Die exaktere Bezeichnung lautet *Atherosklerose* und bedeutet eine Verengung der Blutgefäße durch Ablagerungen von Cholesterinverbindungen, die später verkalken können. Dieser Zustand wird populär auch Arterienverkalkung genannt.

Die Ischämie führt zu einer Veränderung des Stoffwechsels im Muskel. Bei ausreichender Durchblutung (aerober Stoffwechsel) besteht das Endprodukt aus viel *ATP*, das der Muskel für die Trennung von Aktin- und Myosin-Filamenten, also für die Erschlaffung braucht, und *CO_2*. Ist die Durchblutung vermindert (anaerober Stoffwechsel), entsteht stattdessen viel *Milchsäure (Laktat)* und wenig *ATP* (Queme et al. 2017). Laktat wiederum senkt den pH-Wert im Muskel bei erschöpfender Tätigkeit bis auf Werte von ca. 6.0 ab, d. h. es herrscht eine H^+-Ionenkonzentration, die mehr als 10-mal höher ist als normal (Caldwell 1956). Es besteht demnach eine starke Gewebsazidose.

Niedrige pH-Werte bzw. hohe H^+-Ionenkonzentrationen erregen Rezeptormoleküle in der Membran von Muskelnozizeptoren, nämlich *TRPV1*- und *ASIC-Rezeptoren*. Dadurch wird *Muskelschmerz* ausgelöst, der zum Abbruch der Muskelarbeit zwingt. Besonders *tonische Kontraktionen* können die Durchblutung eines Muskels soweit vermindern, dass Schmerzen auftreten.

6.6.2 Schlechtere Muskelkoordination

Bei Minderdurchblutung werden aber nicht nur Nozizeptoren, sondern auch *Muskelspindeln* beeinflusst. ▸ Abb. 6.5 zeigt die Entladungen einer primären Muskelspindel-Endigung, die spontanaktiv war und stark auf eine Hypoxie (eine Verminderung der O_2-Versorgung) reagierte. Einige Minuten nach Beginn des O_2-Mangels hörte die Spindel völlig auf zu feuern. Sie blieb dann nach Wiederherstellung der O_2-Versorgung noch einige Minuten stumm, um dann wieder die vorherige Entladungsfrequenz anzunehmen. Die Mehrzahl der von uns untersuchten Muskelspindeln verhielt sich in ähnlicher Weise (Mense 1978).

Da die Muskelspindeln wichtige Propriozeptoren sind, die das ZNS ständig über die Stellung von Extremitäten und ihre Bewegungen informieren, werden durch eine Mangeldurchblutung *nicht nur Schmerzen* ausgelöst, sondern auch die *motorische Muskelkoordination* wird schlechter.

6.7 Claudicatio intermittens

6.7.1 Beschreibung

Es handelt sich bei der Claudicatio um eine *periphere arterielle Verschlusskrankheit (pAVK)*, die meist mit *Schmerzen* in den Muskeln der Beine und Füße verbunden ist. Zugrunde liegt eine Einengung der großen Arterien des Beins durch *Arteriosklerose*. Da die Häufigkeit der Arteriosklerose mit dem Alter zunimmt, ist die pAVK eine Krankheit des höheren Lebensalters. Es gibt hauptsächlich 2 Faktoren, die besonders stark die Einengung der Arterien fördern:

- *Rauchen.* Da Raucher unter den Patienten mit pAVK deutlich häufiger sind, wird die Krankheit populär auch „Raucherbein" genannt. Ca. 90 % der pAVK-Patienten sind Raucher. Patienten mit Claudicatio-Beschwerden sollten daher das Rauchen einschränken oder den Konsum von Rauchwaren ganz lassen. Oft machen viele der Betroffenen die Erfahrung, dass *Alkohol* wegen seiner gefäßerweiternden Wirkung die Beschwerden vorübergehend lindert, sodass sie Gefahr laufen, neben der Nikotinsucht eine Alkoholabhängigkeit zu entwickeln.
- *Diabetes.* Hier ist der Typ-II-Diabetes gemeint. Dabei handelt es sich um eine Form des Diabetes, die im höheren Alter besonders häufig ist und daher früher Altersdiabetes genannt wurde. Bei dieser Form des Diabetes wird eigentlich ausreichend Insulin von der Bauchspeicheldrüse hergestellt, aber die Insulinempfindlichkeit der Körperzellen ist vermindert. Deswegen kann Insulin die Zuckermoleküle aus dem Blut nicht in die Zellen transportieren. Die Folge ist dann ein zu hoher Zuckerspiegel im Blut.

Ungünstige Zusatzfaktoren sind *Übergewicht* und *Bewegungsmangel*, also Faktoren, die der Patient auch ohne Medikamente selbst beeinflussen kann. Da der Typ-II-Diabetes in letzter Zeit wegen Überernährung und Bewegungsmangel auch bei Jugendlichen auftritt, ist der Begriff „Altersdiabetes" nicht mehr zutreffend.

6.7.2 Symptome

Typisch ist für die pAVK der Beine, dass sich nach relativ kurzer Gehstrecke starke *Schmerzen in der Wade* und evtl. in den Fußmuskeln einstellen. Versuchen die Patienten trotzdem weiterzugehen, geht dies nur unter Entlastung des schmerzenden Beins (Hinken). Nach kurzem Stehenbleiben verschwinden die Schmerzen meist völlig. Damit die Umwelt die Beschwerden der Patienten nicht wahrnimmt, bleiben sie in der Stadt oft vor Schaufenstern stehen und tun so, als ob sie sich den Inhalt interessiert ansehen. Daher rührt auch die Bezeichnung „Schaufensterbein" für die pAVK der Beine. Da die *Länge der schmerzfreien Gehstrecke* mit der Schwere der Krankheit abnimmt, kann man sie zur Bestimmung des Fortschreitens der pAVK oder der Wirksamkeit von Therapiemaßnahmen benutzen.

Die eigentliche *Ursache der Muskelschmerzen* ist noch nicht eindeutig geklärt. Evtl. ist die *Kombination* mehrerer schmerzerzeugender oder sensibilisierender Faktoren entscheidend. In Frage kommen:

- Freisetzung von Bradykinin als sensibilisierende Substanz für Nozizeptoren.
- Ansammlung von Kalium-Ionen im Extrazellulärraum bei Muskelarbeit. Ein hoher Kaliumwert extrazellulär depolarisiert die Zellmembran von Nozizeptoren und Axonen.
- Entwicklung einer Entzündung mit Freisetzung der Zytokine IL-6 und IL-1β. Diese Zytokine werden bei Entzündungen des Endothels synthetisiert und gelten als Maß für die Entzündung der Arterien (Andreozzi et al. 2007).
- Der oft diskutierte Anstieg von Milchsäure (Laktat) bei Muskelarbeit kommt wahrscheinlich nicht als Ursache infrage, weil auch Patienten mit McArdle-Krankheit, die wegen einer Stoffwechselstörung kein Laktat bilden können, Claudicatio-Schmerzen entwickeln können. Die Gewebsazidose ist aber wahrscheinlich einer der schmerzauslösenden Faktoren.

Da die Ursachen der Claudicatio-Schmerzen vielfältig sind, gibt es keine einfache Therapie. Am besten scheint noch regelmäßiges Training zu wirken, denn durch Training kann die schmerzfreie Gehstrecke verlängert werden (Stewart et al. 2008).

Merke

Die in der Klinik als Claudicatio intermittens bezeichnete Störung hat noch andere Namen, wie z. B. zeitweises oder intermittierendes Hinken. Es handelt sich um eine periphere arterielle Verschlusskrankheit, d. h. um eine Einengung oder sogar Verschluss einer peripheren Arterie. Meist sind die Arterien des Beins betroffen. Die Mangeldurchblutung führt schon bei geringer Belastung zu Muskelschmerzen. Der Name Schaufensterbein rührt daher, dass die Patienten beim Gehen oft stehen bleiben müssen, weil sie starke Schmerzen in den Beinmuskeln haben. Nach kurzer Pause können sie dann eine bestimmte Strecke weitergehen, daher „intermittens" für „zeitweise".

6.8 Das Kompartment-Syndrom

6.8.1 Beschreibung

Das Syndrom ist durch einen erhöhten Druck in einer *Muskelloge* gekennzeichnet, die von einer unnachgiebigen Faszie oder einem dicken Septum abgegrenzt wird (Frink et al. 2010). Theoretisch kann das Syndrom in jeder Muskelloge auftreten, besonders häufig ist es aber bei den Muskeln von Unterschenkel und Fuß. Am Unterschenkel kann man ein *vorderes* Syndrom (M. tibialis ant.) von einem *hinteren* (M. tibialis post.) unterscheiden (▶ Abb. 6.6a, ▶ Abb. 6.6b).

Der hohe Druck komprimiert Blutgefäße und schädigt Nerven und Muskeln in der Muskelloge. Wenn der Druck lange Zeit erhöht bleibt oder besonders hohe Werte annimmt, kann es zu einer *Nekrose* (einer Gewebszerstörung) des Muskels führen. Es kann sich ein Teufelskreis insofern entwickeln, dass die mangelnde Sauerstoffver-

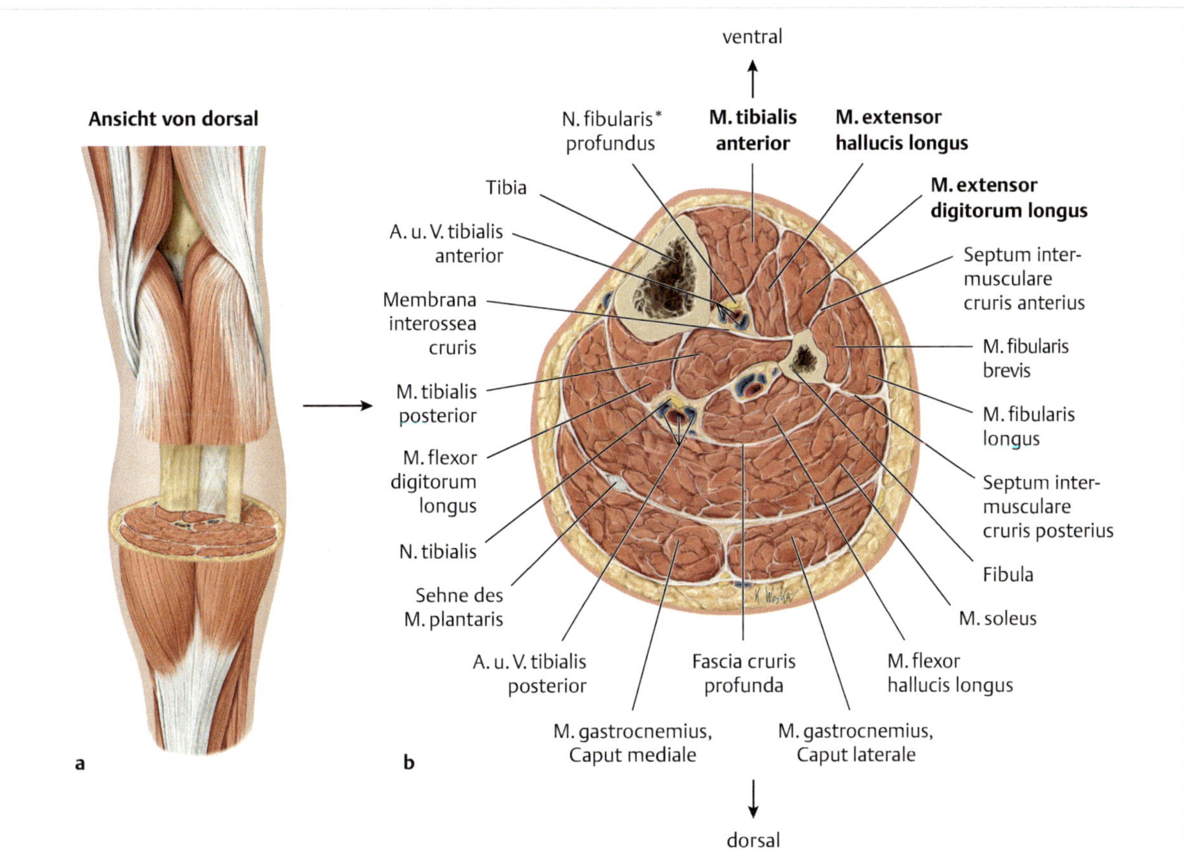

Abb. 6.6 Querschnitt durch die Muskellogen des Unterschenkels.

a Lage des Schnitts durch den rechten Unterschenkel, der in T.-Abb. 6.6.b dargestellt ist. (Schünke M, Schulte E, Schumacher U. Prometheus. LernAtlas der Anatomie. Allgemeine Anatomie und Bewegungssystem. Illustrationen von M. Voll und K. Wesker. 5. Aufl. Stuttgart: Thieme; 2018)

b Die Abbildung zeigt die Ansicht von proximal. Hervorgehoben ist der M. tibialis ant. in der Tibialis-Anterior-Muskelloge mit einigen begleitenden Muskeln. Die Muskelloge ist von derben Faszien und Septen umgeben, und daher ein häufiger Ort eines Kompartment-Syndroms. Durch eine ödematös bedingte Druckerhöhung in der Muskelloge werden alle Blutgefäße, Nerven und Muskeln in der Loge komprimiert und im Endeffekt bis hin zum Gewebsuntergang geschädigt. (Schünke M, Schulte E, Schumacher U. Prometheus. LernAtlas der Anatomie. Allgemeine Anatomie und Bewegungssystem. Illustrationen von M. Voll und K. Wesker. 5. Aufl. Stuttgart: Thieme; 2018)

sorgung zu einer Erhöhung der Kapillardurchlässigkeit führt, was ein *Ödem* verursacht, das wiederum den Gewebsdruck steigert. Die durch die Gewebszerstörung freiwerdenden Abbauprodukte des Muskels werden über den Kreislauf im ganzen Körper verteilt und können im Extremfall lebensgefährlich werden. *Das Kompartment-Syndrom ist daher ein Notfall*, der sofort behandelt werden muss.

Die Ursachen für die Drucksteigerung in einer Muskelloge sind vielfältig. Zu ihnen gehören:

- Muskeltrauma (Quetschung, Prellung)
- Muskelüberlastung, z. B. durch exzentrische Kontraktionen
- Hämatom (Blutansammlung im Gewebe; diese Gefahr ist bei Patienten, die einen Blutverdünner einnehmen, besonders groß)
- Knochenbruch
- Entzündung

Die Behandlung besteht meist aus einer großflächigen *chirurgischen Eröffnung der Faszie*, wodurch der Druck in der Muskelloge sinkt. Die Therapie muss möglichst bald nach der Diagnose durchgeführt werden.

Zunehmend häufig tritt eine Form des Syndroms auf, die nach *starker muskulärer Belastung* auftritt, z. B. bei Marathon- und Triathlonläufern. Auch bei Soldaten nach einem langen Marsch kann sie beobachtet werden.

Merke

Das Kompartment-Syndrom besteht aus einer Druckerhöhung in einer von straffen Faszien und Septen abgegrenzten Muskelloge. Die Druckerhöhung komprimiert Blutgefäße, Nerven und Muskeln und kann bis zum Gewebszerfall führen. Ursachen sind alle Läsionen, die zu einem Muskelödem führen (z. B. Trauma, Überlastung, Entzündung der Muskeln). Besonders häufig tritt es im Unterschenkel auf. Das Syndrom ist ein medizinischer Notfall und muss chirurgisch behandelt werden.

6.9 Repetitive Strain Injury

6.9.1 Beschreibung

Repetitive Strain Injury (RSI) ist nur eine Bezeichnung für die funktionelle Störung. Weitere Namen sind Work-Related Muscle Pain, Occupational Overuse Syndrome oder auch „Aschenputtel-Syndrom". Einen allgemein anerkannten Namen gibt es nicht (Helliwell u. Taylor 2018). In der Literatur sind Schmerzen mit den unterschiedlichsten Ursachen unter den obigen Begriffen zusammengefasst. Wichtige Kriterien für die Einordnung sind:

- Geringe Kraftentwicklung bei der Arbeit
- Auftreten der Schmerzen am Arbeitsplatz
- Monotone Bewegungen mit ständiger Wiederholung
- Unphysiologische erzwungene Haltung
- Stress bei der Arbeit kombiniert mit psychosozialen Problemen

Einige Bemerkungen zu den einzelnen Punkten:

► **Geringe Kraftentwicklung bei der Arbeit.** Die Muskelschmerzen betreffen hauptsächlich die Muskeln der *Arme*. Im Unterschied zu den bisher besprochenen schmerzhaften funktionellen Störungen der Muskulatur liegt bei der großen Mehrzahl der Patienten keine Überlastung der Muskeln durch große Kräfte und Lasten vor, sondern eine *geringe Belastung*, die sich aber *ständig wiederholt*.

► **Auftreten der Schmerzen am Arbeitsplatz.** Arbeiter am *Computer*, am *Fließband*, *Musiker*, *Kassierer* (Pascarelli u. Hsu 2001) leiden besonders häufig an arbeitsplatzbedingten Schmerzen (► Abb. 6.7).

► **Monotone Bewegungen mit ständiger Wiederholung.** Die Tätigkeiten sind durch immer *die gleichen und ständig wiederholten Bewegungen* gekennzeichnet. Die Violinisten in ► Abb. 6.7b müssen ihr Musikinstrument zusätzlich mit *tonischen Kontraktionen* für längere Zeit auf der Schulter halten.

► **Unphysiologische erzwungene Haltung.** Die Arbeiter in ► Abb. 6.7a beugen sich ständig über das Fließband

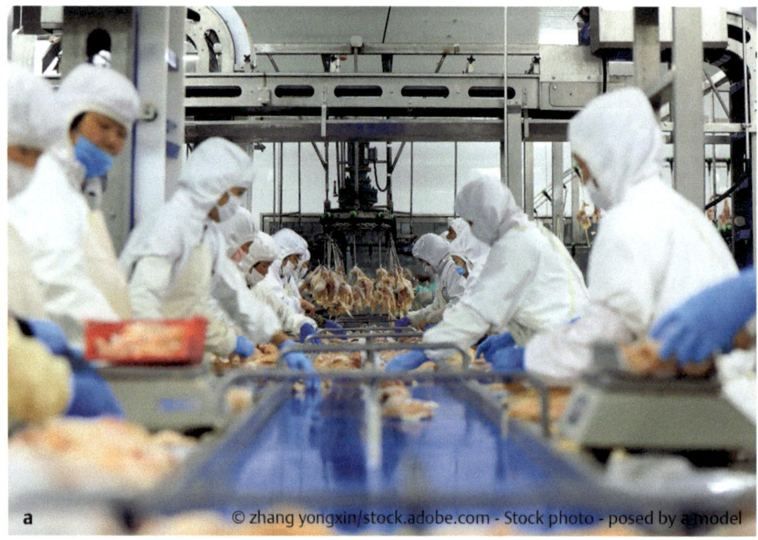

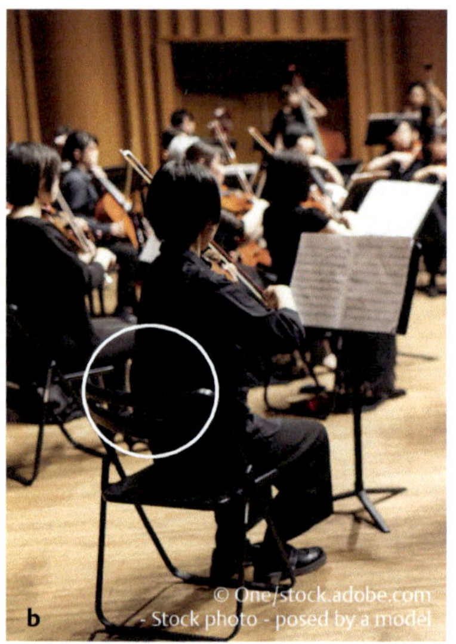

Abb. 6.7 Zwei Beispiele für Arbeitsplätze, die zu RSI (Repetitive Strain Injury) führen können. Entscheidend sind zwei Faktoren: 1. leichte Arbeit mit geringer Kraftentwicklung, 2. monotone Bewegungen mit zu kurzen Pausen für eine Muskelerholung.

a Die Arbeiter müssen kleinteilig arbeiten. Die Arbeit erfordert nur geringe Kraft, ist aber monoton und erfolgt unter Zeitdruck. Hinzu kommt, dass die Arbeiter ständig überwacht werden und sie die Arbeit in unphysiologischer Haltung leisten müssen. (© zhang yongxin/stock.adobe.com – Stock photo. Posed by a model)

b Die Orchestermitglieder haben ähnliche Arbeitsbedingungen wie die in ► Abb. 6.7a gezeigten Arbeiter: Sie halten die Violine mit tonischen Kontraktionen in der linken Hand und setzen den Bogen der Violinen mit monotonen Bewegungen ein. Das Anlehnen beim Sitzen wird meist vermieden (Kreis). Auch im Orchester besteht ein Leistungsstress, weil der Dirigent alle Musiker beobachtet. (© One/stock.adobe.com – Stock photo. Posed by a model)

und nehmen so gezwungenermaßen eine *unphysiologische Haltung* ein.

▸ **Stress bei der Arbeit kombiniert mit psychosozialen Problemen.** Die Fließbandarbeiter in ▸ Abb. 6.7a stehen wahrscheinlich – wie in dem Beruf üblich – unter *Zeitdruck* und müssen trotzdem konzentriert arbeiten. Hinzu kommt oft die ständige *Überwachung* durch einen Vorgesetzten, der ihre Arbeit kontrolliert. Diese Situation bedeutet ständigen Stress bei der Arbeit. Amerikaner haben für diese Situation einen kennzeichnenden Spruch: „*My boss is a pain in the neck*" („Mein Chef verursacht [mir] Schmerzen im Nacken"). Die Schmerzen im Nacken und in den Schultern werden indirekt dadurch ausgelöst, dass der Chef die Arbeit überwacht und den Arbeitern über die Schulter schaut. Viele Arbeiter reagieren darauf mit einer unbewussten *Verspannung* der Muskulatur im Nacken und in der Schulter, die bei längerer Dauer die Schmerzen auslöst.

Da die Arbeiter in ▸ Abb. 6.7a meist keine gute Ausbildung haben und aus sozial schwierigen Verhältnissen stammen, kommen noch *psychosoziale Probleme* hinzu. Zu diesen Problemen gehören viele Faktoren, z. B. *mangelnde Selbstbestimmung* bei der Arbeit, *Unzufriedenheit am Arbeitsplatz, schlechte Arbeitsatmosphäre*, geringe Fähigkeit mit *Stress* umzugehen, Gefühl der *Überforderung*.

Die Annahme, dass nicht nur körperliche, sondern auch psychosoziale Faktoren für die Armschmerzen am Arbeitsplatz verantwortlich sind, wird dadurch gestützt, dass eine Verbesserung der ergonomischen Situation meist keine Linderung der Beschwerden bringt (Hoe et al. 2018).

Als mögliche pathophysiologische Ursache für die beruflich bedingten Muskelschmerzen wird hauptsächlich eine *Mangeldurchblutung* diskutiert. Dies klingt zunächst seltsam, denn ein arbeitender Muskel wird normalerweise *stärker durchblutet* als ein ruhender. Auf der anderen Seite wird eine stärkere Durchblutung durch die *Kompression der Blutgefäße* bei Muskelarbeit behindert. Die Kapillaren in einem Muskel liegen zwischen den Muskelfasern im Endomysium (▸ Abb. 6.8) und werden bei jeder Kontraktion der benachbarten Fasern komprimiert. Dies gilt besonders dann, wenn vorwiegend tonische Kontraktionen mit *zu kurzen Erholungszeiten* zwischen den Kontraktionen kombiniert sind, wie dies bei vielen Musikern der Fall ist.

Hinzu kommt, dass bei Muskelarbeit die *sympathische Aktivität* gesteigert ist, wenn größere Muskelgruppen ak-

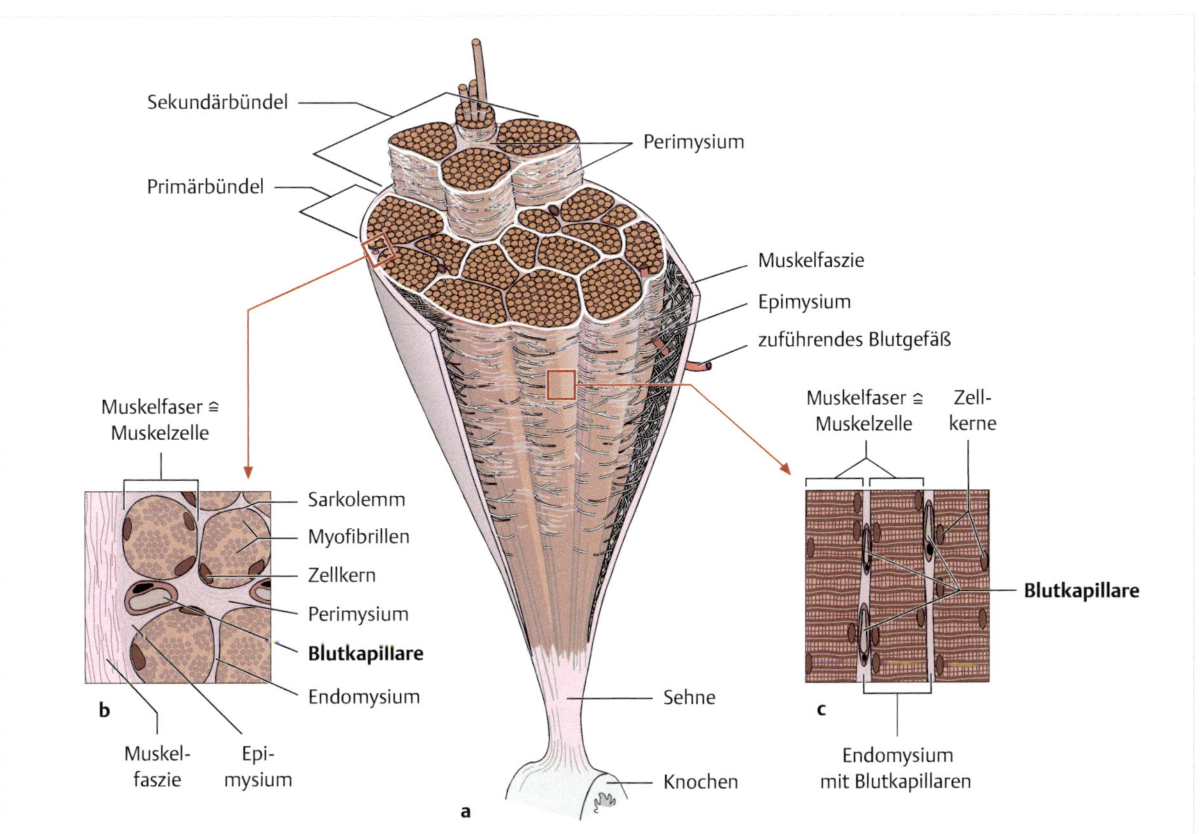

Abb. 6.8 Hypoxie (Sauerstoffmangel) als Erklärung für Muskelschmerzen bei geringer Kraftentwicklung. Die Blutkapillaren liegen zwischen den Muskelfasern (**b**: Querschnitt; **c**: Längsschnitt durch Muskelgewebe). Die Muskelfasern werden bei einer Kontraktion breiter und komprimieren die Blutkapillaren. Wenn bei repetitiven Bewegungen die Pausen zwischen den Kontraktionen zu kurz für eine ausreichende Sauerstoffversorgung werden, können auch bei leichter Arbeit Schmerzen auftreten. (Schünke M, Schulte E, Schumacher U. Prometheus. LernAtlas der Anatomie. Allgemeine Anatomie und Bewegungssystem. Illustrationen von M. Voll und K. Wesker. 5. Aufl. Stuttgart: Thieme; 2018)

tiv sind. Der Sympathikus verursacht im Muskel normalerweise eine *Vasokonstriktion*. Um trotz der mechanischen Kompression der Blutgefäße und der erhöhten Sympathikusaktivität die Durchblutung des arbeitenden Muskels zu steigern, werden im Muskel lokal Substanzen freigesetzt, die für eine Erweiterung der Blutgefäße sorgen, und zwar aus den Endothelzellen. Zu diesen Substanzen gehören *ATP, Bradykinin, ATP, PGE2* und *NO* (*Stickstoffmonoxid*; Hong u. Kim 2017). Bei Muskelarbeit mit geringer Kraftentwicklung werden diese Substanzen nicht oder in zu geringer Menge gebildet.

Auch *psychischer Stress* ist mit unbewussten Muskelkontraktionen verbunden. Je nach betroffenem Muskel kommt es dadurch zu hochgezogener Schulter, zusammengebissenen Zähnen oder Falten auf der Stirn. Auch hier werden die Schmerzen auf eine *Ischämie* in den tonisch kontrahierten Muskeln zurückgeführt. Tatsächlich wurde festgestellt, dass bei Fließbandarbeitern, die körperlich nicht schwer arbeiteten und an Schmerzen im *M. trapezius* litten, die Durchblutung des Muskels gesenkt war, und zwar parallel zur Stärke der Schmerzen (Larsson et al. 1990).

6.9.2 Das „Aschenputtel-Syndrom“

Der Name „Aschenputtel-Syndrom“ beschreibt die Ursachen von Muskelschmerzen bei leichter monotoner Arbeit auf andere Weise. Die Kernaussagen sind die, dass bei der Arbeit nur *geringe Kraftentwicklung* nötig ist und die Arbeit aus *monotonen Bewegungen* besteht. Unter diesen Bedingungen werden nur *wenige Muskelfasern* aktiviert und – wenn die Arbeit monoton ist – handelt es sich *immer um dieselben* Muskelfasern. Die wenigen aktivierten Muskelfasern werden durch die geringe Arbeit überlastet. Die Parallele zum Märchen vom Aschenputtel besteht darin, dass immer dieselben wenigen Muskelfasern die gesamte Arbeit leisten müssen. Die anderen Muskelfasern des Arms tun nichts und werden passiv mitbewegt.

Grundlage für die Erklärung der Schmerzen ist das sog. *Größenprinzip von Henneman* (1981). Es betrifft die Reihenfolge, in der die verschiedenen Typen von motorischen Einheiten in einem Muskel aktiviert werden, wenn die Kraftentwicklung immer größer wird. Um das Größenprinzip zu verstehen, muss man sich über die *verschiedenen Typen* von motorischen Einheiten klar sein.

Nach *physiologischen Kriterien* unterscheidet man hauptsächlich *3 Typen von motorischen Einheiten*, die alle in einem Muskel vorkommen können. Die physiologischen Kriterien werden aus dem Verlauf einer Einzelzuckung abgeleitet (Anstiegssteilheit der Kurve, Zeit bis zum Maximum, Höhe des Maximums).

Zu diesen *physiologischen Typen* von motorischen Einheiten rechnet man die in ▶ Tab. 6.1 aufgeführten Einheiten:

Nach biochemischen Kriterien (oxidativer oder glykolytischer Stoffwechsel) werden Typ-I- und Typ-II-Muskelfasern unterschieden. Zwischen beiden Einteilungen gibt es folgende Entsprechungen:

- *I-Fasern* entsprechen *Typ SO* (slow oxidative)-Fasern (▶ Abb. 6.9a). Sie gewinnen Energie in Form des ATP aus dem Abbau von Glukose und Fett unter Verbrauch von Sauerstoff (aerober oxidativer Stoffwechsel). Der Stoffwechselweg ist sehr effektiv, es entstehen pro Mol Glucose 32 Mol ATP. Diese Fasern entwickeln wenig Kraft, können diese Kraft aber über lange Zeit aufrechterhalten (▶ Abb. 6.9). Die Fasern enthalten *viel Myoglobin* und sehen deshalb rot aus. Dieser Fasertyp kommt oft in Muskeln vor, die Haltearbeit leisten und sich tonisch kontrahieren. Ein Beispiel ist der M. erector spinae. Wegen der geringen Ermüdung sind diese Fasern für sportliche *Dauerleistungen* (Marathonlauf) wichtig.
- *IIa-Fasern* entsprechen *Typ FR* (fast fatigue resistant)-Fasern (▶ Abb. 6.9b). Sie gewinnen Energie aus dem Abbau von Glykogen (Speicherform der Glukose) und Verbrauch von Glukose (oxidativer und glykolytischer Stoffwechsel). Die IIa-Fasern entwickeln mehr Kraft als die I-Fasern, ermüden aber nach einer gewissen Zeit. Diese Fasern kommen in Muskeln vor, die sich *phasisch* mit viel Kraft kontrahieren. Die Farbe der FR-Fasern ist rosa, weil sie *wenig Myoglobin* enthalten. FR-Fasern kommen wie die FF-Fasern am häufigsten in den Extremitätenmuskeln vor. Eingesetzt werden FR-Einheiten für *hohe Leistungen mittlerer Dauer* (Kurzstreckenlauf, schnelles Gehen).
- *IIb-Fasern* entsprechen *Typ FF* (fast fatigable)-Fasern (▶ Abb. 6.9c). Sie gewinnen Energie durch Vergärung von Glukose über den anaeroben glykolytischen Stoff-

Tab. 6.1 Typen von Muskelfasern mit ihren physiologischen Merkmalen.

Merkmale	Fasertyp I	Fasertyp IIa	Fasertyp IIb
Zuckungsverlauf	langsam	schnell	schnell
Farbe der Faser	rot	rot/rosa	weiß
Stoffwechsel	oxidativ	glykolytisch und oxidativ	glykolytisch
Ermüdbarkeit	gering	mittel	schnell

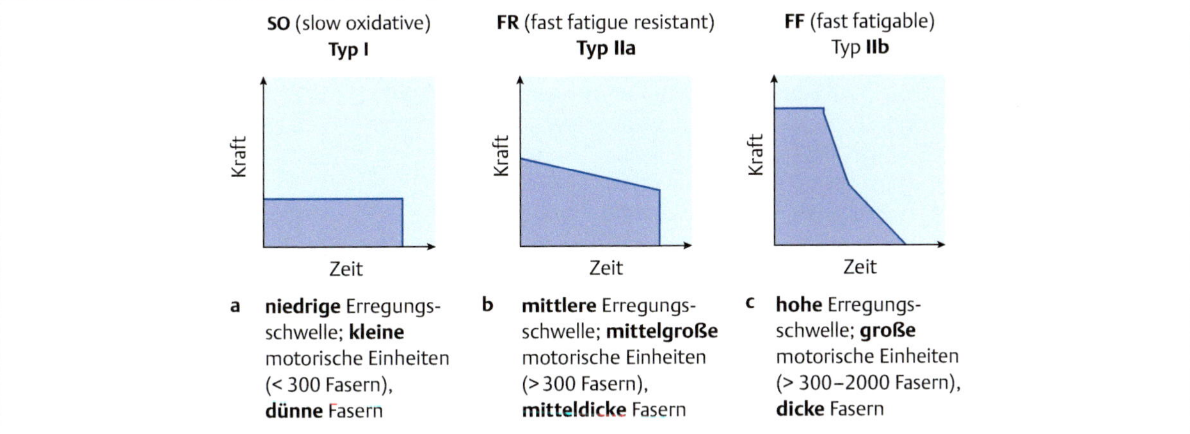

Abb. 6.9 Kontraktionsmerkmale der drei häufigsten Typen von motorischen Einheiten.
a SO (slow oxidative) oder Typ I: Die Einheiten haben einen langsamen Zuckungsverlauf (slow) und entwickeln nur geringe Kraft. Sie ermüden aber wegen ihres oxidativen Stoffwechsels auch bei langdauernder Arbeit praktisch nicht.
b FR oder Typ IIa: FR steht für fast fatigue resistant (schneller Zuckungsverlauf, ermüdungsresistent). Die Einheiten entwickeln mehr Kraft als der Typ I, zeigen aber auch deutliche Ermüdungszeichen. Sie halten auch Ausdauerleistungen durch, allerdings mit reduzierter Kraft.
c FF oder Typ IIb: FF steht für fast fatigable (schneller Zuckungsverlauf, schnelle Ermüdung). Die Einheiten sind von allen gezeigten die kräftigsten, ermüden aber bei länger dauernder Arbeit völlig.

wechsel. Der glykolytische Stoffwechselweg ist nicht effektiv, er erbringt pro Mol Glukose nur 2 Mol ATP. Dabei entsteht als Endprodukt Laktat, was zur Gewebsazidose führt. Die Gewebsazidose hemmt den weiteren Stoffwechsel und damit die Kraftentwicklung. Die IIb-Fasern sind die kräftigsten Fasern, können die Kraft aber nur kurze Zeit aufbringen, bevor sie ermüden. Diese Fasern kommen in Muskeln vor, die sich *phasisch* mit viel Kraft kontrahieren. Die Farbe der FF-Fasern ist weiß, weil sie *wenig Myoglobin* (sauerstoffspeicherndes Pigment) enthalten. Diese Fasern sind für *kurze Höchstleistungen* (z. B. Hochsprung) geeignet.

Neben den erwähnten Hauptwegen der Energiegewinnung laufen im Muskel noch weitere Stoffwechselprozesse ab, wie z. B. die Fett- und Eiweißverbrennung.

Der Organismus hat grundsätzlich zwei Möglichkeiten, die Muskelkraft abzustufen, nämlich

- über die *Frequenz der Aktivierung* einzelner motorischer Einheiten bis hin zum vollständigen Tetanus,
- über die *Rekrutierung* von immer mehr motorischen Einheiten mit immer mehr Fasertypen.

Das *Größenprinzip nach Henneman* (1981) besagt, dass mit zunehmender Muskelkraft zuerst die kleinen motorischen Einheiten (die SO-Fasern enthalten) erregt werden, danach die mittelgroßen Einheiten (FR-Fasern), bis bei maximaler Kraft auch die größten motorischen Einheiten mit ihren FF-Fasern aktiviert sind (▶ Abb. 6.10).

Wenn die geforderte Leistung nur gering ist (um 10–20 % der Maximalkraft), werden *nur die kleinsten motori-*

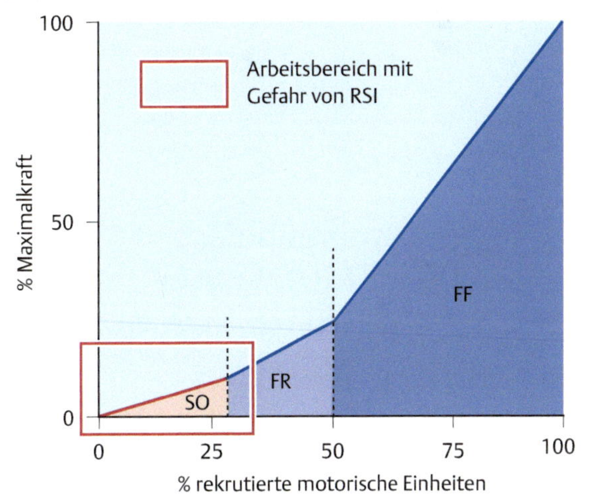

Abb. 6.10 Das Größenprinzip der Aktivierung von motorischen Einheiten nach Henneman. Das Prinzip beschreibt, dass bei steigender Muskelkraft zuerst die SO-Einheiten aktiviert werden, dann zusätzlich die FR- und zuletzt die FF-Einheiten. Der Name Größenprinzip rührt daher, dass die SO-Einheiten die wenigsten Muskelfasern pro motorischer Einheit enthalten und die FF-Einheiten die meisten. Bei 100 % Maximalkraft eines Muskels sind alle motorischen Einheiten aktiv. Der eingerahmte Bereich ist gefährlich i.B. auf die Entwicklung von RSI-Schmerzen: Sind bei repetitiven Bewegungen nur ca. 10–20 % der Maximalkraft erforderlich, werden nur die SO-Einheiten aktiviert. Diese Einheiten müssen dann die gesamte Arbeit leisten (sog. Aschenputtel-Einheiten) und werden auch bei geringer Kraftentwicklung des Gesamtmuskels überlastet.

schen Einheiten (SO) aktiviert, die die niedrigste elektrische Erregungsschwelle besitzen. Dies bedeutet, dass sich bei geringer Leistung nur ein geringer Teil der motorischen Einheiten eines Muskels oder einer Muskelgruppe kontrahiert. Ist die Arbeit auch noch monoton, d. h. werden immer dieselben Bewegungen verlangt, werden auch *immer dieselben* (wenigen) motorischen Einheiten erregt. Diese Einheiten müssen dann die gesamte Arbeit leisten (wie Aschenputtel im Märchen) und werden überlastet. Diese Überlastung von nur wenigen motorischen Einheiten ist ein möglicher Grund für die Schmerzen des Repetitive Strain Injury (RSI). Man muss sich vorstellen, dass die wenigen aktivierten motorischen Einheiten nicht nur die gesamte äußere Arbeit leisten, sondern auch noch alle anderen nicht aktivierten Einheiten des Arms mitbewegen müssen.

Merke

Die Schmerzentwicklung bei monotoner Arbeit und geringer Gesamtbelastung der Muskulatur (RSI) hat drei Ursachen:

- Bei leichter Arbeit werden nur motorische Einheiten mit *niedriger Erregungsschwelle* aktiviert (die Einheiten mit SO-Fasern).
- Ist die Arbeit monoton, werden *immer dieselben Einheiten* aktiviert.
- Die wenigen aktivierten Einheiten müssen die *gesamte Arbeit leisten* und werden schmerzhaft überlastet.

6.10 Temporomandibuläre Dysfunktion (TMD); Craniomandibular Dysfunction (CMD)

6.10.1 Beschreibung

Es handelt sich um eine komplexe schmerzhafte Störung, bei der eine große Vielzahl von Faktoren beteiligt ist. Das Syndrom betrifft primär vier anatomische Strukturen:

- Kaumuskeln
- Kiefergelenk
- Zahnapparat
- Limbisches System (Großhirn)

Für ein reibungsloses und schmerzfreies Funktionieren des Kauvorgangs ist ein Zusammenspiel der vier Strukturen erforderlich.

► **Kaumuskeln:** Zu den Kaumuskeln werden die *Mundschließer* (M. masseter, M. temporalis, M. pterygoideus medialis) und die *Mundöffner* (M. pterygoideus lateralis) und die sog. suprahyalen Muskeln (Muskeln zwischen Zungenbein [Os hyoideum] und Unterkiefer bzw. Schädel) gerechnet. Der M. pterygoideus lateralis besitzt als weitere Funktion die *Mahlbewegungen* beim Kauen, d. h. das Hin- und Herbewegen des Unterkiefers. Genauer müsste es eigentlich Kieferschließer und -öffner heißen, denn an der Öffnung und Schließung des *Mundes* wirken auch noch die mimischen Muskeln mit.

► **Kiefergelenk:** Das Kiefergelenk wird von dem Gelenkkopf des Unterkiefers (Proc. condylaris) und der Gelenkpfanne an der Schädelbasis (Proc. zygomaticus) gebildet. Es besitzt einen knorpeligen *Diskus*, der das Gelenk in zwei Teilgelenke teilt. Damit wird die Gelenkpfanne eigentlich vom Diskus gebildet, der sich bei der Mundöffnung nach vorn bewegt. Im höheren Alter ist er oft degenerativ verändert und weist Löcher auf. Manchmal verrutscht er völlig und behindert die normalen Kieferbewegungen. Durch die Verlagerungen des Diskus kann es beim Kauen zu Knackgeräuschen kommen, die ungefährlich sind, wenn sie nur gelegentlich und ohne Schmerzen auftreten. Auch im Kiefergelenk kann es zur *Arthrose* kommen.

► **Limbisches System:** Das limbische System steuert über die *Amygdala* (Mandelkern; Corpus amygdaloideum) die Bewertung von Gefahrensituationen und löst *Angst oder Furcht* aus. Allgemein ist der Kern bei Stressreaktionen beteiligt. Die Amygdala hat efferente Verbindungen mit den motorischen Kernen der Mimik, was besonders für die TMD wichtig ist.

Das Syndrom hat eine ausgeprägte psychosoziale Komponente, die bei der Behandlung berücksichtigt werden muss. Praktisch bedeutet dies, dass bewusster und unbewusster Stress im Endeffekt zu Verspannungen der Kopf- und Halsmuskulatur führen kann.

6.10.2 Symptome

Die Dysfunktion kann sich auf zweierlei Weise entwickeln:

► **Absteigender Weg.** Er liegt vor, wenn die psychosozialen Aspekte und Stress im Vordergrund stehen (Akhter et al. 2007). Die Patienten zeigen dann oft Verhaltensstörungen wie Ängstlichkeit, Katastrophisieren (Übertreibung der belastenden Situation und der möglichen negativen Auswirkungen auf das tägliche Leben), und geringe Fähigkeit, mit dem Stress und den Schmerzen fertigzuwerden. Dann können sich Verspannungen in der Muskulatur von Kopf, Hals und Nacken entwickeln, die schmerzhaft sein können. Der Stress kann sich auch im *Kauapparat* samt Muskeln, Zähnen und Kiefergelenk bemerkbar machen, und zwar durch Schmerzen in den Kaumuskeln und im Kiefergelenk. Erkennbar ist dieser Zustand manchmal daran, dass die Kiefer auch in Ruhe aufeinandergepresst werden, was zur *sichtbaren Kontraktion des M. masseter* führt. Verbunden ist diese Störung oft mit *Zähneknirschen*

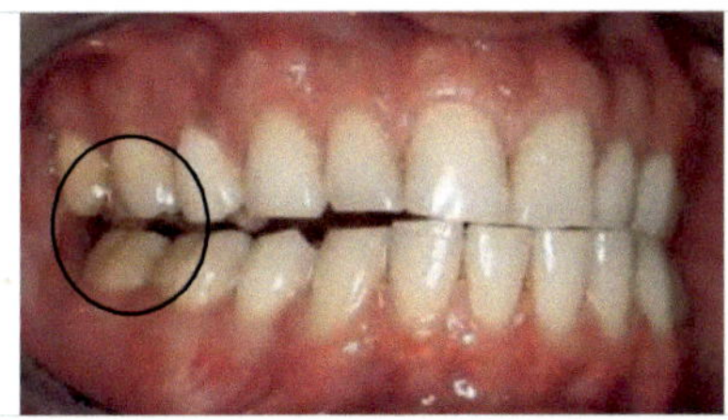

Abb. 6.11 Aussehen der Zähne nach langjährigem Bruxismus (bewusstem oder unbewusstem Zähneknirschen). Die Kauflächen auf der rechten Bildseite sind plan abgeschliffen, die Höcker und Senken der Zahnkrone sind nicht mehr erkennbar. Auf der linken Bildseite besteht eine deutliche Malokklusion (Fehlstellung der Zähne, die Zahnreihen passen nicht aufeinander).

(Bruxismus, mahlende Kieferbewegungen), das unbewusst auch bei Nacht auftreten kann. Der Bruxismus führt langfristig zur Überlastung der Kaumuskeln und schleift die Kauflächen der Zähne ab (▶ Abb. 6.11). Normalerweise liegen die Kiefer in Ruhe nicht aufeinander, sondern sind leicht geöffnet. Die überlasteten Muskeln sind häufig *druckempfindlich.*

▶ **Aufsteigender Weg.** Er liegt vor, wenn primär ein Schaden an der Kaumuskulatur oder dem Kiefergelenk vorliegt (Huang et al. 2002), der mit chronischen Schmerzen verbunden ist, die wiederum zu Stress und psychosozialen Symptomen bis hin zu Schlafstörungen und zur Depression führen. Damit schließt sich ein Symptomenkreis, der das Erkennen der primären Ursache erschwert. Der Schaden an der *Kaumuskulatur* kann z. B. aus myofaszialen Triggerpunkten bestehen (s. u. Kap. 8). Auch ständiges Kauen von Kaugummi wird für Überlastungsschmerzen verantwortlich gemacht. Im Kiefergelenk liegen im höheren Alter oft degenerative Veränderungen im Sinne einer Arthrose oder Diskusschäden vor. Auch eine *Malokklusion der Zähne* (ungenaues Aufeinanderpassen der Zahnreihen; ▶ Abb. 6.11) kann das Kiefergelenk und die Kaumuskeln überlasten.

Die Schmerzen der TMD sind meist typische Muskelschmerzen mit dumpfem oder stechendem Charakter. Sie sind oft nicht konstant, sondern an- und abschwellend. Patienten mit TMD zeigen oft Phänomene chronischer Schmerzen wie *Übertragung, Ausbreitung und allgemeine Senkung der Schmerzschwelle*, auch außerhalb der Kopf- und Halsregion. Diese Phänomene zeigen, dass nicht nur lokale Prozesse für chronische TMD-Schmerzen verantwortlich sind, sondern auch generalisierte Störungen der zentralen Schmerzverarbeitung.

6.11 Myositis (Muskelentzündung)

6.11.1 Beschreibung

Die Myositis ist definiert als entzündliche Erkrankung des Muskelgewebes. Die Entzündung kann sehr unterschiedliche Ursachen haben: genetische, virale, bakterielle und immunologische. *Bakterielle Entzündungen* sind relativ selten, sie kommen z. B. nach tiefen Verletzungen oder Stichwunden in einem Muskel vor. Häufiger sind die *immunologischen Myositiden* wie Polymyositis, Dermatomyositis und Einschlusskörper-Myositis. Es handelt sich um *Autoimmunkrankheiten*, d. h. das Immunsystem bildet Antikörper gegen körpereigenes Muskelgewebe (Hengstman et al. 2002).

6.11.2 Symptome

Das Hauptsymptom bei den immunologischen Myositiden ist eine *Muskelschwäche*, die symmetrisch auftritt und die *proximalen Muskeln* am stärksten betrifft (Nacken, Schulter, Beckengürtel). Besonders bei der Polymyositis und der Dermatomyositis können auch *Schmerzen* auftreten, die von den Patienten wie Muskelkater beschrieben werden. Allerdings tritt diese Art „Muskelkater" schon nach geringen Belastungen auf. Bei fortschreitenden Erkrankungen können auch die *Atemmuskeln* befallen sein, was zu einem zu geringen Atemzugvolumen bis hin zu Atemnot und Tod führen kann (Fathi et al. 2007).

Neben entsprechenden Labortests und EMG ist die entscheidende diagnostische Methode die *Biopsie*, d. h. die Entnahme einer geringen Menge an Muskelgewebe mit

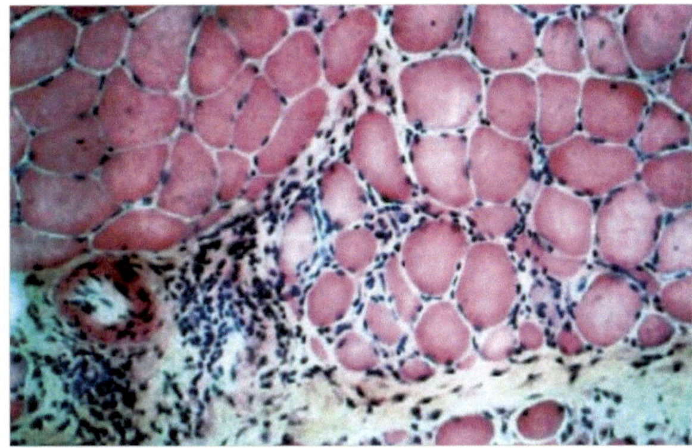

Abb. 6.12 Mikroskopischer Querschnitt durch einen entzündeten Muskel von einem Patienten mit Dermatomyositis. Die roten Bereiche sind quergeschnittene Muskelfasern, im unteren Bereich ist eine Ansammlung von Entzündungszellen zu sehen. Von den Zellen sind wegen der relativ schwachen Vergrößerung nur die blauschwarz angefärbten, punktförmigen Kerne zu erkennen, die hauptsächlich zu Lymphozyten gehören. In der rechten Bildhälfte befindet sich ein Muskelfaserbündel, das große Abstände zwischen den Muskelfasern aufweist. Dies ist ein Zeichen für eine beginnende Atrophie der Muskelfasern, die wahrscheinlich mit einer Schwäche des Muskels verbunden ist. (Quelle: Jordan B, Zierz S. Muskelbiopsie. In: Zierz S, Hrsg. Muskelerkrankungen. 4., vollständig überarbeitete Auflage. Stuttgart: Thieme; 2014)

einer speziellen Nadel. Die mikroskopische Untersuchung kann dann Hinweise darauf geben, ob eine immunologische Muskelerkrankung vorliegt. Im positiven Fall finden sich dann Ansammlungen von Entzündungszellen, die sich im entzündeten Gewebe meist in der Umgebung der Gefäße finden (▶ Abb. 6.12).

Im Endstadium sind die Patienten meist auf den Rollstuhl angewiesen. Mit physiotherapeutischen Methoden ist die Schwäche der befallenen Muskeln nicht aufzuhalten. Man kann nur versuchen, durch leichtes Training die noch gesunde Muskulatur zu stärken, um den muskulären Gesamtzustand zu verbessern.

6.11.3 Experimentelle Myositis im Tierversuch

In der tierexperimentellen Forschung (▶ Abb. 6.13) werden oft körperfremde Stoffe oder abgetötete Bakterien zur Auslösung einer Entzündung eingesetzt. Auf diese Weise kann man durch Injektion von Carrageen (langkettige Kohlenhydrate aus Rotalgen) eine *akute Entzündung* hervorrufen, während das sog. komplette Freund-Adjuvans (KFA) eher zur Auslösung einer *chronischen Entzündung* injiziert wird. Wie ▶ Abb. 6.13 zeigt, kann man an den Entzündungszellen die Art der Entzündung erkennen. Nach Injektion von Carrageen sammeln sich am Injektionsort nach wenigen Stunden hauptsächlich Leukozyten mit einem gelappten Kern (segmentkernige neutrophile Granulozyten), der oft wie ein Ring aussieht (▶ Abb. 6.13b, ▶ Abb. 6.13c). Die chronische Myositis nach der Injektion von komplettem Freund-Adjuvans (in diesem Fall hatte die Myositis bei der Ratte eine Dauer von 12 Tagen) ist dagegen durch Lymphozyten (eine andere Form von weißen Blutzellen; ▶ Abb. 6.13d, ▶ Abb. 6.13e) und Zellen mit roter Körnelung im Zytoplasma (eosinophile Granulozyten) gekennzeichnet (▶ Abb. 6.13e, ▶ Abb. 6.13f).

▶ Abb. 6.14 zeigt das Entladungsverhalten von vermutlich nozizeptiven marklosen Muskelafferenzen (IV-Fasern) aus dem normalen und entzündeten M. gastrocnemius-soleus. Die APs der Fasern aus dem lateralen Kopf des Muskels (LG) wurden peripher vom Muskelnerv abgeleitet (▶ Abb. 6.14c). Man erkennt, dass die mittlere Entladungsrate vom wenig aktiven intakten Muskel über

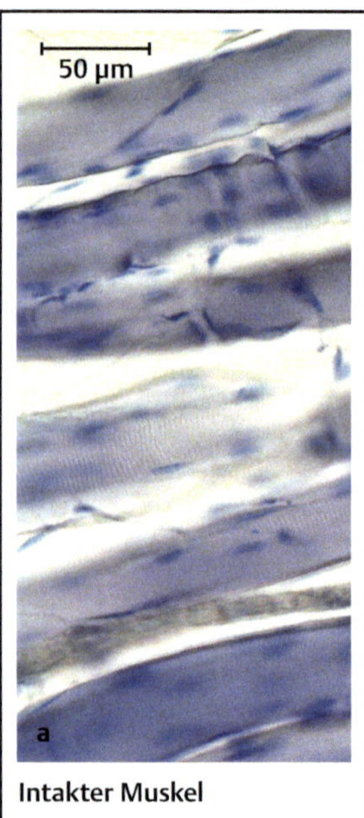

Intakter Muskel

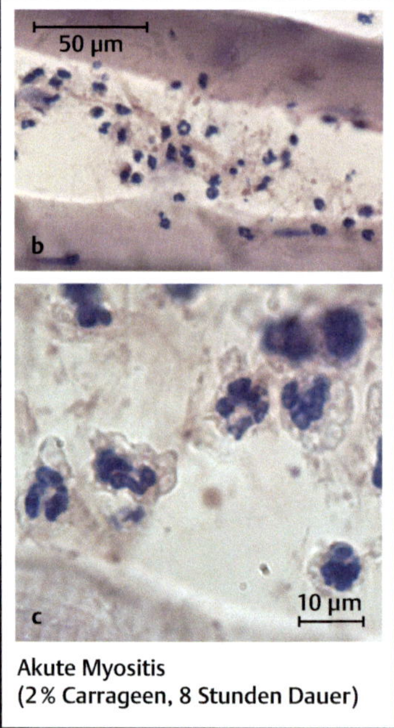

Akute Myositis (2 % Carrageen, 8 Stunden Dauer)

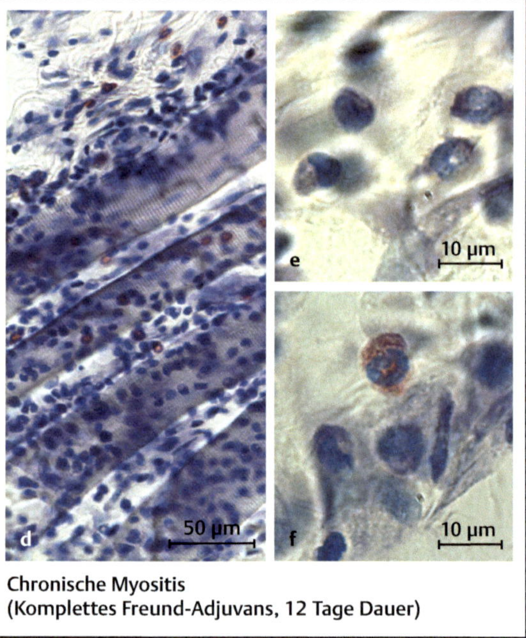

Chronische Myositis (Komplettes Freund-Adjuvans, 12 Tage Dauer)

Abb. 6.13 Mikroskopische Bilder von Längsschnitten durch den M. gastrocnemius-soleus vor und nach einer experimentellen Myositis.

a Normaler Muskel ohne Entzündungszeichen. Die zahlreichen dunkelblauen Punkte sind Kerne von Muskel- oder Bindegewebszellen.
b Akut entzündeter Muskel bei geringer Vergrößerung. Zwischen zwei bräunlich gefärbten Muskelfasern liegen zahlreiche Entzündungszellen (segmentkernige Granulozyten).
c Ausschnitt aus demselben Muskel bei starker Vergrößerung. Man erkennt die blau gefärbten Kerne von segmentkernigen Granulozyten als typisches Kennzeichen einer akuten Entzündung.
d Übersicht über einen chronisch entzündeten Muskel 12 Tage nach Injektion von komplettem Freund-Adjuvans. Die Muskelfasern sind überlagert von massiven Ansammlungen von Entzündungszellen.
e Lymphozyten aus demselben Muskel bei starker Vergrößerung.
f Lymphozyten und ein eoscinophiler Granulozyt (rote Körnelung im Zytoplasma) aus demselben Muskel bei starker Vergrößerung.

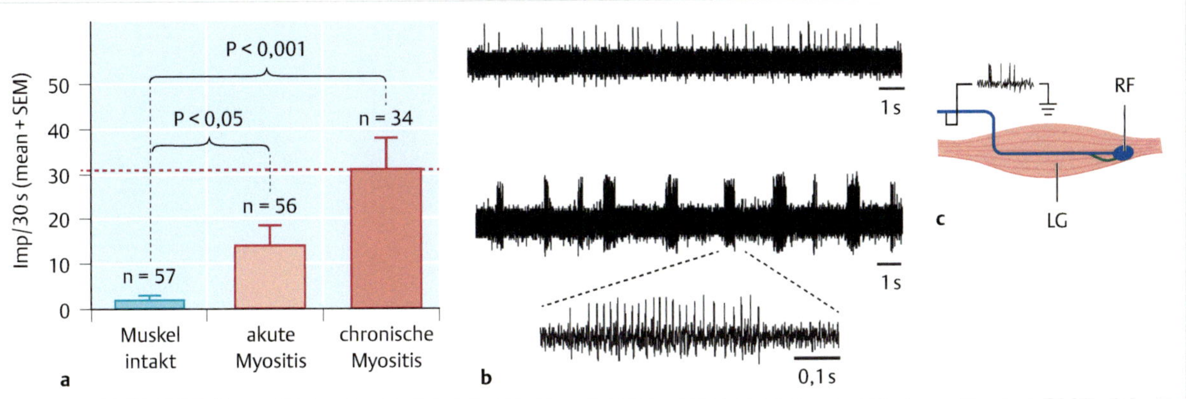

Abb. 6.14 Registrierung der Impulsaktivität einzelner markloser Muskelafferenzen (IV-Fasern) aus dem normalen und entzündeten M. gastrocnemius-soleus.

a Mittlere Aktivität der Fasern im normalen Muskel (grüner Balken), akut entzündetem Muskel (rote Umrandung) und chronisch entzündeten Muskel (roter Balken). Das n über den Balken gibt die Zahl der Fasern an, aus denen der Mittelwert berechnet wurde. Bitte beachten: Im intakten Muskel feuerten die Fasern nur wenige APs pro 30 s, und auch im chronisch entzündeten Muskel betrug die Entladungsrate nur ca. 1AP pro s.

b Originalregistrierungen von 2 Einzelfasern aus einem Muskel mit chronischer Myositis. In der unteren Registrierung ist eine Faser gezeigt, die kurzdauernde Salven mit hoher Frequenz feuerte. Der Ausschnitt mit der Skala von 0,1 s macht die hohe Entladungsfrequenz der Einzelfaser während der Salve klar: sie betrug ca. 50 Hz.

c Das Teilbild zeigt schematisch die Ableitung der APs einer Faser, die ein rezeptives Feld (RF) distal im Caput laterale (LG) des Muskels hatte.

den akut entzündeten bis zum chronisch entzündeten Muskel ständig ansteigt (▸ Abb. 6.14a). Aber auch unter chronisch entzündeten Bedingungen stieg die mittlere Aktivität *nicht höher als 30 APs pro 30s* an. Dies ist eine niedrige Frequenz für die Fasern, wenn man bedenkt, dass sie – zumindest kurzzeitig – Frequenzen von über 100 APs pro s erreichen können. Die geringe Entladungsfrequenz passt zu den relativ geringen Schmerzen, die eine chronische Myositis beim Menschen auslöst. Die untere Originalregistrierung in ▸ Abb. 6.14b zeigt aber, dass sich unter den Fasern im chronisch entzündeten Muskel solche mit sehr hochfrequenten salvenartigen Entladungen finden, die sich ständig wiederholen (Diehl et al. 1988). Die Entladungsfrequenz innerhalb einer solchen Salve lag bei ca. *50 APs pro s*. Solche hochfrequenten Entladungen werden an den ersten Synapsen im Rückenmark sehr effektiv durchgeschaltet. Diese wenigen hochaktiven Fasern können demnach im ZNS starke Effekte auslösen.

Zu diesen ZNS-Effekten gehören

- subjektive *Schmerzen*,
- *Hemmung der Agonisten* bei Willkürbewegungen.

Nach den Daten in ▸ Abb. 6.14 zu urteilen, könnte eine chronische experimentelle Myositis beim Versuchstier Schmerzen auslösen, weil sie mit einer deutlichen Aktivität in vermutlich nozizeptiven marklosen Muskelafferenzen verbunden ist. Es würde sich allerdings um Spontanschmerzen handeln, die beim Tier schwer nachweisbar sind. Nur sehr starke Schmerzen, die das Wohlbefinden massiv beeinträchtigen, führen zu Gewichtsabnahme und Änderungen der Körperhaltung (z. B. Zusammenrollen), die erkennbar sind. Diese Anzeichen lagen bei den Tieren nicht vor.

Geringe Muskelschmerzen ändern das natürliche Verhalten der Tiere, was man in speziellen Verhaltenstests nachweisen kann. ▸ Abb. 6.15 zeigt den sog. *Explorationstest*, mit dem die Untersuchung der Umgebung durch das Tier quantitativ erfasst wird. Man sieht in der ▸ Abb. 6.15 von oben auf den Boden des Testkäfigs, der in 15 Quadrate von je 20 × 20 cm unterteilt ist. Das Tier wird auf das Startquadrat gesetzt und sein Weg wird in den folgenden 5 min verfolgt. Durch das Zählen der vom Tier berührten Quadrate bekommt man ein *quantitatives Maß* für das Explorations-(Untersuchungs-)Verhalten des Tieres. Normalerweise sind Ratten sehr neugierig und untersuchen eine neue Umgebung – in diesem Fall den Testkäfig – sehr gründlich.

Das Kontrolltier in ▸ Abb. 6.15a berührte 53 Quadrate, während die Ratte in ▸ Abb. 6.15b einen Tag nach Auslösung einer chronischen Myositis durch KFA sich nur noch gering im Käfig bewegte und 5 Quadrate berührte. Zwölf Tage nach Myositis-Auslösung (im chronischen Zustand) war die Zahl der berührten Quadrate wieder auf 10 angestiegen (▸ Abb. 6.15c). Ob es sich bei dem reduzierten Explorationsverhalten der Tiere um die Auswirkung von subjektiven Schmerzen handelt, oder primär um eine Hemmung der Willkürmotorik durch den Impulseinstrom in marklosen Muskelafferenzen, muss offen

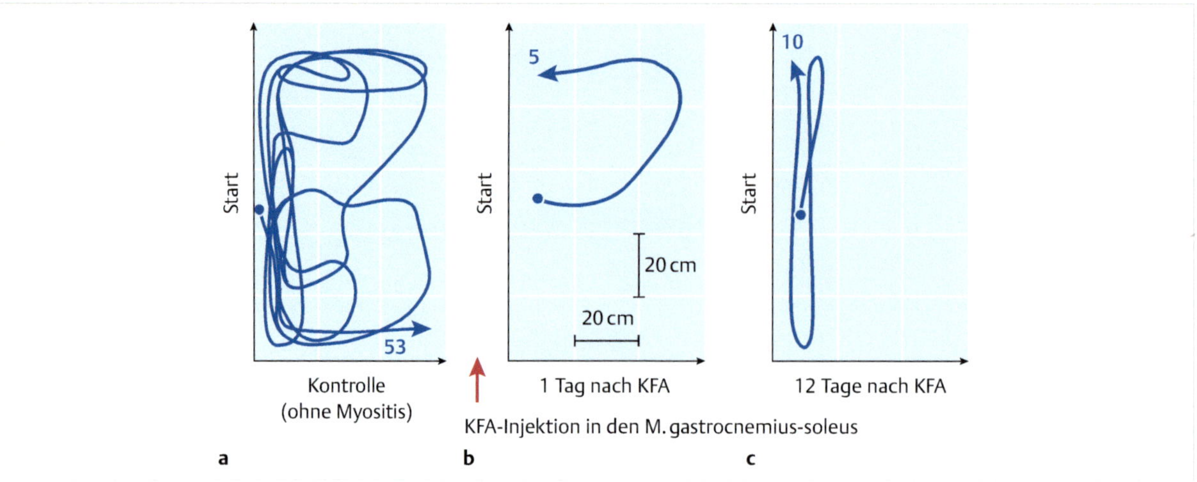

Abb. 6.15 Testkäfig für den Explorationstest. Abgebildet ist der Boden des Käfigs, der in 15 Quadrate von je 20 cm Seitenlänge unterteilt ist. Das Versuchstier (Ratte) wird auf das Startquadrat gesetzt und sein Weg (blaue Linie) für 5 min verfolgt. Dabei wird jedes Quadrat gezählt, das vom Tier berührt wird.

a Kontrolltier ohne Myositis. Die Ratte berührte 53 Quadrate bei der Untersuchung des Käfigs.

b Ein Tag nach Injektion von komplettem Freund-Adjuvans (KFA). Der Weg bei Untersuchung des neuen Käfigs ist auf 5 Quadrate verkürzt.

c Untersuchungsweg des Tieres 12 Tage nach Injektion von KFA. Die Länge des Weges bei Untersuchung des Käfigs zeigt eine gewisse Erholung, denn das Versuchstier berührte 10 Quadrate während 5 min.

bleiben. Der Test stellt nur die Auswirkung der Myositis auf die spontane Motorik fest.

Tatsächlich zeigen Menschen mit *chronischer Ermüdung* (Chronic fatigue syndrome) ein ähnliches Verhalten, denn sie bewegen sich nur ungern. Die Patienten wissen, dass auch geringe Belastungen der Muskulatur zu *Schmerzen* in Gelenken und Muskeln führen, die nur sehr langsam zurückgehen. Zusätzlich zur Tagesmüdigkeit und Antriebslosigkeit haben die Patienten Konzentrations-, Gedächtnis- und Schlafprobleme.

Genauere Studien haben ergeben, dass die grundsätzliche Fähigkeit der Muskulatur, Leistung zu erbringen, nicht abgenommen hat, sondern dass die Patienten eine *Bewegungsangst* (Kinesiophobie) entwickeln (Nijs et al. 2004). Diese Angst, sich zu bewegen, führt dann zu Einschränkungen in der *Aktivierung* des motorischen Systems, nicht aber zu einer reduzierten Leistungsfähigkeit der Muskulatur.

Die Ursachen des Syndroms sind nicht bekannt. Diskutiert werden Antikörper, die der Körper – evtl. im Anschluss an eine Infektion – gegen körpereigenes Gewebe oder Enzyme im Stoffwechsel bildet. Für den Physiotherapeuten und Sportmediziner ist wichtig, dass Sport für die Patienten nicht zu empfehlen ist, weil er die Symptome verschlimmert.

6.12 Literatur

Akhter R, Hassan NM, Aida J et al. Association between experience of stressful life events and muscle-related temporomandibular disorders in patients seeking free treatment in a dental hospital. Eur J Med Res. 2007; 12: 535–540

Andreozzi GM, Martini R, Cordova R et al. Circulating levels of cytokines (IL-6 and IL-1beta) in patients with intermittent claudication, at rest, after maximal exercise treadmill test and during restore phase. Could they be progression markers of the disease? Int Angiol. 2007; 26: 245–252

Aquino CF, Fonseca ST, Gonçalves GG et al. Stretching versus strength training in lengthened position in subjects with tight hamstring muscles: a randomized controlled trial. Man Ther. 2010; 15: 26–31. doi: 10.1016/j.math.2009.05.006

Cairns BE, Sessle BJ, Hu JW. Characteristics of glutamate-evoked temporomandibular joint afferent activity in the rat. J Neurophysiol. 2001; 85: 2446–2454

Caldwell PC. Intracellular pH. Int Rev Cytol. 1956; 5: 229–277

Diehl B, Hoheisel U, Mense S. Histological and neurophysiological changes induced by carrageenan in skeletal muscle of cat and rat. Agents Actions. 1988; 25: 210–213

Fathi M, Lundberg IE, Tornling G. Pulmonary complications of polymyositis and dermatomyositis. Semin Respir Crit Care Med. 2007; 28: 451–458

Freiwald J, Engelhardt M. Neuromuskuläre Dysbalancen in Medizin und Sport. Ursachen – Analysen – Strategien. Dtsch Zeitschr Sportmed. 1996; 47: 99–106

Frink M, Hildebrand F, Krettek C et al. Compartment syndrome of the lower leg and foot. Clin Orthop Relat Res. 2010; 468: 940–950. doi: 10.1007/s11999-009-0891-x

Helliwell PS, Taylor WJ. Repetitive strain injury. Postgrad Med J. 2004; 80: 438–443

Hengstman GJ, Brouwer R, Egberts WT et al. Clinical and serological characteristics of 125 Dutch myositis patients. Myositis specific autoantibodies aid in the differential diagnosis of the idiopathic inflammatory myopathies. J Neurol. 2002; 249: 69–75

Hoe VC, Urquhart DM, Kelsall HL et al. Ergonomic interventions for preventing work-related musculoskeletal disorders of the upper limb and neck among office workers. Cochrane Database Syst Rev. 2018; 10: CD008570. doi: 10.1002/14651858.CD008570.pub3

Henneman E. Recruitment of motoneurons: the size principle. In: Desmedt JE. Hrsg. Motor unit types, recruitment and plasticity in health and disease. Basel: Karger; 1981: 26–60

Hong K-S, Kim K. Skeletal muscle contraction-induced vasodilation in the microcirculation. J Exerc Rehab. 2017; 13: 502–507

Huang GJ, LeResche L, Critchlow CW et al. Risk factors for diagnostic subgroups of painful temporomandibular disorders (TMD). J Dent Res. 2002; 81: 284–288

Klee A. Muskuläre Balance. Die Überprüfung einer Theorie. Sportunterricht. 1995; 44: 12–23

Konrad A, Tilp M. Increased range of motion after static stretching is not due to changes in muscle and tendon structures. Clin Biomech (Bristol, Avon). 2014; 29: 636–642. doi: 10.1016

Larsson S-E, Bodegård L, Henriksson K G et al. Chronic trapezius myalgia: Morphology and bloodflow studied in 17 patients, Acta Orthop Scand. 1990; 61: 5 394–398 doi: 10.3109/17453679008993548

Mach DB, Rogers SD, Sabino M et al. Origins of skeletal pain: sensory and sympathetic innervation of the mouse femur. Neuroscience. 2002; 113: 155–166

Mense S. Effects of temperature on the discharges of muscle spindles and tendon organs. Pflügers Arch. 1978; 374: 159–166

Nijs J, De Meirleir K, Duquet W. Kinesiophobia in chronic fatigue syndrome: Assessment and associations with disability. Arch Phys Med Rehabil. 2004; 85: 1586–1592

Pascarelli EF, Hsu YP. Understanding work-related upper extremity disorders: clinical findings in 485 computer users, musicians, and others. J Occup Rehabil. 2001; 11: 1–21

Queme LF, Ross JL, Jankowski MP. Peripheral Mechanisms of Ischemic Myalgia. Front Cell Neurosci. 2017; 11: 419. doi: 10.3389/fncel.2017.00419

Reinöhl J, Hoheisel U, Unger T et al. Adenosine triphosphate as a stimulant for nociceptive and non-nociceptive muscle group IV receptors in the rat. Neurosci Lett. 2003; 338: 25–28

Stewart AH, Smith FC, Baird RN et al. Local versus systemic mechanisms underlying supervised exercise training for intermittent claudication. Vasc Endovascular Surg. 2008; 42: 314–320. doi: 10.1177/1538574408314442

Trotti LM. Restless Legs Syndrome and Sleep-Related Movement Disorders. Continuum (Minneap Minn). 2017; 23 (Sleep Neurology): 1005–1016. doi: 10.1212/CON.0000000000000488

Kapitel 7

Nichtspezifische Rückenschmerzen

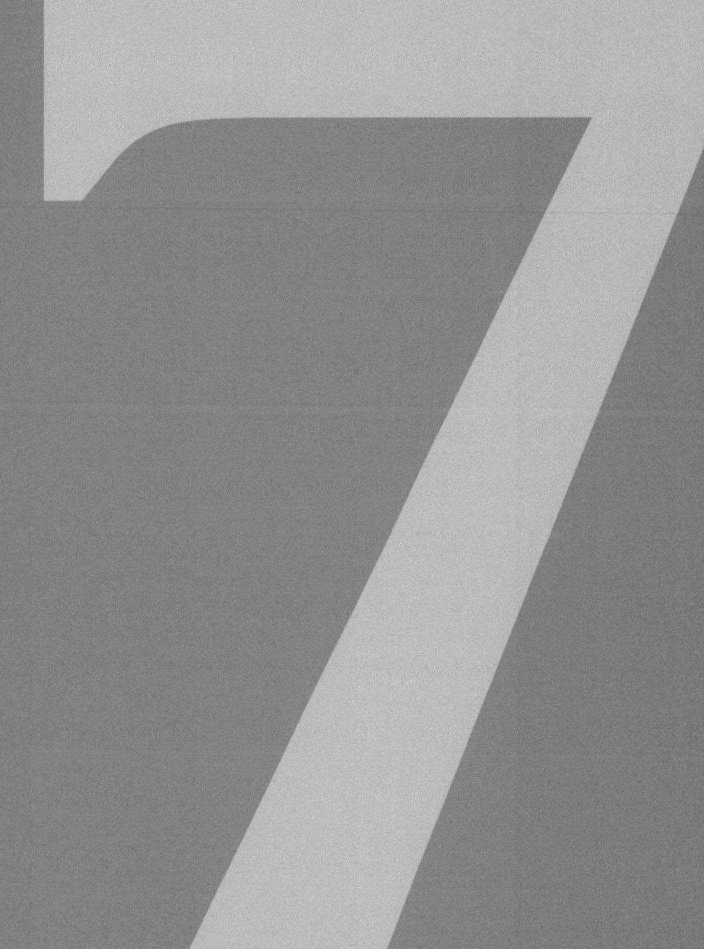

7 Nichtspezifische Rückenschmerzen

7.1 Einleitung

Andere gebräuchliche Bezeichnungen sind „myofasziale“ oder „unspezifische“ Rückenschmerzen; im Englischen „unspecific“ oder „non-specific low back pain (NSLBP)“. Da es im Deutschen keine etablierte Abkürzung für Rückenschmerzen gibt, wird in diesem Kapitel das international gebräuchliche englische Kürzel NSLBP verwendet. Eigentlich könnte man die Schmerzen auch „nichtdiagnostiziert“ nennen, denn es ist eine Ausschlussdiagnose. Es handelt sich um funktionelle Schmerzen in den Weichteilen des kaudalen Rückens, die mit den gängigen klinischen Untersuchungen nicht erkannt werden können (z. B. Labortests, EMG, Röntgen, Ultraschall, MRT; Russo et al. 2018). Durch *Triggerpunkte* oder andere Weichteilstörungen verursachte Rückenschmerzen würden demnach als unspezifisch bezeichnet. Derzeit wird die Bildgebung für Triggerpunkte weiterentwickelt. Es könnte daher sein, dass die Triggerpunkte demnächst mit Routinetechnik sichtbar gemacht werden können und die durch sie ausgelösten Schmerzen als spezifisch angesehen werden.

Merke

Nichtspezifische Rückenschmerzen sind eine *Ausschlussdiagnose*, die erst nach Ausschluss der spezifischen Rückenschmerzen gestellt wird. Zu den spezifischen Rückenschmerzen zählen alle pathologischen Veränderungen an der Wirbelsäule (z. B. Frakturen, Metastasen und degenerative Veränderungen). Zu den nichtspezifischen Rückenschmerzen werden alle schmerzhaften *funktionellen Störungen* gerechnet, die auf zu starke Belastung, Fehlbelastung oder fehlende Belastung zurückgehen. Ein wichtiges Unterscheidungsmerkmal besteht darin, ob die Ursache der Schmerzen mit den üblichen klinischen Diagnoseverfahren nachweisbar ist.

Entwicklungsgeschichtlich betrachtet, sind die Rückenschmerzen wahrscheinlich der Preis, den die Menschheit für die Entwicklung des *aufrechten Gangs* bezahlen muss. Durch den Übergang vom Vierfüßler zum aufrechten Gang konnte der Mensch die Umgebung in seinem damaligen Lebensraum, in der Steppe, bis in große Entfernung überwachen. Gleichzeitig wurden die Hände für komplizierte Arbeiten frei, was auch die *Höherentwicklung des Gehirns* gefördert hat. Der aufrechte Gang erfordert aber eine *doppelt-S-förmig gekrümmte Wirbelsäule*, die durch eine hochentwickelte Muskulatur, Faszien und Bänder gestützt werden muss. Die doppelte S-Form der Wirbelsäule hat den Vorteil, dass sie stabil und beweglich zugleich ist. Der Nachteil ist allerdings, dass die Rückenmuskulatur leicht überlastet werden kann.

7.2 Häufigkeit und Ursachen

In der letzten Zeit haben Rückenschmerzen ständig zugenommen; es wird angenommen, dass etwa 80 % aller Patienten, die einen Allgemeinarzt aufsuchen, über Rückenschmerzen klagen (Lebenszeitprävalenz). Die Prävalenz für chronische Schmerzen mit einer Dauer von über 12 Wochen ist immer noch 23 % (Park et al. 2018). Nichtspezifische Rückenschmerzen gehören zu den typischen Schmerzen mit *biopsychosozialen Ursachen*. Dies bedeutet, dass nicht nur biologische Faktoren (z. B. Muskelüberlastung), sondern auch psychologische (z. B. Unzufriedenheit mit der Arbeit) und soziale Faktoren (z. B. persönliche Schwierigkeiten mit Freunden, Arbeitskollegen oder dem Chef) eine Rolle für die Entwicklung der Schmerzen spielen.

Im Einzelnen wird der Grund für die Zunahme in den westlichen Ländern hauptsächlich in 4 Faktoren gesehen:

- *Änderung der Arbeitswelt* mit zwar leichterer körperlicher Arbeit, aber stärkerem Einsatz von vibrierenden Geräten
- *Übergewicht*
- *Mangelnde Bewegung* in der Freizeit
- Psychologische Neigung zur *Ängstlichkeit* bis hin zur Depression

Häufig liegen Kombinationen dieser Faktoren vor.

7.2.1 Faktor Arbeitswelt

Dieser Faktor kommt in 2 Varianten vor:

- Die moderne Arbeitswelt ist durch eher *leichte muskuläre Belastungen* gekennzeichnet (z. B. Computerarbeit, Fließbandarbeit). Die eigentliche Belastung besteht aus schlechter Ergonomie des Arbeitsplatzes, unphysiologischer Haltung des Arbeiters oder Eintönigkeit der Tätigkeit mit vielen Wiederholungen pro Zeiteinheit.
- Es gibt immer noch viele Arbeiter, besonders Männer, die eine *schwere Arbeit* im Beruf leisten müssen, wie z. B. Bauern, Handwerker und Bauarbeiter. Kurzzeitig müssen die Arbeiter in den genannten Berufen oft schwere Lasten bewegen oder heben. Hinzu kommt, dass moderne Arbeitsgeräte oft *Vibrationen* entwickeln, die die Beschwerden verstärken oder mitverursachen (Barrero et al. 2006).

7.2.2 Faktor Übergewicht

Obwohl übergewichtigen Patienten oft dringend zur *Gewichtsabnahme* geraten wird, ist der Einfluss des Übergewichts für die Entwicklung von NSLBP geringer als der der schweren körperlichen Tätigkeit (Jensen et al. 2012). Daher ist eine *Reduktion der Schwere der körperlichen Arbeit* eine wirksamere Maßnahme zur Schmerzbekämpfung als die Reduktion des Körpergewichts.

7.2.3 Faktor mangelnde Bewegung

Hier spielen mangelnde Motivation zu körperlichen Tätigkeiten und Kompensation durch moderne Medien (Fernsehkonsum, Computerspiele, zielloses Durchsuchen des Internets, Pflege sozialer Kontakte über Mobiltelefon) eine wichtige Rolle. Hinzu kommt die typische Haltung bei Benutzung des Mobiltelefons, die in einer stundenlang beibehaltenen Ventralflexion der Halswirbelsäule besteht. Allein diese Haltung kann langfristig zu NSLBP führen.

Insgesamt scheinen *Übungsprogramme* für eine Besserung der Schmerzen bei NSLBP die günstigste Maßnahme zu sein. In manchen Fällen müssen die Schmerzen zunächst medikamentös gelindert werden, um dann in der sog. *Schmerzpause* die Übungen durchführen zu können. In einer kürzlich durchgeführten Studie zur Behandlung von Patienten mit nichtspezifischen Rückenschmerzen stellte sich heraus, dass spezielle Übungen zur Verbesserung der Rumpfstabilität wirksamer waren als Übungen zur allgemeinen Fitness (Coulombe et al. 2017). Allerdings konnten positive Effekte auf die Rückenschmerzen nur bis zu 3 Monaten nach dem Übungsprogramm nachgewiesen werden, nicht jedoch 6 und 12 Monate später.

7.2.4 Faktor Ängstlichkeit

Einige Patienten neigen dazu, bei leichten Beschwerden im Rücken aus *Angst vor starken Schmerzen* weitere Bewegungen zu vermeiden. Sie glauben fest daran, dass weitere Bewegungen zu starken Schmerzen führen werden („fear avoidance beliefs"). Dadurch wird ein gefährlicher Teufelskreis gestartet, denn durch die mangelnde Bewegung werden die Rückenmuskeln immer schwächer und damit die Gefahr von echten Rückenschmerzen immer größer (▸ Abb. 7.1; durch rotes Oval gekennzeichneter Weg). Diese Patienten haben eine verringerte Lebensqualität, soziale Probleme und eine Neigung zu einer *depressiven Grundhaltung*. Eine Psychotherapie, die auf diese psychologischen Störungen zielt, kann die Lebensqualität der Patienten verbessern und die Zahl der Arztbesuche reduzieren (Keeley et al. 2008).

Um den Teufelskreis zu durchbrechen, wird oft das therapeutische Verfahren der *Konfrontation* angewendet. Dies bedeutet, dass der Patient der angstauslösenden Bewegung unter kontrollierten Bedingungen immer wieder ausgesetzt wird.

Patienten mit einer gut entwickelten Fähigkeit, mit Schmerzen umzugehen, werden nach erlebten Rücken-

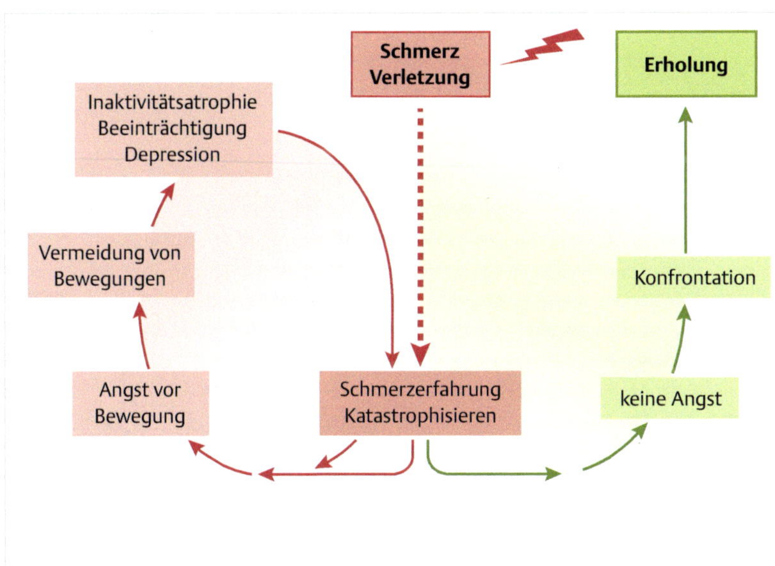

Abb. 7.1 Das „Fear-avoidance-beliefs"-Modell als Erklärung für NSLBP. Am Beginn steht ein Schmerz oder eine Verletzung, d. h. eine tatsächliche Schmerzerfahrung. Bei wenig ängstlichen Personen wird die Entwicklung den rechten Ast der Grafik nehmen. Trotz neuer Belastungen für den Rücken (Konfrontation) wird bei Patienten mit wenig Ängstlichkeit Erholung eintreten. Patienten, die nur eine geringe Fähigkeit haben, mit Schmerzen umzugehen, erwarten immer das Schlimmste (sie katastrophisieren) und schlagen damit den linken Weg ein. Sie entwickeln Angst vor Schmerzen (fear) und vor Bewegungen, die evtl. zu Schmerzen führen könnten. Im Extremfall vermeiden sie alle Bewegungen (avoidance), was zur Inaktivitätsatrophie der Rückenmuskeln und zur Einschränkung körperlicher Fähigkeiten führt. Dieser Zustand der allgemeinen Beeinträchtigung wird von den Patienten als belastend empfunden. Bei entsprechender Veranlagung kann sich sogar eine Depression entwickeln. Damit schließt sich ein Teufelskreis, sodass die Patienten den linken Weg in der Grafik immer wieder durchlaufen (rotes Oval).

schmerzen ohne Angst den Rücken wieder belasten (Konfrontation). Diese Patienten haben gute Chancen, sich völlig zu erholen (rechter Weg in ▶ Abb. 7.1).

Zu erwähnen sind noch Fälle von NSLBP wegen muskulärer Dysbalancen, die mit einer Überlastung der tiefen Rückenmuskeln verbunden sind. Beispiele sind Beinlängenunterschiede und Instabilität der Wirbelsäule durch Schwäche des M. multifidus.

7.2.5 Myofasziale Triggerpunkte (MTrPs) als Ursache von nichtspezifischen Rückenschmerzen

Die Grundlagen der Triggerpunkte werden in Kapitel 8 behandelt. Hier werden die myofaszialen Triggerpunkte (MTrPs) als eine *spezielle Ursache für NSLBP* besprochen. Triggerpunkte sind sehr kleine palpable Verhärtungen in der Muskulatur, deren Ursache in einer Kontraktur von wenigen Muskelfasern gesehen wird (s. u. Kap. 8; Simons u. Travell 1999), die zusammen den palpablen Triggerpunkt bilden. *Lokaler Druck auf den MTrP* und Bewegungen des betroffenen Muskels werden als schmerzhaft empfunden.

Triggerpunkte können sich *akut* nach *Überlastungen und Überdehnungen* von Muskeln bilden. Die typische Situation ist der Versuch, unter einem Möbelstück einen schwer erreichbaren Gegenstand hervorzuholen, was zu einer Überlastung der Arm- und Schultermuskeln führt. *Chronische* MTrPs entstehen schleichend u. a. bei *Fehlhaltungen*. Ein Beispiel ist das Stehen mit vorgestrecktem Becken kombiniert mit kyphotischem Oberkörper und vorgerecktem Hals (▶ Abb. 7.2b, im Gegensatz zur Normalhaltung in ▶ Abb. 7.2a). Diese Fehlhaltung überlastet und überdehnt die Muskeln des Rückens, Nackens und der Schulter und führt zu Schmerzen in diesen Muskeln.

Die MTrPs sind möglicherweise *eine der häufigsten Ursachen für NSLBP* (Iglesias-González et al. 2013), kommen aber natürlich nicht nur in Rückenmuskeln vor. Das typische Merkmal von MTrPs ist die *Übertragung von Schmerzen* in Gebiete, die u. U. weit vom Triggerpunkt entfernt liegen. Dies bedeutet, dass der Patient u. U. Schmerzen an zwei Orten empfindet, nämlich *lokale Schmerzen* am Triggerpunkt selbst und *übertragene Schmerzen* an anderer Stelle. Oft sind die übertragenen Schmerzen stärker als die lokalen am Ort des MTrPs. Der Patient wird daher die übertragenen Schmerzen als die Schmerzen angeben, weswegen er den Therapeuten aufgesucht hat. Dies kann natürlich zu *Fehldiagnosen* führen, wenn der Therapeut nicht an die Möglichkeit denkt, dass es sich bei den Schmerzen um übertragene Schmerzen handelt. Der Therapeut muss daher nicht nur den Ort der – stärker empfundenen – übertragenen Schmerzen palpieren, sondern gezielt in der Umgebung nach dem eigentlichen MTrP suchen. Wenn er ihn durch Palpation findet und etwas stärker auf ihn drückt, wird der Patient Schmerzen nicht nur

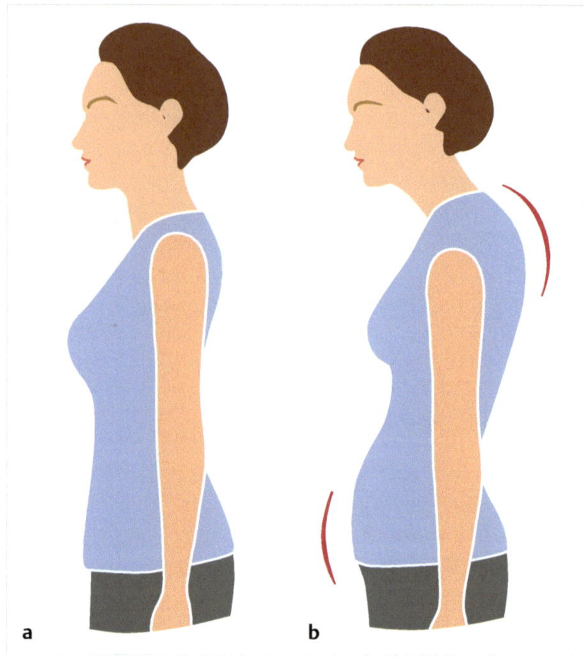

Abb. 7.2 Normal- und Fehlhaltung.
a Normalhaltung.
b Fehlhaltung, die bei längerer Dauer zu NSLBP führen kann. Typische Merkmale sind das vorgestreckte Becken, der kyphotische Rücken und der vorgestreckte Hals. Diese Haltung überlastet die Rücken- und Nackenmuskulatur und führt langfristig zu Schmerzen in diesen Muskeln.

am Triggerpunkt, sondern auch am Ort des *übertragenen* Schmerzes angeben. Im Idealfall erkennt der Patient dann die Schmerzen als „seine Schmerzen“, die ihn zum Therapeuten geführt haben. Umgekehrt kann durch Druck auf den Ort des übertragenen Schmerzes kein lokaler Schmerz am MTrP ausgelöst werden.

Die Behandlung muss auf den MTrP mit den lokalen Schmerzen gerichtet sein und *nicht* auf den Ort der übertragenen Schmerzen. Wenn der Triggerpunkt erfolgreich behandelt und damit beseitigt ist, werden auch die übertragenen Schmerzen verschwinden. Eine Behandlung der übertragenen Schmerzen hat dagegen keinen langfristigen Effekt.

Einige Therapeuten scheinen nach dem Davos-Prinzip zu behandeln, nämlich „da, wo's“ weht tut. Diese Therapeuten haben offensichtlich noch nie etwas von übertragenen Schmerzen gehört und werden mit ihrer Behandlung langfristig keinen Erfolg haben.

Die in ▶ Abb. 7.3 dargestellten MTrPs liegen alle in verschiedenen Abschnitten des M. erector spinae, lösen aber übertragene Schmerzen an unterschiedlichen Orten aus: Die MTrPs im M. iliocostalis thoracis (▶ Abb. 7.3a, ▶ Abb. 7.3b) übertragen Schmerzen in den *ventralen* Thorax bzw. in die kaudale *Bauchwand*, die Triggerpunkte im

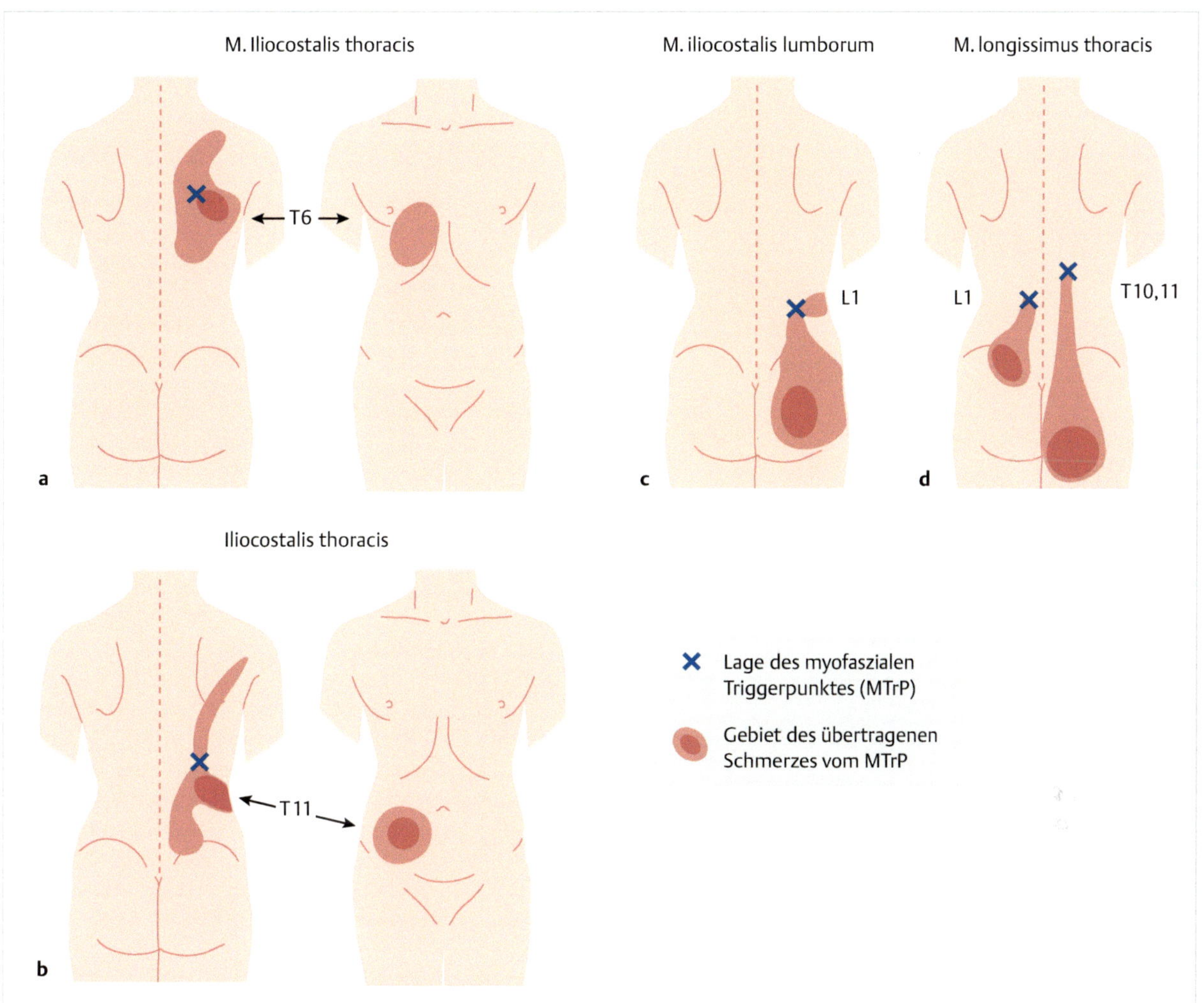

Abb. 7.3 Myofasziale Triggerpunkte in den tiefen Rückenmuskeln (x) mit ihren Übertragungsgebieten (rotbraune Flächen). Die Zahlen geben das Dermatom an, in dem der MTrP liegt.

a Der MTrP im rechten thorakalen M. iliocostalis kann übertragene Schmerzen oder Missempfindungen im ventralen rechten Thorax verursachen.

b Der weiter kausal gelegene Triggerpunkt in demselben Muskel überträgt Schmerzen in den rechten Unterbauch.

c Der MTrP im M. iliocostalis lumborum verursacht hauptsächlich übertragene Schmerzen in der ipsilateralen Glutealregion.

d Eine ähnliche Symptomatik wie in ▸ Abb. 7.3c wird von einem MTrP im M. longissimus thoracis ausgelöst.

M. iliocostalis lumborum (▸ Abb. 7.3c) und M. longissimus thoracis (▸ Abb. 7.3d) führen zu übertragenen Schmerzen in den *dorsalen* Glutealmuskeln.

MTrPs können auch *viszerale Symptome* imitieren. So ist der Triggerpunkt Nr. 1 in ▸ Abb. 7.4a, der im kranialen M. rectus abdominis liegt, mit Symptomen einer *Angina pectoris* (u. a. Herzschmerzen, Gefühl der Beengtheit, mangelnde Belastungsfähigkeit) verbunden, die vom Patienten eher in den Rücken lokalisiert werden. Der Triggerpunkt Nr. 2 in ▸ Abb. 7.4a liegt im äußerst kaudalen M. rectus abdominis und löst Symptome von NSLBP aus. Auch diese übertragenen Schmerzen werden im Rücken empfunden. Wenn der MTrP im mittleren M. rectus abdominis liegt (▸ Abb. 7.4b), können übertragene Schmerzen am *McBurney-Punkt* hervorgerufen werden. Schmerzen am McBurney-Punkt sind ein Hinweis auf eine *Blinddarmentzündung*; daher kann dieser Triggerpunkt zu der Fehldiagnose einer Appendizitis führen. Man sieht an diesen Beispielen, dass ein MTrP Schmerzen nicht immer auf Muskeln derselben Körperseite überträgt, sondern dass Triggerpunkte in dorsal gelegenen Muskeln übertragene Schmerzen in ventralen Strukturen erzeugen können.

Eine bekannte Fehldiagnose kann sich bei *MTrPs im M. gluteus minimus* ergeben: Je nach Lage der MTrPs im Muskel können neben lokalen Schmerzen im M. gluteus *übertragene Schmerzen* im gesamten lateralen Bein beste-

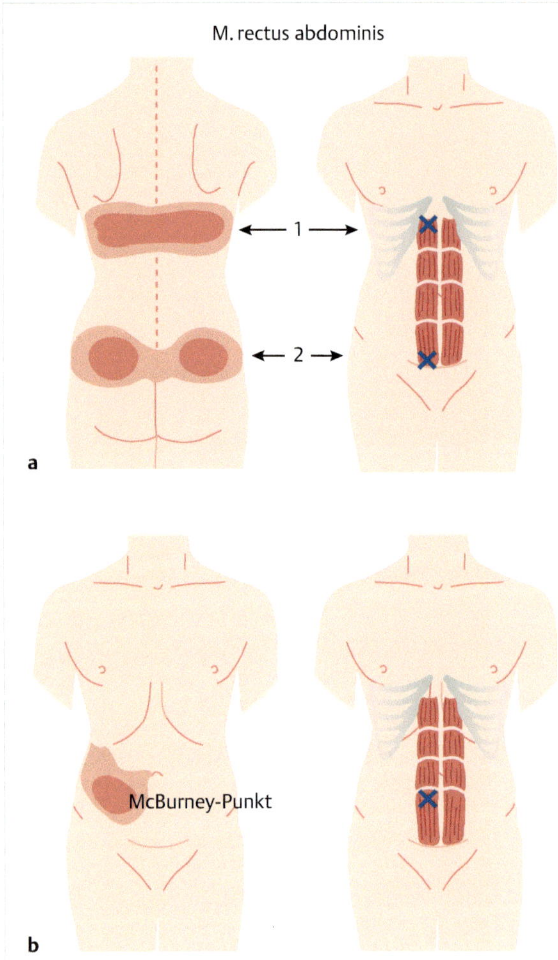

Abb. 7.4 MTrPs in den Rückenmuskeln und von ihnen verursachte viszerale Symptome.

a Triggerpunkt Nr. 1 in liegt im kranialen M. rectus abdominis und überträgt Schmerzen nach dorsal in die Schulterblattgegend. Die Schmerzen äußern sich oft in Form von Herzschmerzen und einem Gefühl von Beengtheit, also Symptomen einer Angina pectoris. Triggerpunkt Nr. 2 liegt im äußerst kaudalen M. rectus abdominis und überträgt Schmerzen in die Region des dorsalen Beckenkamms.

b Der MTrP in der kaudalen Hälfte des M. rectus abdominis überträgt Schmerzen in den rechten Unterbauch – in die Gegend des McBurney-Punktes – und imitiert so Symptome einer Blinddarmentzündung.

hen (▸ Abb. 7.5a, ▸ Abb. 7.5b). Dieses Schmerzmuster ähnelt dem einer Ischialgie, d. h. einer Einklemmung des N. ischiadicus oder seiner Wurzeln, von der meist angenommen wird, dass sie durch einen Diskusprolaps verursacht wird. Der Diskusprolaps komprimiert eine der lumbalen oder sakralen Nervenwurzeln, was ebenfalls neben *lokalen Schmerzen* am Ort der Einklemmung zu *projizierten Schmerzen* entlang des lateralen Beins führt. Wenn daher der Therapeut die Symptomatik von MTrP im M. gluteus minimus nicht kennt, kann es leicht zur Fehldiagnose einer mechanisch bedingten Ischialgie kommen

7.2.6 Weitere Ursachen von NSLBP

Auch schmerzhafte *Narben* nach Operationen an der Wirbelsäule können Rückenschmerzen verursachen. In den meisten Fällen ist die Diagnose nicht schwierig, weil die Narben sichtbar oder palpabel sind und die Patienten die nötigen Angaben liefern. Wenn aber tief liegende Narben die Schmerzen verursachen, kann die Diagnose schwierig sein.

Ebenso selten ist die bereits besprochene *Myositis* der Rückenmuskeln als Ursache von NSLBP. Oft ist eine Muskelbiopsie nötig, um die Diagnose abzusichern. Wenn eine Biopsie tatsächlich einen Entzündungsherd nachweist, ergibt sich die Frage, ob man die Schmerzen als spezifische oder nichtspezifische Rückenschmerzen bezeichnen soll. Durch den Nachweis der Entzündung ist eigentlich aus dem nichtspezifischen Rückenschmerz ein spezifischer geworden.

Auch Fälle von *Einklemmung* peripherer Nerven kommen als Ursache von NSLBP vor. So kann die Einklemmung der *Nervi clunium superiores* NSLBP imitieren (▸ Abb. 7.6). Diese *Hautnerven* treten durch die Fascia thoracolumbalis (FTL) hindurch (▸ Abb. 7.6a) und können dabei eingeklemmt werden. Die Einklemmung verursacht demnach projizierte Schmerzen in der *Haut* über den kranialen Gluteusmuskeln und nur zum geringen Teil in der Haut des kaudalen Rückens dicht am Beckenkamm (▸ Abb. 7.6b).

Verklebungen bzw. *Verfilzungen* innerhalb einer Schicht der FTL können sehr hartnäckige und schwer erkennbare Schmerzquellen für NSLBP darstellen. (Unter Verfilzung wird verstanden, dass die regelmäßige scherengitterähnliche Struktur der kollagenen Faserbündel durch eine unregelmäßige und teilweise verbackene Anordnung der Kollagenfaserbündel ersetzt worden ist; ▸ Abb. 7.7a.) Die Schmerzen rühren wahrscheinlich daher, dass Nozizeptoren in den Verklebungen „eingemauert“ sind und unphysiologisch bei Bewegungen des betroffenen Körperteils belastet werden. Wenn Verklebungen *zwischen den einzelnen Schichten* der FTL vorliegen (▸ Abb. 7.7b), können die Faszienschichten nicht mehr frei gegeneinander gleiten. In den Verklebungen sind wahrscheinlich Nozizeptoren fixiert, die bei Rumpfbewegungen gedehnt und dadurch erregt werden. Oft sind die Verklebungen die Folge von Verletzungen der Faszie durch Zerrungen oder Verletzungen, aber auch *längerer Bewegungsmangel* scheint Verklebungen zu verursachen.

Hernien von Fettgewebe durch Spalten in der FTL sind schon lange als ernst zu nehmende Ursachen von chronischen Rückenschmerzen bekannt (Bonner u. Kasdon 1954). Es handelt sich um *Verlagerungen von Fettgewebe* durch Spalten oder Verletzungen in der Faszie nach au-

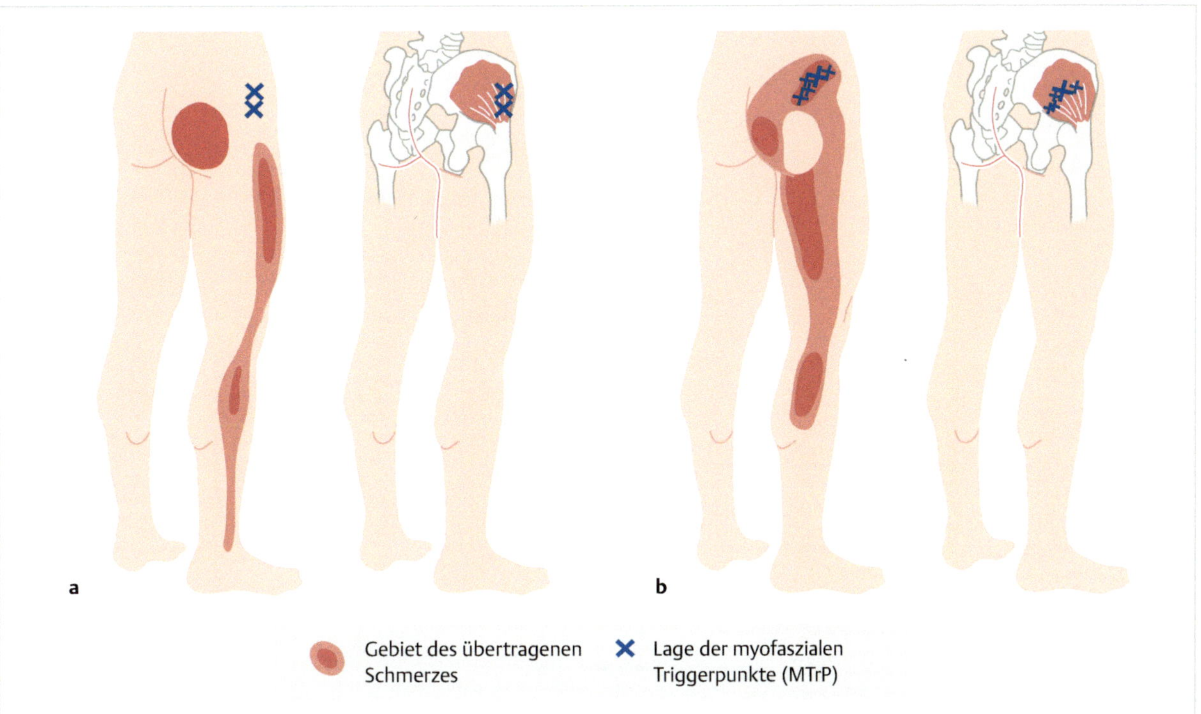

Abb. 7.5 MTrPs im M. gluteus minimus und ihre Übertragungsgebiete. Mit einer manuellen Untersuchung der Glutealregion kann die richtige Diagnose gestellt werden. Es handelt sich um einen MTrP – und nicht um einen Bandscheibenprolaps –, wenn durch Druck auf den Triggerpunkt die übertragenen Schmerzen im Bein ausgelöst werden. Bei dieser Untersuchung muss jeder Druck auf das Foramen infrapiriforme vermieden werden, weil dann der N. ischiadicus komprimiert wird und ebenfalls Schmerzen entlang des lateralen Beins ausgelöst werden können. Diese Schmerzen sind jedoch projizierte und keine übertragenen Schmerzen.

a Die Triggerpunkte im ventralen M. gluteus minimus können Schmerzen in das gesamte laterale Bein bis zum Knöchel übertragen und so Symptome einer Ischialgie imitieren.

b Wenn die Triggerpunkte mehr dorsal im M. gluteus minimus liegen, kann sich das Gebiet der übertragenen Schmerzen ebenfalls ins dorsale Bein verschieben.

ßen unter die Haut. Die Schmerzen rühren wahrscheinlich von Nervenfasern im Fettgewebe her, die an der Durchtrittstelle gequetscht werden. Diese Schmerzen treten verständlicherweise bei fettleibigen Patienten besonders häufig auf.

Viele Rückenschmerzen werden als nichtspezifisch eingestuft, weil die eigentlichen Ursachen zunächst nicht erkannt werden. Ein Beispiel sind *Eingeweideschmerzen*, die *übertragene Schmerzen in den Rückenmuskeln* auslösen (Giamberardino et al. 2002). In diesen Fällen wird auch eine gründliche palpatorische Untersuchung der Rückenmuskeln keine Auffälligkeiten finden. Selbst erfahrene Therapeuten vergessen manchmal, dass Schmerzen nicht nur vom Muskel in andere Strukturen übertragen werden können, sondern auch *von den Eingeweiden in die Muskulatur*. Bei diesen Patienten stehen dann oft die übertragenen Rückenschmerzen im Vordergrund, während die ursächlichen Eingeweideschmerzen als nicht so stark empfunden werden.

Merke

Bei NSLBP spielen i. d. R. nicht ein einziger, sondern verschiedene *biopsychosoziale* Faktoren eine Rolle, beispielsweise:

- Veränderte Arbeitswelt
- Übergewicht
- Mangelnde Bewegung
- Ängstlichkeit (Fear-avoidance-Verhalten)

Als weitere ursächliche Faktoren kommen *myofasziale Triggerpunkte* infrage, die aber vom manuell ausgebildeten Therapeuten meist gut erkannt werden können. Bei den Triggerpunkten darf man nicht vergessen, dass sie häufig Schmerzen in andere Muskeln *übertragen*, was zur Fehldiagnose führen kann. Bitte beachten Sie, dass die Schmerzübertragung nicht in die Haut, sondern in die subkutanen Weichteile (meist in die Muskulatur) erfolgt. Die in ▸ Abb. 7.3, ▸ Abb. 7.4 und ▸ Abb. 7.5 gezeigten Übertragungsmuster sind nur Beispiele. Einige Experten beschreiben auch ganz andere Schmerzmuster für die erwähnten MTrPs.

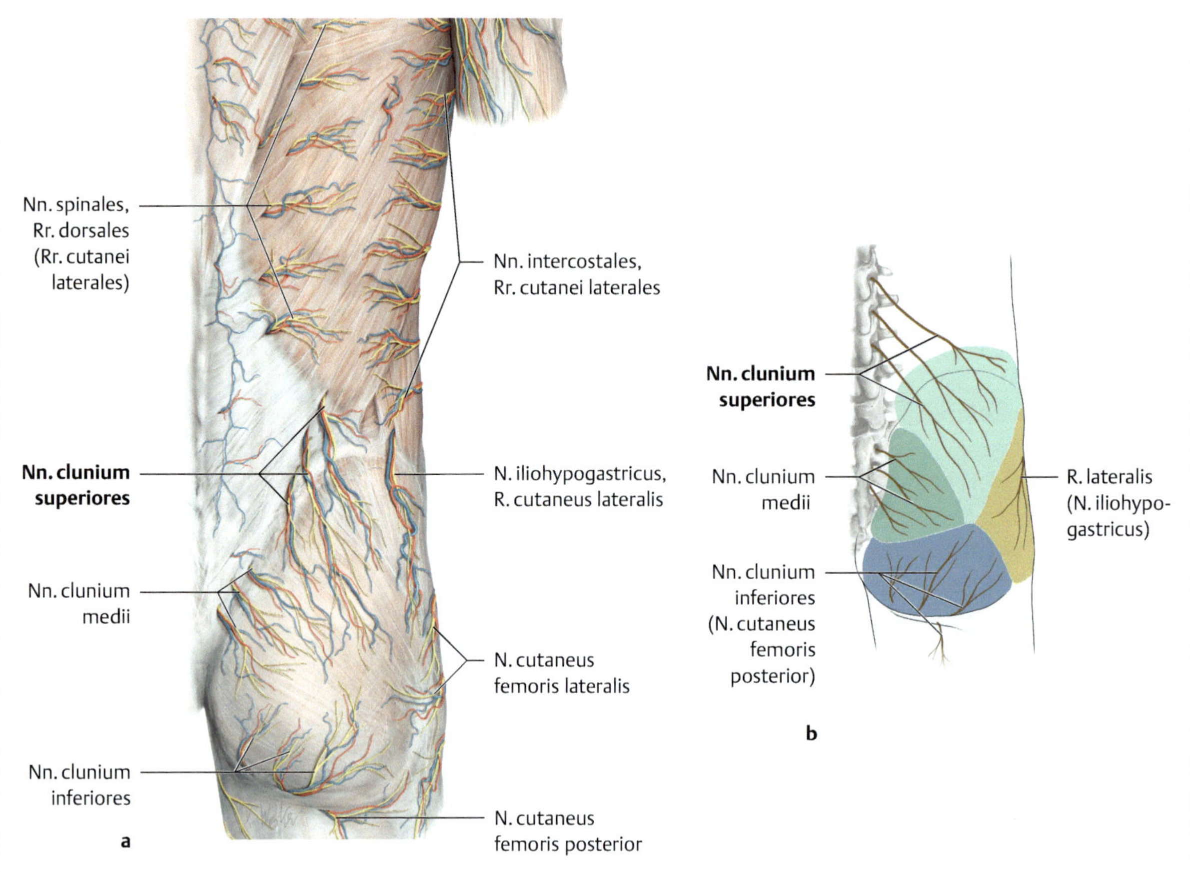

Abb. 7.6 Schmerzen durch Einklemmung der Nn. clunium superiores in der Fascia thoracolumbalis.

a Verlauf der Nn. clunium sup. mit Durchtritt durch die Faszie. (Schünke M, Schulte E, Schumacher U. Prometheus. LernAtlas der Anatomie. Allgemeine Anatomie und Bewegungssystem. Illustrationen von M. Voll und K. Wesker. 5. Aufl. Stuttgart: Thieme; 2018)

b Projizierte Schmerzen im Versorgungsgebiet der Nn. clunium sup. werden in der Haut des kaudalen Rückens und über den kranialen Glutealmuskeln empfunden. Bitte beachten: Die Nn. clunium sind Hautnerven, die vom Ramus dorsalis der Spinalnerven abstammen. (Schünke M, Schulte E, Schumacher U. Prometheus. LernAtlas der Anatomie. Allgemeine Anatomie und Bewegungssystem. Illustrationen von M. Voll und K. Wesker. 5. Aufl. Stuttgart: Thieme; 2018)

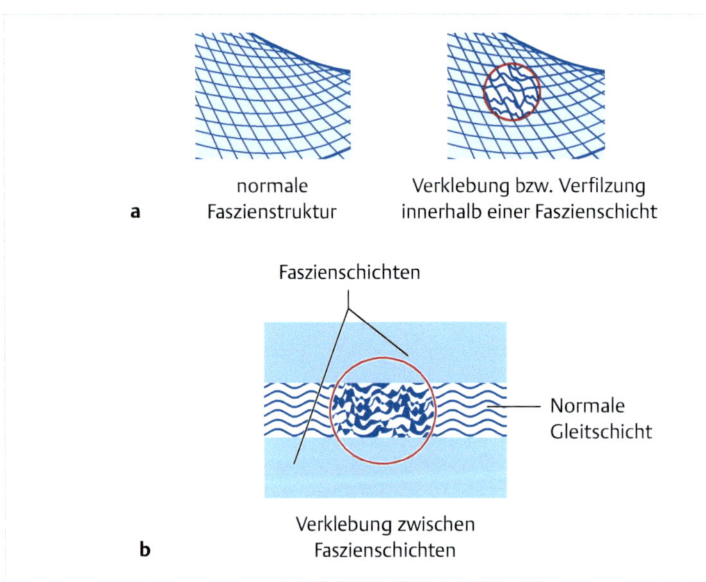

Abb. 7.7 Schmerzen in der Fascia thoracolumbalis durch Verklebungen.

a Verklebungen bzw. Verfilzungen innerhalb einer Schicht der Faszie.

b Verklebungen zwischen den verschiedenen Schichten einer Faszie, die die normale Verschieblichkeit der Faszienschichten gegeneinander behindern.

7.3 Symptome

„Rückenschmerzen sind ein Symptom und keine Diagnose" (Bardin et al. 2017; Übersetzung vom Autor). Wenn bei einem Patienten Rückenschmerzen festgestellt worden sind, muss die weitere Abklärung zeigen, um welche Form von Rückenschmerzen es sich handelt. Zu unterscheiden sind nach Bardin et al. (2017):

- *Spezifische Rückenschmerzen* mit Ursache in der Wirbelsäule, z. B. Wirbelkörperfrakturen, Tumore, Metastasen, Infektionen (weniger als 1 % der Fälle)
- *Radikuläre Syndrome* durch Einklemmung der Hinterwurzeln, z. B. durch Diskusprolaps, engen Spinalkanal (5–10 % der Fälle)
- *Nichtspezifische Rückenschmerzen* (NSLBP), deren Diagnose sich durch Ausschluss der beiden anderen Kategorien ergibt (90–95 % der Fälle; alle Fallzahlen gelten für Australien, lassen sich aber auf die meisten westlichen Länder übertragen)

Wegen der Vielzahl der Ursachen können die *Symptome* ebenfalls vielfältig sein.

Die Hauptsymptome sind *Rückenschmerzen* und *Einschränkung der Funktionstüchtigkeit*. Die Schmerzen können in 3 Formen auftreten:

- *Spontanschmerzen* im kaudalen Rücken *ohne Schmerzübertragung* in andere Regionen
- *Spontanschmerzen* im kaudalen Rücken *mit Schmerzübertragung* in andere Regionen (meist in die Beine)
- *Evozierte Schmerzen*, die durch alltägliche Aktivitäten hervorgerufen oder verstärkt werden, so z. B. beim Hinsetzen, Aufstehen, oder längerem Sitzen und/oder Stehen

In Fällen mit starken Schmerzen können NSLBP zu *massiven Einschränkungen* der täglichen Arbeiten bis hin zum völligen Verlust der Handlungsfähigkeit und damit zur Berufsunfähigkeit führen.

Typisch für NSLBP ist die Neigung, *wiederholt aufzutreten*. Ein möglicher Grund für diese Tatsache ist, dass häufig Haltungs- oder Bewegungsfehler des Patienten die Ursache darstellen. Der Patient muss daher sein *Verhalten ändern*, damit nicht nach erfolgreicher Behandlung nach kurzer Zeit die Schmerzen wiederkehren. Erfahrungsgemäß sind Verhaltensänderungen bei Patienten aber schwer zu erreichen. Eine der wenigen Maßnahmen, die der Patient zur Vorbeugung gegen erneute NSLBP ergreifen kann, ist ständige körperliche Aktivität.

Merke

Das Hauptsymptom von NSLBP sind Schmerzen im kaudalen Rücken (eigentlich passt der Ausdruck „Kreuzschmerzen" besser). Man kann Spontanschmerzen mit und ohne Übertragung der Schmerzen in andere Muskeln sowie evozierte Schmerzen unterscheiden, wobei letztere nur bei bestimmten Bewegungen auftreten. Auch längere Phasen der körperlichen Ruhe sollen NSLBP auslösen können.

7.4 Literatur

Bardin LD, King P, Maher CG. Diagnostic triage for low back pain: a practical approach for primary care. Med J Aust. 2017; 206: 268–273

Barrero LH, Hsu YH, Terwedow H et al. Prevalence and physical determinants of low back pain in a rural Chinese population Spine (Phila Pa 1976). 2006; 31: 2728–2734

Bonner CD, Kasdon SC. Herniation of fat through lumbodorsal fascia as a cause of low-back pain. N Engl J Med. 1954; 251: 1102–1104

Coulombe BJ, Games KE, Neil ER et al. Core Stability Exercise Versus General Exercise for Chronic Low Back Pain. J Athl Train. 2017; 52: 71–72. doi: 10.4085/1062-6050-51.11.16

Giamberardino MA, Berkley KJ, Affaitati G et al. Influence of endometriosis on pain behaviors and muscle hyperalgesia induced by a ureteral calculosis in female rats. Pain. 2002; 95: 247–257

Iglesias-González JJ, Muñoz-García MT, Rodrigues-de-Souza DP et al. Myofascial trigger points, pain, disability, and sleep quality in patients with chronic nonspecific low back pain. Pain Med. 2013; 14: 1964–1970. doi: 10.1111/pme.12224

Jensen JN, Holtermann A, Clausen T et al. The greatest risk for low-back pain among newly educated female health care workers; body weight or physical work load? BMC Musculoskelet Disord. 2012; 13: 87. doi: 10.1186/1471-2474-13-87

Keeley P, Creed F, Tomenson B et al. Psychosocial predictors of health-related quality of life and health service utilisation in people with chronic low back pain. Pain. 2008; 135: 142–150

Park TSW, Kuo A, Smith MT. Chronic low back pain: a mini-review on pharmacological management and pathophysiological insights from clinical and pre-clinical data. Inflammopharmacology. 2018; May 12. doi: 10.1007/s10787-018-0493-x

Russo M, Deckers K, Eldabe S et al. Muscle Control and Non-specific Chronic Low Back Pain. Neuromodulation. 2018; 21: 1–9. doi: 10.1111/ner.12738

Simons D, Travell J. Myofascial pain and dysfunction. The Trigger Point Manual. 2nd ed. Philadelphia: Lippincott, Williams & Wilkins; 1999

Kapitel 8

Der myofasziale Triggerpunkt – eine kritische Bestandsaufnahme

8 Der myofasziale Triggerpunkt – eine kritische Bestandsaufnahme

8.1 Einführung

Der typische myofasziale Triggerpunkt (*MTrP*) ist eine punktförmige *druckempfindliche Verhärtung in einem Skelettmuskel* oder in seinem Bindegewebe. Der Begriff myofaszial bedeutet eigentlich, dass der Triggerpunkt sich auch im Bindegewebe entwickeln kann, aber die im Bindegewebe liegenden Assoziations-Triggerpunkte haben andere Entstehungsmechanismen, werden oft anders bezeichnet und haben deutlich geringere praktische Bedeutung (s. u. Kap. 8.4). Die folgende Darstellung wird sich daher auf die *muskulären Triggerpunkte* konzentrieren; trotzdem wird der allgemein gebräuchliche Name „myofaszialer Triggerpunkt" beibehalten.

Die Grundlage eines MTrP ist eine *Kontraktur von wenigen Muskelfasern*, die wegen des im Inneren herrschenden O_2-Mangels nicht von selbst erschlaffen können (s. u. Kap. 8.7.2). Einige der ersten Arbeiten über die klinische Symptomatik von myofaszialen Triggerpunkten wurden von Janet G. Travell verfasst, die schon früh triggerpunktähnliche Phänomene beobachtet hatte (Travell u. Rinzler 1946). Travell hatte auch die chronischen Rückenschmerzen von Präsident John F. Kennedy mit ihrer Triggerpunkt-Therapie behandelt und wurde daraufhin zur Ärztin am Weißen Haus ernannt. Ihr Schüler war David G. Simons, der in einer Vielzahl von Artikeln die MTrPs beschrieben hatte. Sein Hauptwerk ist das zweibändige Handbuch über Triggerpunkte (Travell u. Simons 1992; Simons et al. 1999). Die basalen Eigenschaften eines Triggerpunktes werden hauptsächlich im ersten Band besprochen.

Eigentlich beginnt die medizinische Geschichte der MTrPs schon früher in Deutschland mit verschiedenen Arbeiten über sog. *Muskelhärten oder Myogelosen*.

Definition

Der Begriff *Myogelose* kommt aus dem Griechischen und bedeutet muskuläre Verhärtung oder „gefrorener Muskel".

Eine längere Arbeit über Myogelosen wurde von Glogowski und Wallraff (1951) verfasst. Nach den Beschreibungen in der Literatur handelt es sich bei den Myogelosen um MTrPs im heutigen Sinne; allerdings scheinen die Myogelosen einen größeren Durchmesser gehabt zu haben (mehrere Zentimeter). Wahrscheinlich waren die Myogelosen eine *Ansammlung von mehreren MTrPs*, die wegen des damaligen Mangels an effektiven Therapien sehr groß geworden waren.

Die Ursachen für die Entwicklung von MTrPs sind vielfältig; in der Literatur werden u. a. genannt:

- *Überlastung* (z. B. schlechte Arbeitsplatzergonomie, monotone Bewegungen mit geringer Belastung, maximale Belastung, häufige exzentrische Kontraktionen, zu kurze Erholung)
- *Sportverletzungen* wegen ermüdeter Muskulatur bei hoher Belastung, z. B. Tennisellenbogen, der durch einen Triggerpunkt in der Streckermuskulatur des Unterarms entsteht. (Diese Muskeln setzen am Epicondylus lateralis des Humerus an und werden u. a. durch Rückhandschläge beim Tennis überlastet. Durch den Zug des Hartspannstrangs [s. u.] entsteht eine sterile Entzündung im Bindegewebe des Muskelansatzes.)
- *Lokales Trauma*
- *Abkühlung*
- *Skelett-Asymmetrien* (z. B. Beinlängen-Unterschied)
- *Hormonelle Störungen* (z. B. Unter- oder Überfunktion der Schilddrüse)
- *Banale Druckbelastungen*, wie z. B. das Tragen des Portemonnaies in der Gesäßtasche. (Bei langem Sitzen entsteht eine lokale Ischämie an der Druckstelle.)

8.2 Sensible Symptome von MTrPs

Ein Triggerpunkt ist kein Zustand, sondern ein *Entwicklungsstadium*. Die Entwicklung beginnt nach einer Überlastung oder Überdehnung eines Muskels mit dem sog. *Hartspannstrang*, der aus einem kleinen Bündel von angespannten Muskelfasern besteht. Der Strang ist nicht druckempfindlich, verursacht keine Spontanschmerzen und löst auch keine übertragenen Schmerzen aus (▶ Abb. 8.1a). Der Hartspannstrang fühlt sich bei der Palpation wie ein gespanntes Seil in einem eher weichen Muskel an. Er enthält keinen palpablen Triggerpunkt. Wenn die Überlastung weiterbesteht, entwickelt sich zunächst in dem Hartspannstrang ein druckempfindlicher *Tender Spot*, der scharf umgrenzt und kleiner als der endgültige MTrP ist. Als Ursache für die Entwicklung des Tender Spot kommt die *Ischämie* infrage, die im Hartspannstrang durch Kompression der Blutgefäße entsteht (Gerwin et al. 2004; Bron u. Dommerholt 2012). Der Tender Spot wird auch zusammen mit dem Hartspannstrang als *latenter Triggerpunkt* bezeichnet. Er ist druckempfindlich, verursacht aber keine spontanen oder übertragenen Schmerzen (▶ Abb. 8.1b). Bei weiter anhaltender Belastung tritt dann der *aktive Triggerpunkt* auf, der alle Merkmale des MTrPs zeigt, nämlich Druckempfindlichkeit, Spontanschmerzen und übertragene Schmerzen (▶ Abb. 8.1c).

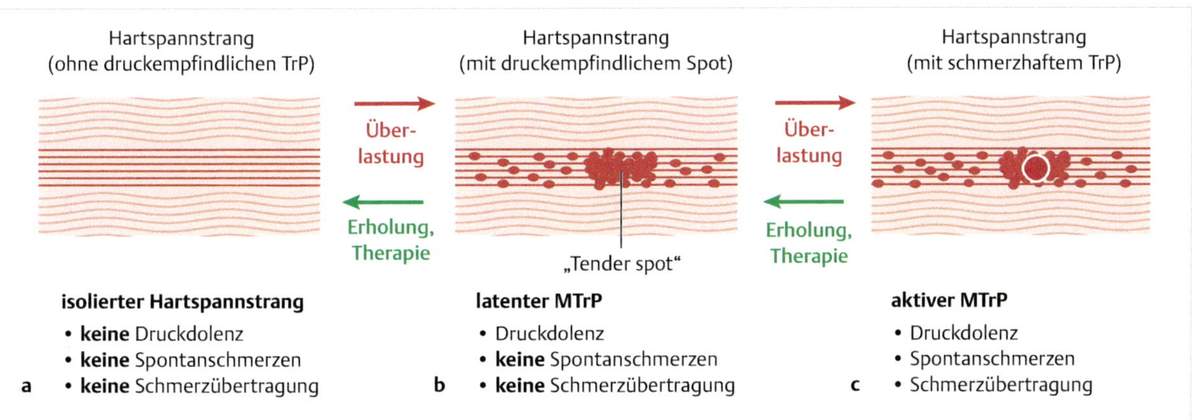

Abb. 8.1 Entwicklung eines aktiven Triggerpunktes. Ein Triggerpunkt tritt besonders nach Überlastung eines Muskels auf, wobei die Entwicklung mit einem isolierten Hartspannstrang beginnt (**Abb 8.1a**), der palpabel aber nicht druckschmerzhaft (druckdolent) ist und auch keine spontanen oder übertragenen Schmerzen verursacht. Bei fortgesetzter Überlastung entsteht im Hartspannstrang ein druckempfindlicher Tender Spot, der sog. latente Triggerpunkt (**Abb 8.1b**). Er löst ebenfalls keine spontanen oder übertragenen Schmerzen aus, ist aber druckschmerzhaft. Wird der Muskel weiter überlastet, entwickelt sich der aktive Triggerpunkt mit Druckdolenz, Spontanschmerzen und übertragenen Schmerzen (**Abb 8.1c**). Der Prozess ist umkehrbar, d. h. wenn der aktive Triggerpunkt effektiv behandelt wird, kann er die Entwicklung über den latenten Triggerpunkt und den isolierten Hartspannstrang bis zum Normalzustand zurück durchlaufen.

Ein wichtiger Aspekt für die Praxis ist, dass die Entwicklung vom isolierten Hartspannstrang zum aktiven Triggerpunkt *umkehrbar* ist, d. h. wenn nach der Überlastung dem Muskel genügend Zeit für die Erholung gelassen oder eine effektive Therapie angewendet wird, kann der Vorgang rückgängig gemacht werden (Chen et al. 2000).

8.2.1 Der latente Triggerpunkt

Aus der Tatsache, dass beim latenten Triggerpunkt als subjektives Symptom kein Spontanschmerz, sondern nur eine lokale Druckempfindlichkeit besteht, kann man schließen, dass im Bereich des Triggerpunktes *sensibilisierte Nozizeptoren* vorhanden sind. Offensichtlich sind die Nozizeptoren nur geringgradig sensibilisiert, d. h. sie besitzen keine hochfrequenten spontanen Entladungen. Wäre dies der Fall, müssten auch Spontanschmerzen (und wahrscheinlich auch übertragene Schmerzen) vorhanden sein.

Allerdings muss betont werden, dass dies nur eine Vermutung ist, da es keine direkten Registrierungen von Nozizeptoren unter diesen Bedingungen gibt. Insgesamt muss man anmerken, dass die *wissenschaftliche Basis* der Triggerpunkte in all ihren Formen ausgesprochen *schwach* ist. Die große Mehrheit aller Hypothesen und Mechanismen ist nicht wissenschaftlich getestet worden.

Eine alternative Hypothese für die fehlenden Spontanschmerzen von latenten Triggerpunkten ist die, dass zwar die Nozizeptoren ruheaktiv sind und daher ständig nozizeptive Impulse im Rückenmark einlaufen, aber in den Hinterhornneuronen nur *unterschwellige postsynaptische Potentiale* gebildet werden. Die afferenten Impulse lösen deswegen keine Erregung der Hinterhornneurone aus, weil die Synapsen mit den Afferenzen des schmerzenden Muskels ineffektiv sind. Ein solcher Vorgang ist im Tierversuch mit der intramuskulären Injektion von NGF nachgewiesen worden (Hoheisel et al. 2007).

Interessanterweise sind auch bei Personen, die keinerlei Symptome haben, latente Triggerpunkte nachweisbar. Es hat sich herausgestellt, dass bei einer systematischen Suche in den Beinmuskeln von jungen Probanden mindestens ein latenter Triggerpunkt gefunden wurde (Zuil-Escobar et al. 2016). Frauen hatten mit durchschnittlich 9,6 latenten TrPs deutlich mehr dieser Punkte als Männer (4,9). Am häufigsten war der M. gastrocnemius betroffen.

8.2.2 Der aktive Triggerpunkt

Die Symptome Druckempfindlichkeit, Spontanschmerz und übertragene Schmerzen des aktiven MTrPs gehen vermutlich auf stark sensibilisierte Nozizeptoren im Bereich des Triggerpunktes zurück (▶ Abb. 8.2). Auch in diesem Fall fehlen direkte Registrierungen der Nozizeptor-Aktivität; daher ist die Annahme, dass die Nozizeptoren ständig APs feuern und so die Symptome verursachen, rein hypothetisch. Falls die Annahme korrekt ist, sind wahrscheinlich auch die Hinterhornneurone selbst sensibilisiert.

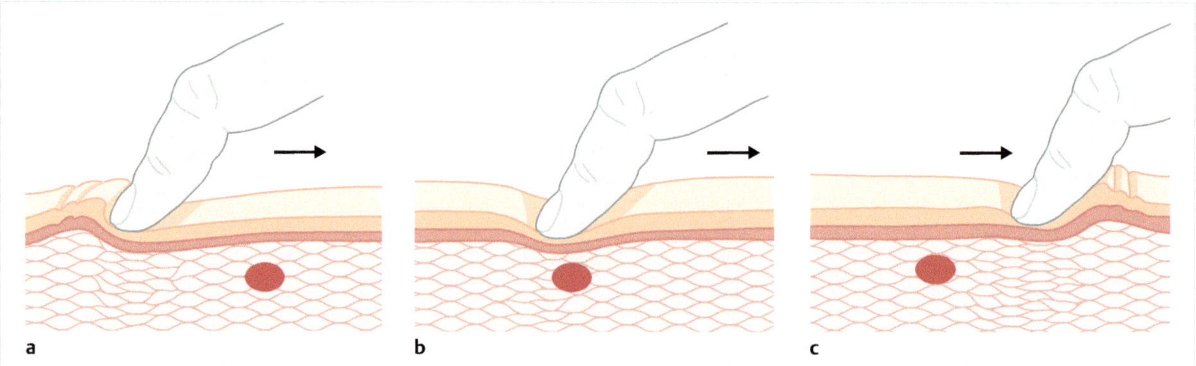

Abb. 8.2 Palpation eines aktiven MTrPs mit streichender Bewegung.
a Das Muskelgewebe außerhalb des Triggerpunkts ist eher weicher als normal. Es bestehen Spontanschmerzen und oft übertragene Schmerzen an anderer Stelle.
b Der MTrP fühlt sich wie ein kleines hartes Knötchen im Muskel an. Der leichte Palpationsdruck löst Druckschmerzen am Ort des Triggerpunkts aus und verstärkt die übertragenen Schmerzen in anderen Muskeln.
c Wenn der Patient die durch Palpation ausgelösten Schmerzen als die Schmerzen erkennt, die ihn zum Therapeuten geführt haben, ist der verantwortliche MTrP gefunden worden.

8.2.3 Entstehung der übertragenen Schmerzen

Die Beobachtung, dass die mechanische Reizung eines aktiven Triggerpunktes oft Schmerzen außerhalb des Triggerpunktes auslöst, hat zu der Bezeichnung Trigger Point geführt (Travell u. Rinzler 1952). Zur Entstehung der übertragenen Schmerzen gibt es in der älteren Literatur verschiedene Theorien. Oft werden die *Head-Zonen* als Beispiel für die Schmerzübertragung angeführt. Man sollte sich aber klar machen, dass die Head-Zonen Phänomene darstellen, die sich deutlich von den übertragenen Schmerzen bei MTrPs unterscheiden:

- Die Head-Zonen sind überempfindliche Areale in der Haut *bei Erkrankungen der inneren Organe* und befinden *sich in demselben Rückenmarkssegment* wie die inneren Organe. Beispiele sind die Schmerzen im linken Arm oder Thorax bei Herzinfarkt oder Angina pectoris (Segment Th 3–4) oder die Schmerzen in der Schulter bei Erkrankungen des Zwerchfells (Segment C 4). Der zugrunde liegende Mechanismus ist wahrscheinlich eine *Konvergenz* von nozizeptiven Afferenzen der Haut und von inneren Organen auf dasselbe Rückenmarksneuron. Auch die übertragenen Schmerzen bei Triggerpunkten beruhen teilweise auf einer konvergenten Verschaltung, aber die Konvergenzen der Head-Zonen sind *von vornherein vorhanden* (viscero-somatische Konvergenz), während sie bei Triggerpunkten *erst gebildet* werden müssen.
- Die übertragenen Schmerzen der *MTrPs* gehen von Nozizeptoren der *Muskeln* aus und werden meist auf *andere Muskeln* übertragen. Auch hier ist der zugrunde liegende Mechanismus wahrscheinlich eine konvergente Verschaltung von nozizeptiven Afferenzen von zwei verschiedenen Muskeln auf dasselbe Neuron im Rückenmark. Die Übertragung muss aber *nicht im selben Segment* erfolgen. Darüber hinaus muss in diesem Fall die Konvergenz erst durch den Übergang von ineffektiven zu effektiven Synapsen hergestellt werden (Wall 1977). Dies ist ein *neuroplastischer Vorgang*, der Zeit erfordert. Daher dauert es oft bei Druckreizung eines aktiven MTrPs eine gewisse Zeit, bis die übertragenen Schmerzen zusätzlich zu den lokalen Druckschmerzen einsetzen. Bei dieser Erklärung handelt es sich um eine Art *Konvergenz-Sensibilisierungs-Modell*, wie es schon 1990 von McKenzie für die Übertragung von Eingeweideschmerzen in die Haut entwickelt worden ist. (Eine deutschsprachige Übersicht über einige Übertragungstheorien findet sich bei Mense 1993.) Im Endeffekt kommt es im Rückenmark durch die Umschaltungsprozesse zu einer umfassenden *Reorganisation* der Verschaltung in Hinterhornneuronen (Hoheisel et al. 1994).

▸ Abb. 8.3 zeigt einen besonders interessanten Fall von Schmerzübertragung. Der Patient hatte drei MTrPs im M. soleus: Triggerpunkt 1 (TrP 1) übertrug Schmerzen in die Fersenregion, Triggerpunkt 2 (TrP 2) verursachte praktisch keine übertragenen Schmerzen und Triggerpunkt 3 (TrP 3) zeigte eine Übertragung weit nach proximal in das Iliosakralgelenk (ISG).

Der TrP 3 war besonders interessant, weil er *fast keine lokalen Schmerzen* am Ort des MTrPs erzeugte und die übertragenen Schmerzen im ISG deutlich im Vordergrund standen. Der Patient wird dem Therapeuten wahrscheinlich nur etwas von Schmerzen im ISG berichtet haben, was meist umfangreiche orthopädische Untersuchungen und Therapien nach sich zieht. Behandelt werden muss natürlich der Triggerpunkt im M. soleus, aber dieser Ansatz erfordert einen Therapeuten, der sich mit MTrPs auskennt.

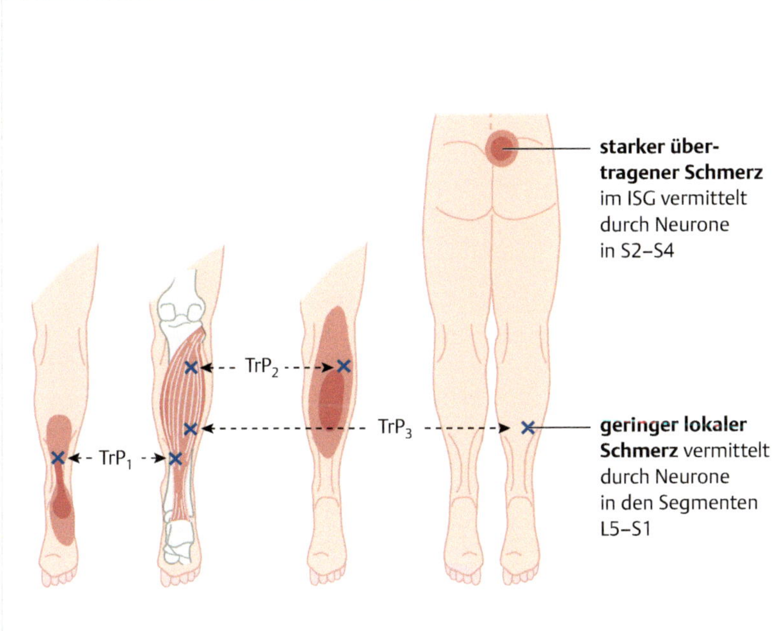

Abb. 8.3 Ein Triggerpunkt-Patient, der auch übertragene Schmerzen aufwies. Der Patient hatte drei MTrPs im M. soleus (TrP 1–3). TrP 1 übertrug die Schmerzen in die Ferse (äußerstes linkes Bild), TrP 2 löste ausschließlich lokale Schmerzen aus und TrP 3 verursachte nur geringen lokalen Schmerz am Ort des Triggerpunktes. TrP3 hatte als Besonderheit, dass er hauptsächlich übertragene Schmerzen im Iliosakralgelenk (ISG) auslöste (äußerstes rechtes Bild). Der Patient gibt in solchen Fällen meist an, dass er den Therapeuten nur wegen der Schmerzen im ISG aufsucht. Die lokalen Schmerzen des TrP 3 werden von den Rückenmarksneuronen in den Segmenten L 5–S 1 vermittelt. Dies ist der normale Weg der Schmerzauslösung, denn diese Neurone haben u. a. den M. soleus als Versorgungsgebiet. Der Weg für die übertragenen Schmerzen im ISG läuft zunächst in das Rückenmark zu den Segmenten L 5–S 1, aber die nozizeptive Information steigt dann zu den Segmenten S 2–S 4 ab, in denen die Neurone liegen, die das ISG versorgen (▶ Abb. 8.4).

8.3 Motorische Symptome der MTrPs

Neben den oben geschilderten lokalen und übertragenen Schmerzen zeigt ein aktiver MTrP auch *motorische Symptome*. Zu ihnen gehören:

- Die *lokale Zuckungsreaktion* (local twitch response) bei forcierter (schnappender) Palpation des Hartspannstrangs. Die lokale Zuckung ist auf die Muskelfasern im Hartspannstrang beschränkt, d. h. die anderen Muskelfasern des betroffenen Muskels zucken nicht (▶ Abb. 8.6). Nach Hong (1994) – einem Schüler von David Simons – soll bei der Zuckungsreaktion ein spinaler Reflex von Bedeutung sein, aber dies erscheint wegen der Begrenzung der Zuckung auf den Hartspannstrang unwahrscheinlich. *MTrPs sind vom ZNS völlig unabhängig*, sie bleiben auch in tiefer Narkose – die alle Reflexe unterdrückt (Brückle et al. 1990) – und kurze Zeit nach dem Tod bestehen.
- Eine *schmerzhaft eingeschränkte Beweglichkeit* in dem Gelenk, auf das der Muskel mit dem MTrP wirkt. Der Grund für dieses Symptom könnten der Zug des Hartspannstrangs sowie die Schmerzen sein, die durch die Muskeldehnung bei Gelenkbewegung verursacht werden.
- *Kraftlosigkeit des Muskels*, in dem sich der MTrP befindet. Der Grund für die Kraftlosigkeit eines schmerzhaft veränderten Muskels ist schon in einem früheren Kapitel beschrieben worden. Es handelt sich wahrscheinlich um die deszendierende Hemmung des schmerzenden Muskels. Eine Atrophie des Muskels liegt nicht vor.
- *Kokontraktion von Agonist und Antagonist*. Als Ursache für dieses Symptom kommt eine reduzierte *reziproke Hemmung* auf Rückenmarksebene infrage. Anmerkung: Normalerweise führt die Dehnung des *Agonisten* über die Aktivierung von Muskelspindelafferenzen zur Förderung der α-Motoneurone des Agonisten. Kollateralen der Muskelspindelafferenzen kontaktieren im Rückenmark hemmende Interneurone, die dann die α-Motoneurone des Antagonisten hemmen.
- Das sog. *Jump Sign*, worunter verstanden wird, dass die Patienten bei Druck auf einen aktiven MTrP manchmal unwillkürlich zusammenzucken oder hochspringen. Dieses Symptom wird von den meisten Experten heute nicht mehr als wichtiges diagnostisches Merkmal gewertet.

Die *Diagnose* eines aktiven Triggerpunktes basiert üblicherweise auf folgenden Symptomen:

- Spontane Schmerzen in einem Muskel oder einer Muskelgruppe.
- Bewegungsschmerz.
- Palpable Verhärtung innerhalb eines Hartspannstrangs.
- Druckschmerzhaftigkeit am Ort der Verhärtung.
- Auftreten von übertragenen Schmerzen u. U. weit entfernt vom Triggerpunkt. Wenn der Patient bei der Palpation angibt, dass die ausgelösten Schmerzen genau „seine Schmerzen" sind, wegen denen er den Therapeuten aufgesucht hat, kann man relativ sicher sein, dass die Ursache der Schmerzen gefunden ist. Von vielen Therapeuten wird dieses Wiedererkennen der Schmerzen als das *wichtigste diagnostische Symptom* angesehen.

Wie kann man die *Schmerzübertragung* vom TrP 3 ins ISG erklären? Mehrere Möglichkeiten zeigt ▶ Abb. 8.4. Dargestellt ist eine Dorsalansicht des Rückenmarks mit den Segmenten L3 bis S3. Jedes Hinterhornneuron besitzt *viele Tausend Synapsen* auf seiner Oberfläche, von denen einige effektiv, die anderen ineffektiv sind. Die effektiven synaptischen Verbindungen mit dem M. gastrocnemius-soleus (GS) befinden sich hauptsächlich in den Segmenten L4 bis S1. Die afferenten Fasern von diesem Muskel haben lange *ineffektive Kollateralen*, die bis zu den Neuronen in den Segmenten S2 bis S3 laufen.

Die *effektiven Synapsen* der GS-Afferenzen mit den Neuronen in den Segmenten L4 und L5 könnten lokale Schmerzen im GS-Muskel hervorrufen, die in diesem Fall aber kaum vorhanden waren. Einer der Gründe für die fehlenden lokalen Schmerzen wäre z. B. eine starke deszendierende Hemmung der Hinterhornneurone in L4 und L5. Über die *ineffektiven Kollateralen* auf den sakralen Neuronen in S2–S3 erreichen ständig APs die Neurone und nach einer gewissen Zeit werden die ineffektiven Verbindungen mit diesen Neuronen *effektiv*. Die sakralen S2- und S3-Neurone besitzen aber als Versorgungsgebiet u. a. das ISG. Es spielt keine Rolle, auf welchem Wege die sakralen Neurone erregt werden, jede Erregung der Neurone führt zu der subjektiven Empfindung „Schmerzen im ISG".

In der ▶ Abb. 8.4 werden die sakralen Neurone über lange Kollateralen von den Nozizeptoren im GS-Triggerpunkt erregt. Diese synaptischen Verbindungen waren zwar *von vornherein* vorhanden, befanden sich aber in einem *ineffektiven* Zustand. Erst durch das langdauernde Einlaufen von APs in die Synapsen auf den sakralen Neuronen wurden die Verbindungen mit dem GS-Muskel durchgeschaltet und *übertragene Schmerzen im ISG* konnten auftreten. Die Grundlage des übertragenen Schmerzes im ISG ist demnach eine *neuroplastische Umschaltung* im Rückenmark (vgl. Wall 1977), die zum Aufbau neuer effektiver Verbindungen zwischen dem GS-Muskel und den sakralen Neuronen geführt hat.

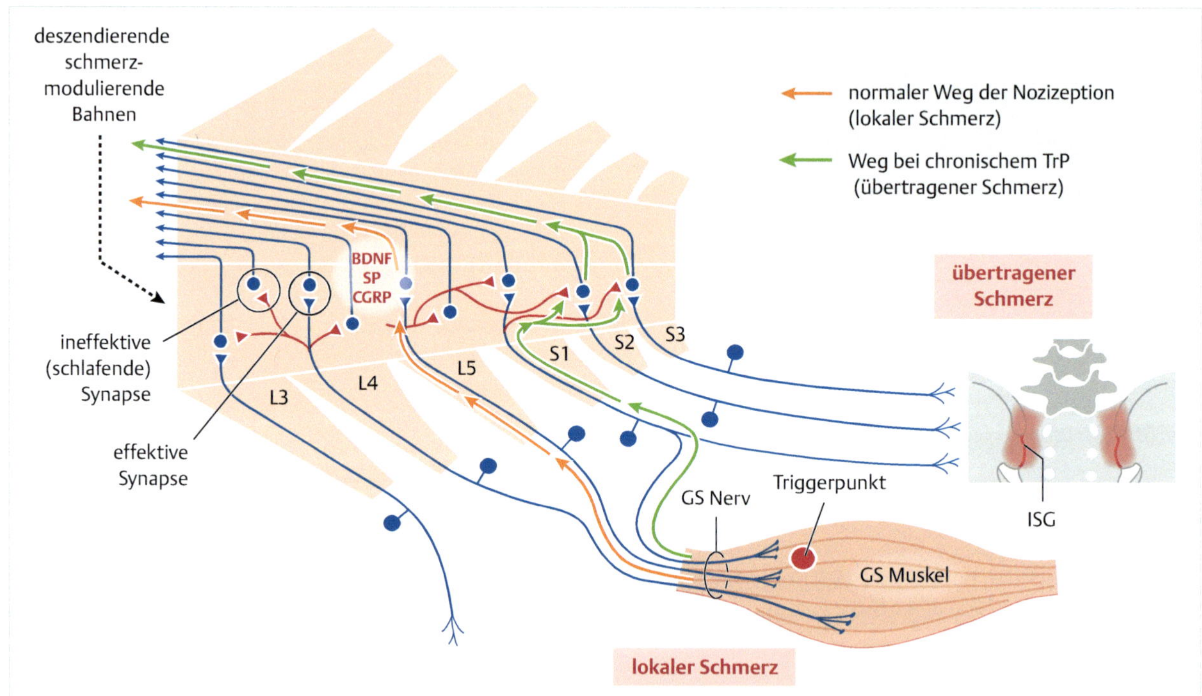

Abb. 8.4 Hypothetische Erklärung für das Auftreten von lokalen und übertragenen Schmerzen aus dem M. gastrocnemius-soleus (GS). Es wird angenommen, dass der MTrP sich im GS-Muskel befindet. Die nozizeptiven Afferenzen für den lokalen Schmerz laufen durch einen Teil der GS-Nerven (es gibt zwei auf jeder Seite) und erregen hauptsächlich Neurone im Segment L4 und L5. Diese Neurone haben effektive (ständig durchgängige) Synapsen mit den nozizeptiven GS-Afferenzen. Die Information steigt danach auf der kontralateralen Seite im Tractus spinothalamicus lat. auf (dicke blaue Linien). Die GS-Afferenzen geben im Rückenmark lange Kollateralen ab (rote Linien), die ineffektive (schlafende) Synapsen mit Neuronen in den Segmenten S1–S3 besitzen. Diese Neurone verarbeiten normalerweise nur Information von den nozizeptiven Afferenzen vom ISG. Wenn die Aktivität in den GS-Afferenzen und den Kollateralen längere Zeit besteht, werden die ineffektiven Synapsen auf den sakralen Neuronen effektiv und die Nozizeptoren des MTrPs im GS-Muskel können nun die Neurone in den Segmenten S1–S3 erregen (dicke grüne Linien). Sobald dies geschieht, empfinden die Patienten übertragene Schmerzen im ISG, denn jede Erregung der sakralen Neurone wird von höheren Zentren als Schmerz im ISG interpretiert. Wenn die ineffektiven Synapsen auf den Neuronen in S1–S3 effektiv geworden sind, können die GS-Afferenzen, die über das Segment S1 ins Rückenmark einlaufen, die Neurone in S2 und S3 auch direkt erregen (grüne Linie).

▶ Abb. 8.4 enthält noch einen *anderen möglichen Mechanismus* für die Schmerzübertragung: Der Triggerpunkt im M. gastrocnemius-soleus sendet ständig APs zu den lumbalen Hinterhornneuronen im Rückenmark. Diese Neurone und die präsynaptischen Endigungen der afferenten Fasern setzen immer dann, wenn sie elektrisch aktiv sind, die *Neurotrophine BDNF* (brain-derived neurotrophic factor) und *NGF* (nerve growth factor) sowie die *Neuropeptide SP* und *CGRP* frei. Diese Substanzen diffundieren über relativ große Distanzen im Rückenmark und könnten so die ineffektiven Synapsen im sakralen Rückenmark erreichen. Hier steigern sie die Effektivität der Synapsen und schalten damit den Weg für die Übertragung der Schmerzen vom GS-Muskel in das ISG frei.

Wenn man diese Überlegungen auf die Schmerzen des erwähnten Patienten anwendet, ergibt sich ein Mechanismus, wie er in ▶ Abb. 8.5 dargestellt ist. Der *geringe lokale Schmerz* am Ort des MTrPs im GS-Muskel wird durch Neurone in den Segmenten L4, L5 und S1 vermittelt (blaue Linie), der *starke übertragene Schmerz* im ISG über Neurone in den Segmenten S2–S4 (rote Linie). Der Patient gibt beim Therapeuten meist nur den starken übertragenen Schmerz an und lokalisiert damit den Ursprung seiner Schmerzen verkehrt. Der Therapeut muss an diese Möglichkeit denken und systematisch nach dem Triggerpunkt suchen. Wenn er auf den GS-Triggerpunkt drückt, wird der Patient Schmerzen im ISG-Gelenk empfinden. Wird der gleiche Druck auf das Gelenk ausgeübt, treten aber keine Schmerzen im GS-Muskel auf (und meist auch nicht im ISG-Gelenk).

Anmerkung

Die meisten MTrPs in den Beinmuskeln übertragen die Schmerzen nach distal. Die hier geschilderte Übertragung nach proximal ist eher die Ausnahme. Die Angaben zu den Rückenmarkssegmenten sind vereinfacht wiedergegeben. Tatsächlich enden die Afferenzen vom GS und ISG in sich überlappenden Segmenten.

8.4 Andere Formen von Triggerpunkten

Die Nomenklatur ist auch hier nicht einheitlich. Der aktive Triggerpunkt wird manchmal auch als *zentraler Triggerpunkt* (central oder Ctrigger Point) bezeichnet. Man unterscheidet üblicherweise folgende weitere Formen:

- *Assoziierte Triggerpunkte*: Sie bilden sich in einem Muskel, der wegen Schwäche eines anderen Muskels dessen Funktion mit übernehmen muss und daher überlastet wird. Wenn der Grund der Muskelschwäche ein MTrP ist, spricht man von assoziierten Triggerpunkten. Diese Triggerpunkte treten oft erst dann in den Vordergrund, wenn der ursprüngliche Triggerpunkt durch Therapie beseitigt worden ist.
- *Sekundär-Triggerpunkte/Satelliten-Triggerpunkte*: Hier handelt es sich um Formen von assoziierten Triggerpunkten.
- *Attachment-Triggerpunkte*: Triggerpunkte in der Ansatz- oder Ursprungszone eines Muskels. Die Differenzialdiagnose zur Insertions-Tendopathie ist hier schwierig. Die Lage im Bindegewebe spricht eher für eine Insertions-Tendopathie, evtl. verursacht durch den ständigen Zug des Hartspannstrangs.

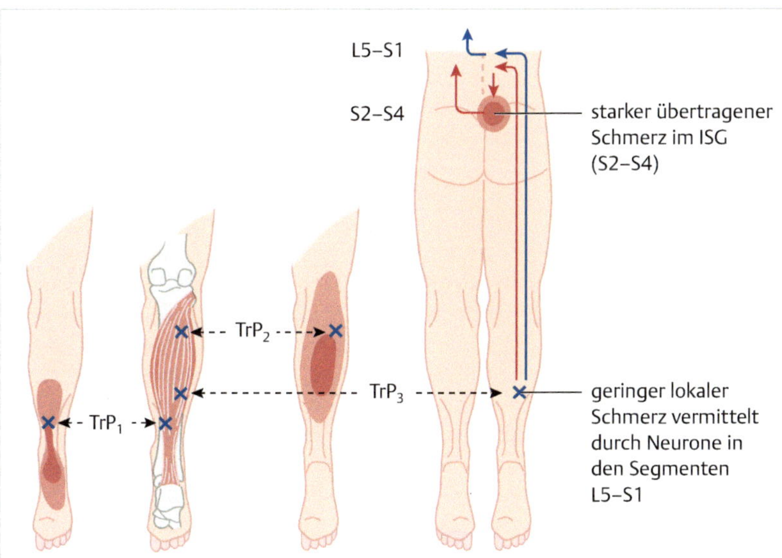

Abb. 8.5 Anwendung der Hypothese von ▶ Abb. 8.4 auf den in ▶ Abb. 8.3 gezeigten Patienten. Der geringe lokale Schmerz am Ort des TrP 3 im M. soleus wird durch Neurone in den Segmenten L5–S1 vermittelt. Die Efferenzen der Neurone kreuzen auf die andere Seite und steigen im Tr. spinothalamicus lat. zu höheren Zentren auf (blaue Linie). Im Vordergrund standen bei diesem Patienten die übertragenen Schmerzen im ISG. Der Weg für diese Schmerzen verläuft zunächst ebenfalls zu den Segmenten L5–S1, steigt nach längerer Dauer der Schmerzen über Kollateralen der Afferenzen zu den Neuronen S2–S4 ab, die normalerweise nur Antrieb von Nozizeptoren des ISG verarbeiten. Die Efferenzen der Neurone steigen ebenfalls im kontralateralen Tr. spinothalamicus lat. auf (rote Linie).

> **Merke**
>
> Ein *myofaszialer Triggerpunkt* (MTrP) ist ein palpables kleines Knötchen in der Skelettmuskulatur. Der *latente Triggerpunkt* ist druckschmerzhaft, verursacht aber keine spontanen oder übertragenen Schmerzen. Der *aktive Triggerpunkt* weist alle sensiblen Symptome wie Druckschmerzhaftigkeit, Spontanschmerz am Ort des MTrPs und Übertragungsschmerz auf. Hinzu kommen noch *motorische Symptome* wie schmerzhaft eingeschränkte Beweglichkeit, lokale Zuckungsreaktion und Kraftlosigkeit ohne Atrophie. Für die *Übertragung* von Triggerpunkt-Schmerzen gibt es verschiedene Theorien, deren Einzelschritte meist nicht wissenschaftlich bewiesen worden sind. Der MTrP ist kein Zustand, sondern ein *Prozess*, der normalerweise vom Hartspannstrang über den latenten zum aktiven Triggerpunkt verläuft. Mit effektiver Behandlung kann der Vorgang rückgängig gemacht werden.

8.5 Das myofasziale Schmerz-Syndrom (myofascial pain syndrome, MPS)

Dieses Syndrom entwickelt sich bei Patienten, die einen oder mehrere MTrPs in der Muskulatur oder den Muskelansätzen haben, und hat eine starke Tendenz zur *Chronifizierung*. Das Syndrom beeinträchtigt die Arbeitskraft und sozialen Kontakte der Patienten. Genaue Zahlen für die Häufigkeit (Prävalenz) des MPS allgemein sind kaum vorhanden, weil die Zahlen meist im Zusammenhang mit bestimmten Störungen (nichtspezifische Rückenschmerzen, Hals-Nacken-Schmerzen, Migräne usw.) erhoben werden. Sicher ist, dass die Prävalenz sehr hoch ist, d. h. die Mehrzahl der Patienten mit solchen Schmerzen hat MTrPs. In einer kürzlich publizierten Studie zu Hals-Nacken-Schmerzen ergaben sich Triggerpunkt-Häufigkeiten von 60–80 % je nach betroffenem Muskel. Wenn diese Triggerpunkte nicht erkannt oder unzureichend therapiert werden, kann ein *chronisches* Schmerzsyndrom entstehen. Die betroffenen Patienten zeigen neben den üblichen Symptomen von aktiven MTrPs *emotionale Probleme*, *Fehlhaltungen* und *Verhaltensstörungen* (Fricton et al. 1985).

Auch *autonome Symptome oder Störungen* können bei MPS-Patienten auftreten, wie z. B. lokale Temperatursteigerungen oder -senkungen in der Haut. Zu den autonomen Symptomen gehört auch *Schwindelgefühl*, *ständiger Tränenfluss*, wenn sich der MTrP im Kopfbereich befindet, und evtl. *Ohrgeräusche (Tinnitus)*. Autonome Symptome sind beim MPS zwar seltener als bei der Fibromyalgie (s. u. Kap. 9), aber sie können erhebliche zusätzliche Probleme für die Patienten verursachen.

8.6 Wissenschaftliche Hypothesen für die Entstehung von MTrPs und deren Nachweis

Dieser Abschnitt wird besonders kritisch ausfallen, da die wissenschaftlichen Grundlagen von MTrPs nur unzureichend geklärt sind und Grundlagenforschung auf diesem Gebiet nur von wenigen Arbeitsgruppen geleistet wird.

Der Palpationsbefund des Hartspannstrangs mit einem druckempfindlichen Triggerpunkt könnte eigentlich auf ein einfaches motorisches Geschehen zurückgehen, d. h. auf eine lokale Kontraktion innerhalb des Hartspannstrangs, der den Muskelstrang anspannt (▶ Abb. 8.6). Aber: Wenn man ein EMG des Muskels anfertigt, um die elektrische Aktivität der kontrahierten Muskelfasern im Hartspannstrang zu registrieren, zeigt das mit Oberflächen-Elektroden gemessene EMG *keine elektrische Aktivität*. Es kann sich daher nicht um normale Kontraktionen der Muskelfasern handeln, die immer mit AP-Aktivität der Muskelfasern verbunden sind und die im Oberflächen-EMG nachweisbar sind. Höchstwahrscheinlich liegt eine *lokale Kontraktur* von wenigen Muskelfasern im MTrP vor. Eine Kontraktur läuft ohne Aktivierung von α-Motoneuronen und ohne APs in der Muskelzellmembran ab.

Mit eingestochenen *EMG-Nadelelektroden* kann man in der Nähe der motorischen Endplatte eine *spontane elektrische Aktivität* (SEA) im Triggerpunkt nachweisen, allerdings soll es sich hierbei nicht um APs, sondern um unterschwellige sog. *Miniatur-Endplattenpotentiale* (MEPPs) handeln. Diese Potentiale entstehen, wenn aus dem präsynaptischen Teil der Endplatte (der Endaufzweigung des α-Motoneurons) einzelne Pakete des Transmitters *Azetylcholin* (ACh) in den Spalt der Endplatte freigesetzt werden (Simons et al. 2002). Diese MEPPs kann man unter normalen Umständen nur in Experimenten mit speziellen *intrazellulären Nadelelektroden* nachweisen, die in die postsynaptische Muskelfaser eingestochen werden. Simons et al. (2002) nahmen an, dass der Nachweis auch extrazellulär mit den relativ groben EMG-Nadeln gelingt, weil in Triggerpunkten *überschießend ACh* aus der präsynaptischen Endplatte freigesetzt wird. Dadurch sollen sich viele MEPPs überlagern und auch extrazellulär mit normalen Nadel-EMG-Elektroden nachweisbar sein. Einige klinische Experten bezweifeln allerdings diese Annahme und sehen in der SEA von Simons Potentiale, die in der Endplatte wegen der *mechanischen Verletzung* durch die eingestochene EMG-Elektrode entstehen. In der klinischen Elektrophysiologie werden diese Potentiale auch als *Endplattenrauschen* bezeichnet. Der Begriff des Rauschens kommt von dem subjektiven Höreindruck beim Abspielen der hochfrequenten Endplattenpotentiale über einen Lautsprecher.

Allerdings haben auch andere Gruppen die SEA registriert und genauer untersucht. Dabei stellte sich heraus,

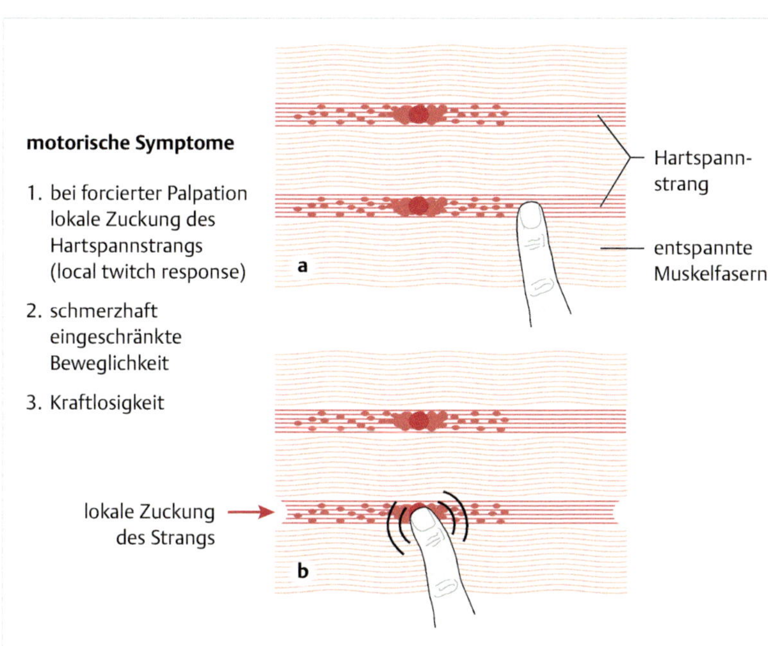

Abb. 8.6 Mit einem aktiven MTrP verbundene motorische Symptome.
1. Bei stärkerer zupfender (schnappender) Palpation des Hartspannstrangs kommt es zu einer Zuckung, die auf den Hartspannstrang beschränkt ist (local twitch response; Teilbilder a und b).
2. Der Muskel mit dem MTrP verursacht eine schmerzhafte Bewegungseinschränkung des Gelenks, auf das der betroffene Muskel wirkt.
3. Der Muskel entwickelt nicht mehr die volle Kraft, die er vor der Entstehung des MTrPs gehabt hat.

a Ausschnitt aus einem Muskel mit zwei palpablen Hartspannsträngen (taut bands). Die Muskulatur außerhalb der Hartspannstränge ist erschlafft. Der Kreis markiert die Lage des knötchenförmigen Triggerpunktes.

b Bei forcierter seitlicher (schnappender) Palpation des Triggerpunktes kommt es zu einer lokalen Zuckung (local twitch response), die auf den Hartspannstrang beschränkt ist.

dass die SEA durch eine medikamentöse Blockierung der sympathischen Übertragung reduziert werden kann.

Die Erklärung der lokalen Zuckungsreaktion (local twitch response) ist ebenfalls nicht eindeutig. Mehrere Autoren – darunter auch Simons – geben an, dass die Zuckungsreaktion ein *spinaler Reflex* ist, ausgelöst durch die palpatorische Erregung von *Muskelspindeln* (Hong u. Simons 1998). Sicherlich werden die empfindlichen Muskelspindeln durch die schnappende Palpation erregt, aber wenn es sich um einen spinalen Reflex handeln würde, könnte sich nicht nur der Hartspannstrang kontrahieren, wie es praktisch alle Autoren beschrieben haben. Wenn durch einen spinalen Reflex auch nur ein einziges α-Motoneuron erregt wird, würden sich große Teile des Muskels kontrahieren. Der Grund dafür ist, dass bei Erregung eines α-Motoneurons eine motorische Einheit aktiviert wird. Die Muskelfasern, die zu einer motorischen Einheit gehören, liegen im Muskel nicht dicht beieinander, sondern sind im Muskel verstreut. ▶ Abb. 8.7 zeigt die Muskelfasern einer einzigen *motorischen Einheit* auf dem Querschnitt des M. tibialis anterior der Ratte. Die weißen Felder sind *Querschnitte von Muskelfasern*, die alle zu *einer* motorischen Einheit gehören (Edström u. Kugelberg 1968). Sie wurden durch eine biochemische Reaktion sichtbar gemacht. Es ist eindeutig, dass eine Erregung dieser motorischen Einheit große Teile des Muskels kontrahieren lassen würde. Ein spinaler Reflex erklärt daher die lokale Zuckungsreaktion nicht.

Die schon lange bekannte Tatsache, dass die zu einer motorischen Einheit gehörenden Muskelfasern im Muskel *nicht nebeneinander liegen*, widerlegt auch andere Hypothesen der Triggerpunkt-Entstehung, die behaupten, dass

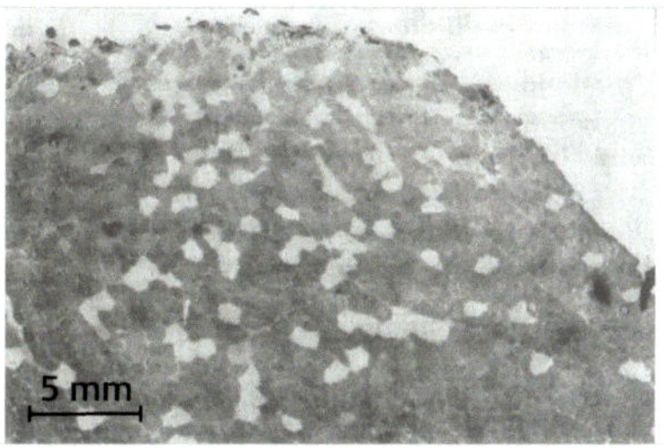

Abb. 8.7 Räumliche Verteilung der Muskelfasern, die alle zu einer motorischen Einheit gehören. Das Bild zeigt einen Querschnitt durch den M. tibialis ant. der Ratte. Die Querschnitte von den Muskelfasern, die zu einer einzigen motorischen Einheit gehören, sind weiß dargestellt. Bitte beachten Sie, dass die Querschnitte dieser Fasern nicht dicht nebeneinander liegen, sondern über einen großen Teil des M. tibialis verstreut sind. (Quelle: Edström L, Kugelberg E. Histochemical composition, distribution of fibres and fatiguability of single motor units. Anterior tibial muscle of the rat. J Neurol Neurosurg Psychiatry 1968; 31(5): 424–433)

ein spinaler Reflex (z. B. von einer Muskelspindel ausgehend) den Hartspannstrang und die MTrPs verursacht.

Um die Zuckungsreaktion zu erklären, kann man spekulieren, dass sie auf der *mechanischen Reizung der Muskelfasern* im Hartspannstrang beruht. Jede Muskelzelle besitzt ein Membranruhepotenzial, das durch starke mechanische Reize bis zur Erregungsschwelle depolarisiert werden kann. Die Muskelzellen gleichen in dieser Hinsicht Nervenfasern, die ebenfalls durch mechanische Reize bis zur Schwelle depolarisiert werden können (siehe Stoß auf den N. ulnaris im Sulcus ulnaris am Ellenbogen –

sog. *Musikantenknochen*). Wenn die elektrische Schwelle der Muskelzelle überschritten wird, kommt es zu einer einmaligen Zuckung der Zelle. Dieser spekulativen Erklärung der Zuckungsreaktion liegt folgende Überlegung zugrunde: Die Muskelfasern sind dauerhaft angespannt und ihr Membranpotenzial könnte daher vordepolarisiert sein. Wenn bei der schnappenden Palpation des Hartspannstrangs starker Druck auf die Muskelfasern ausgeübt wird, werden die Muskelfasern erregt und kontrahieren sich. Da nur die Muskelfasern des Hartspannstrangs vordepolarisiert sind, kontrahiert sich auch nur der Hartspannstrang. Diese Hypothese müsste allerdings noch wissenschaftlich untersucht werden.

8.7 Hypothesen und wissenschaftliche Messungen zur Natur der MTrPs

8.7.1 Die Teufelskreis-Hypothese

Die einfachste Hypothese zur Entstehung von MTrPs ist die Circulus-vitiosus- oder Teufelskreis-Hypothese (▶ Abb. 8.8; Mense u. Simons 2001; vgl. auch ▶ Abb. 8.12 für eine bildhafte Darstellung). Die Hypothese nimmt an, dass durch ein Trauma (Muskelüberdehnung oder -überlastung) die Endplatte so stark geschädigt wird, dass sie im *Überschuss ACh* ausschüttet, was wiederum zur *Freisetzung von Ca⁺⁺* aus dem *sarkoplasmatischen Retikulum* (SR) führt. Es ist auch eine direkte traumatisch bedingte Ausschüttung von Ca⁺⁺ aus dem SR denkbar. Die hohe Ca⁺⁺-Konzentration im Zytoplasma der Muskelzelle ist das Signal für die in der Nähe liegenden *Sarkomere*, sich durch das Gleiten der Aktin- und Myosin-Filamente zu verkürzen. Die entstehende *Kontraktur* ist lokal auf das Gebiet des verletzten SR beschränkt und läuft ab, *ohne dass APs über die Membran der Muskelfaser laufen*. Daher ist nicht die gesamte Muskelfaser kontrahiert, sondern nur ein Teil der Faser meist in der Mitte des Muskels bzw. in der Nähe der neuromuskulären Endplatte.

Die verkürzten Sarkomere sind verdickt und komprimieren so die *Kapillaren*, die meist etwa parallel zu den Muskelfasern verlaufen. So entsteht eine *lokale Ischämie*, die gleichbedeutend mit einem *Energiemangel* ist. Zusammen mit dem erhöhten *Energieverbrauch*, der durch die andauernde Kontraktur bedingt ist, besteht so eine *Energiekrise* innerhalb der Muskelfaser. Wegen des Energiemangels kann die *Calciumpumpe* die Ca⁺⁺-Ionen nicht mehr aus dem Zytoplasma in das SR zurückpumpen. Die Calciumpumpe ist ein Protein-Molekül, das normalerweise *unter ATP-Verbrauch* Ca⁺⁺ aus dem Zytoplasma wieder zurück in das SR transportiert. Fehlt die Energie in Form des energiereichen ATP-Moleküls, kann die Pumpe ihre Aufgabe nicht mehr erfüllen. Die Ca⁺⁺-Konzentration im Zytoplasma bleibt erhöht. Die Aktin- und Myosinfilamente sind aber verkürzt, solange der Ca⁺⁺-Spiegel im Zytoplasma hoch ist. Auf diese Weise schließt sich der Kreis, aus dem die verkürzten Sarkomere nicht mehr ohne therapeutische Hilfe herauskommen. Die Kontraktur bleibt dann beliebig lange bestehen.

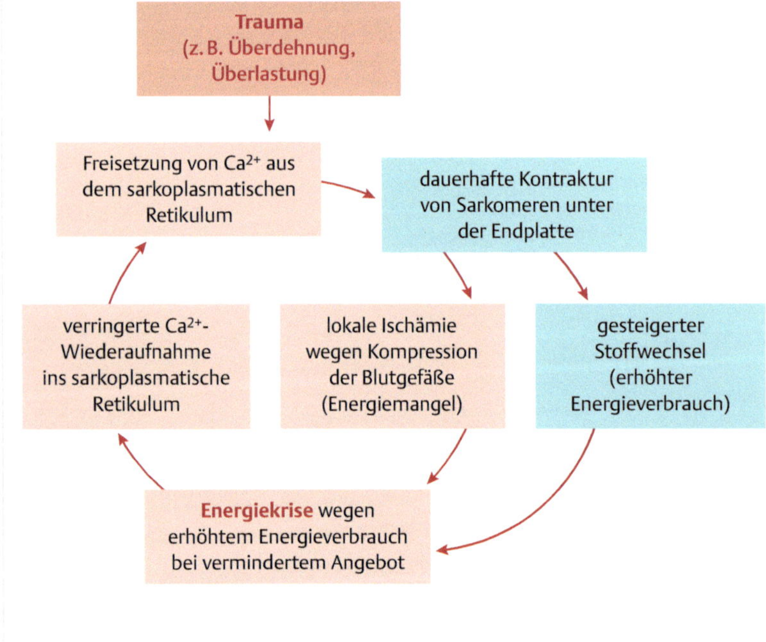

Abb. 8.8 Vereinfachte Teufelskreis-Hypothese der Entstehung von MTrPs. Der Kreis beginnt mit einem Trauma (Überdehnung, Überlastung) des Muskels, dadurch wird Ca^{++} aus dem sarkoplasmatischen Retikulum (einem intrazellulären Kalziumspeicher) freigesetzt. Der hohe Kalziumspiegel im Zytoplasma der Muskelzelle führt zu einer lokalen Kontraktur (Kontraktion ohne elektrische Aktivität) unter der Endplatte. Die anhaltende Kontraktur komprimiert benachbarte Blutgefäße und erzeugt so einen Energiemangel. Gleichzeitig verbraucht die Kontraktur ständig vermehrt Energie. Die Kombination von gesteigertem Energieverbrauch und vermindertem Energieangebot verursacht eine lokale Energiekrise. Wegen des Mangels an Energie kann die intrazelluläre Kalziumpumpe (ein Eiweiß, das Ca^{++} aus dem Zytoplasma in das sarkoplasmatische Retikulum transportiert) ihre Aufgabe nicht mehr erfüllen. Der Ca^{++}-Spiegel in der Muskelzelle bleibt daher auch ohne weiteres Trauma hoch und die Kontraktur kann nicht erschlaffen.

8.7.2 Das biochemische Milieu im MTrP

Brückle et al. (1990) haben 1990 den Sauerstoff-Partialdruck (pO_2) in vermutlichen MTrPs mit dünnen Nadelsonden gemessen.

> **Anmerkung**
>
> Brückle et al. (1990) sprechen in ihrer Arbeit nicht von MTrPs, sondern von Myogelosen bei Fibromyalgie-Patienten. Wahrscheinlich handelt es sich bei den Myogelosen um therapeutisch vernachlässigte große MTrPs.

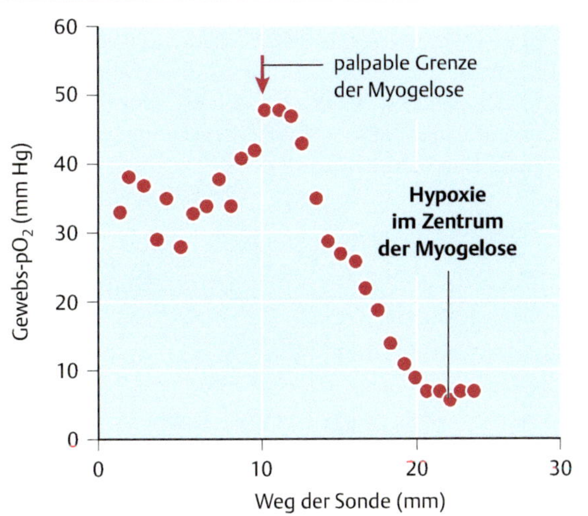

Abb. 8.9 pO_2-Messung in einer Myogelose. Unter Myogelosen werden heute relativ große Ansammlungen von mehreren MTrPs verstanden, die therapeutisch vernachlässigt wurden. Die pO_2-Messung wurde mit nadelförmigen Sonden durchgeführt, die vom normalen Muskel ausgehend in Richtung auf die Myogelose vorgeschoben wurden. Der rote Pfeil gibt die palpable Grenze der Myogelose an. Bis zum Zentrum – in dem eine extreme Hypoxie herrschte – musste die Sonde einen Weg von ca. 10 mm zurücklegen, d. h. die ganze Myogelose hatte einen Durchmesser von etwa 20 mm. Dies ist deutlich mehr als heute für typische MTrPs angegeben wird. Die insgesamt niedrigen pO_2-Werte sind messtechnisch bedingt.

Die pO_2-Sonde wurde im Muskel langsam auf die Myogelosen vorgeschoben, dabei wurde ständig der pO_2-Wert gemessen. In ▶ Abb. 8.9 ist eine solche Messung dargestellt. Die Messwerte außerhalb der Myogelose lagen im Normbereich, bei Erreichen der palpablen Grenze der Myogelose stieg der pO_2-Wert an, um dann im Zentrum der Myogelose stark abzufallen. Wenn man diese Werte auf MTrPs überträgt, bedeuten sie, dass innerhalb eines MTrPs eine starke Hypoxie herrscht. Den Anstieg an der Grenze des Triggerpunktes kann man als *reaktive Hyperämie* interpretieren. (Anstieg der Durchblutung als Reaktion auf eine Minderdurchblutung. Das klassische Beispiel ist die Hyperämie einer Extremität nach der Abbindung der großen Gefäße.) Leider sind diese Messungen nie von anderen Gruppen wiederholt worden.

Der Befund einer starken *Hypoxie im Zentrum einer Myogelose* (oder eines MTrPs) ist aus zwei Gründen wichtig:

- Er bestätigt einen zentralen Punkt der Teufelskreis-Hypothese.
- Er erklärt die *Schmerzhaftigkeit* eines aktiven MTrPs, denn die Gewebshypoxie führt zur Freisetzung von schmerzauslösenden und sensibilisierenden Neuropeptiden und ist mit einer Azidose verbunden (hohe Konzentration an H^+-Ionen, die ebenfalls Schmerzen verursachen).

Die Tatsache, dass der MTrP minderdurchblutet und damit weitgehend *vom Blutkreislauf getrennt* ist, könnte erklären, warum die üblichen Analgetika Triggerpunkt-Schmerzen praktisch nicht beeinflussen. Man kann annehmen, dass die Analgetika die sensibilisierten Nozizeptoren im Zentrum des MTrP nicht erreichen.

Weitere Messungen im Zentrum von MTrPs erbrachten deutliche Hinweise darauf, warum ein MTrP schmerzhaft ist. Durch den Einsatz eines raffinierten *Mikrodialyse-Systems* konnte das biochemische Milieu im MTrP bestimmt werden. Das Mikrodialyse-System bestand aus einer dünnen Nadel, die eine winzige Dialyse-Membran enthielt und in den Triggerpunkt eingestochen wurde. Auf diese Weise diffundierten kleine Mengen der im MTrP enthaltenen biochemischen Stoffe in die Nadel und konnten im Labor analysiert werden (Shah et al. 2005). Verglichen wurden die Messwerte von Patienten, die an *Nackenschmerzen* litten und aktive MTrP im M. trapezius hatten, mit den Werten von gesunden Versuchspersonen und solchen mit latenten Triggerpunkten. Es stellte sich heraus, dass die MTrPs der Patienten mit aktiven Triggerpunkten signifikant höhere Konzentrationen an verschiedenen biochemischen Substanzen aufwiesen, von denen viele Schmerzauslöser sind. Folgende Substanzen waren im aktiven Triggerpunkt erhöht:

- Protonen (H^+-Ionen, im MTrP besteht daher ein pH von 4–5 statt normal 7,4)
- CGRP und SP
- TNF-α (tumor necrosis factor alpha)
- Interleukin-1 beta (IL-1β)
- Serotonin
- Noradrenalin

Die obigen Befunde von Shah et al. (2005) sind – zumindest teilweise – von einer anderen Gruppe mit ähnlicher Methodik bei Patienten mit Trapezius-Schmerzen bestätigt worden (Gerdle et al. 2008).

Offenbar ist der MTrP ein Gebiet, in dem eine hohe Konzentration an *schmerzauslösenden und nozizeptorsensibilisierenden Substanzen* besteht. Dies ist eine Erklärung für die *Druckschmerzhaftigkeit und Spontanschmerzen* eines aktiven Triggerpunktes. Zusätzlich lösen CGRP und SP durch Vasodilatation und Erhöhung der Kapillarpermeabilität ein *lokales Ödem* aus. Das Ödem erzeugt zusammen mit der begrenzten *Kontraktur* den *palpablen Knoten* im Hartspannstrang.

8.7.3 Die Morphologie des MTrPs

Anmerkung

Bis heute ist keine Information über die pathologischen Veränderungen vorhanden, die im Muskelgewebe eines MTrPs vorliegen. Es gibt keine histologischen Schnitte aus dem Triggerpunkt eines lebenden Menschen.

Die einzige histologische Untersuchung, die an einem MTrP eines lebenden Säugetiers durchgeführt wurde, ist die von Simons und Stolov (1976). ▶ Abb. 8.10 zeigt ein abgeändertes Foto aus dieser Arbeit. Die Abbildung illustriert die teilweise Kontraktur einer Muskelzelle aus einem Triggerpunkt im M. gracilis eines Hundes. Rechts unten in ▶ Abb. 8.10a erkennt man eine normale Muskelzelle (oder Muskelfaser) mit deutlicher Querstreifung. Die dunklen Streifen sind die *A-Banden oder A-Streifen mit den Myosin-Filamenten*, die *hellen I-Banden enthalten die Aktin-Filamente*. In der Mitte der I-Banden befinden sich die *Z-Streifen*. Ein *Sarkomer* reicht von einem Z-Streifen zum nächsten.

Bei einer Kontraktion werden die I-Banden schmaler; in der Abbildung sind die I-Banden normal breit. Daher kann man annehmen, dass die Muskelzelle *nicht kontrahiert* ist. Oberhalb der normalen Muskelzelle befindet sich eine Muskelfaser, die sich über die gesamte Breite der Abbildung erstreckt. Sie enthält eine Kontraktur, also eine lokale Kontraktion der Muskelfaser. Die *Kontraktur* nimmt nur einen Teil der Zelle ein, d. h. im Unterschied zu einer normalen Kontraktion ist nicht die gesamte Muskelfaser kontrahiert. Außerhalb der Kontraktur ist die Muskelzelle gedehnt, offensichtlich durch die Kontraktur im Zentrum der Zelle. Zu erkennen ist die Dehnung an einem größeren Abstand der A-Banden.

▶ Abb. 8.10a zeigt keinen ganzen Triggerpunkt, sondern nur einen sog. *Kontraktionsknoten* (contraction knot). Nach den Vorstellungen von Simons et al. (1999) besteht ein MTrP (oder ein *Triggerpunkt-Komplex*) aus einer Ansammlung von Kontraktionsknoten, zwischen denen normale Muskelfasern (ohne Kontraktionsknoten) liegen (▶ Abb. 8.11). Weiterhin wird angenommen, dass im Triggerpunkt sensibilisierte Nozizeptoren vorhanden sind, die Neuropeptide (z. B. CGRP, SP) und andere Substanzen freisetzen. Die Substanzen erhöhen die Gefäßpermeabilität, wodurch im MTrP ein lokales Ödem entsteht. Der palpable MTrP besteht somit aus einem *ödematös verquollenen Gebiet* im Muskel, das mehrere Kontraktionsknoten enthält. Man fühlt bei der Palpation nicht die Kontraktionsknoten, sondern das umgebende Ödem im Gewebe.

Die einzige publizierte Untersuchung zur Morphologie von *Triggerpunkten beim Menschen* ist die von Reitinger et al. (1996). Allerdings hat die Arbeit den Nachteil, dass die Studie an Patienten durchgeführt worden ist, die gerade verstorben waren. Bekanntermaßen bleiben MTrPs noch eine kurze Zeit nach dem Tod palpabel und können daher gezielt an der Leiche entnommen werden. Die Entnahme der Biopsien erfolgte in der zitierten Arbeit *bis zu 48 h nach dem Tod*. Dies ist ein kritischer Punkt der Untersuchung, denn die *Totenstarre* setzt 12–24 h nach dem Tod ein und variiert stark mit der Umgebungstemperatur. Es besteht somit die Gefahr der Verwechslung des MTrPs mit lokalen Gebieten der beginnenden Totenstarre. Interessant war, dass die histologischen Daten in Querschnitten einzelne Muskelfasern zeigten, die einen deutlich größeren Durchmesser hatten als die umgebenden Muskelfasern und daher *quergeschnittene Kontraktionsknoten* darstellen könnten. Unter der Voraussetzung, dass die Totenstarre die Ergebnisse nicht beeinflusst hat, spricht dieser Befund für die Anwesenheit von Kontraktionsknoten.

Merke

Trotz aller Lücken im Verständnis für die Vorgänge im MTrP gibt es einige wissenschaftliche Messungen im Triggerpunkt. Zu nennen sind u. a.
- die spontane elektrische Aktivität im Triggerpunkt,
- das biochemische Milieu im Triggerpunkt mit einer extremen Hypoxie im Zentrum und Freisetzung einer Vielzahl von sensibilisierenden und schmerzauslösenden Substanzen,
- die mikroskopische Darstellung von Kontraktionsknoten (allerdings nicht beim Menschen).

Aus diesen Daten lässt sich die einfache Teufelskreis-Hypothese der Triggerpunkt-Entstehung konstruieren.

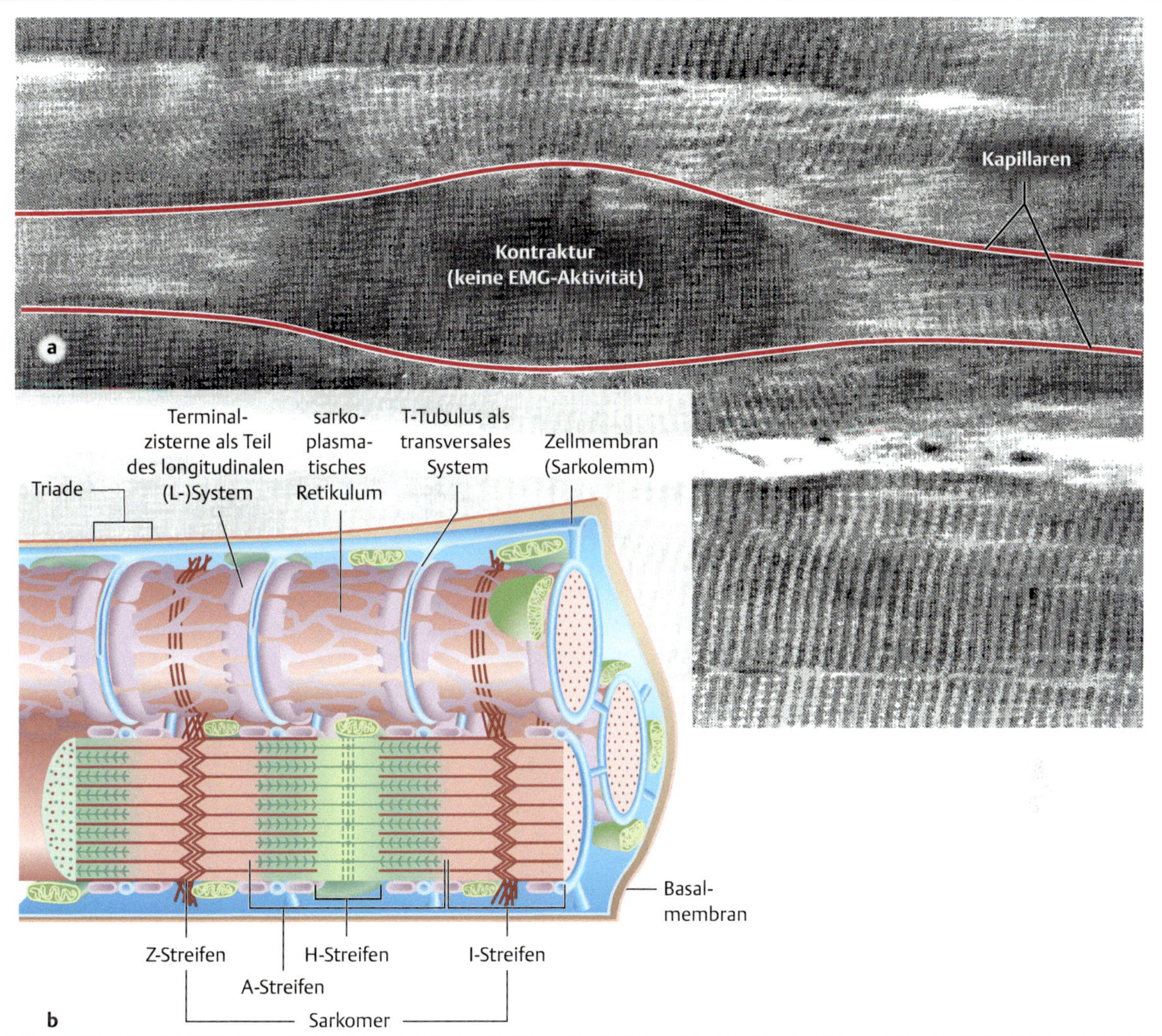

Abb. 8.10 Mikroskopische Abbildung einer Kontraktur.

a Lichtmikroskopische Aufnahme eines Längsschnitts aus dem Gebiet eines Triggerpunktes. Im Zentrum der Muskelfaser befindet sich eine Kontraktur. Die Kontraktur – der Kontraktionsknoten – kann sich entwickeln, ohne dass die neuromuskuläre Endplatte aktiv wird. Deshalb besteht im Bereich der Kontraktur keine EMG-Aktivität. Der kontrahierte Bereich nimmt nur einen Teil der Muskelfaser ein, d. h. nicht die ganze Muskelfaser ist kontrahiert. Die roten Linien sollen den Verlauf von Kapillaren anzeigen, die von der Kontraktur komprimiert werden. Im Bild unten rechts befindet sich eine normale Muskelfaser, die deutliche Querstreifung zeigt. Die dunklen A-Banden liegen weit auseinander, dies spricht für einen erschlafften Zustand. Im Vergleich dazu liegen die A-Banden in der Kontraktur dicht beieinander. Außerhalb der Kontraktur ist der Abstand der A-Banden weiter als normal, die Muskelfaser ist hier gedehnt und übt einen ständigen Zug auf den Ansatz der Muskelfaser aus.

b Dreidimensionale Darstellung eines Teils einer Muskelfaser. Abgebildet sind 3 Myofibrillen, von denen eine längs aufgeschnitten ist, um die Myofilamente sichtbar zu machen. Die A-Bande (der A-Streifen) enthält sowohl Myosin-Filamente als auch Aktin-Filamente, die I-Bande (der I-Streifen) nur Aktin-Filamente, die an den Z-Streifen befestigt sind. Ein Sarkomer reicht von einem Z-Streifen zum nächsten. Über den transversalen Tubulus (T-Tubulus) erreicht das über die Muskelzelle laufende AP das Innere der Muskelfaser. Die Terminalzisternen sind Teil des sarkoplasmatischen Retikulums. In ihnen sind Kalzium-Ionen gespeichert, die durch das AP in das Zytoplasma der Muskelfaser freigesetzt werden. Bitte beachten: Im Gebiet der Kontraktur sind keine APs vorhanden; das Ca^{++} wird durch Trauma freigesetzt.

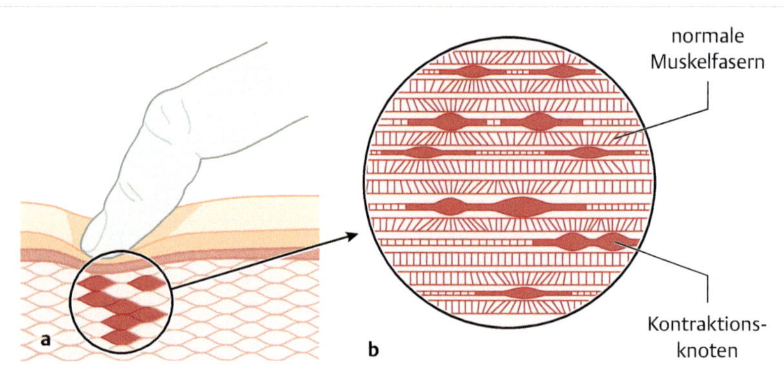

Abb. 8.11 Aufbau eines Triggerpunktes.
a: Der palpierende Finger fühlt ein hartes Knötchen, das druckempfindlich ist.
b: Der gesamte Triggerpunkt besteht aus vielen Muskelfasern mit Kontrakturen (rot), zwischen denen sich normale Muskelfasern befinden.

8.8 Die integrierte Hypothese der Triggerpunkt-Entstehung

Die Hypothese stammt von David Simons und ist mehrfach publiziert worden, u. a. in Mense und Simons (2001). Die Hypothese ist eine Fortentwicklung der Teufelskreis-Hypothese und besagt Folgendes (vgl. ▸ Abb. 8.12): Am Beginn steht eine Überlastung oder ein Trauma eines bestimmten Muskels. Es wird nun postuliert, dass die *neuromuskuläre Endplatte* am empfindlichsten gegenüber der Verletzung ist. Der präsynaptische Teil der Endplatte (die Endverzweigung des α-Motoneurons) setzt daraufhin *im Überschuss ACh* frei, was in der Zellmembran der postsynaptischen Muskelfaser zu einer *Depolarisation* führt. Die Depolarisation ist unterschwellig für die Auslösung von APs in der Muskelzell-Membran, sie ist aber

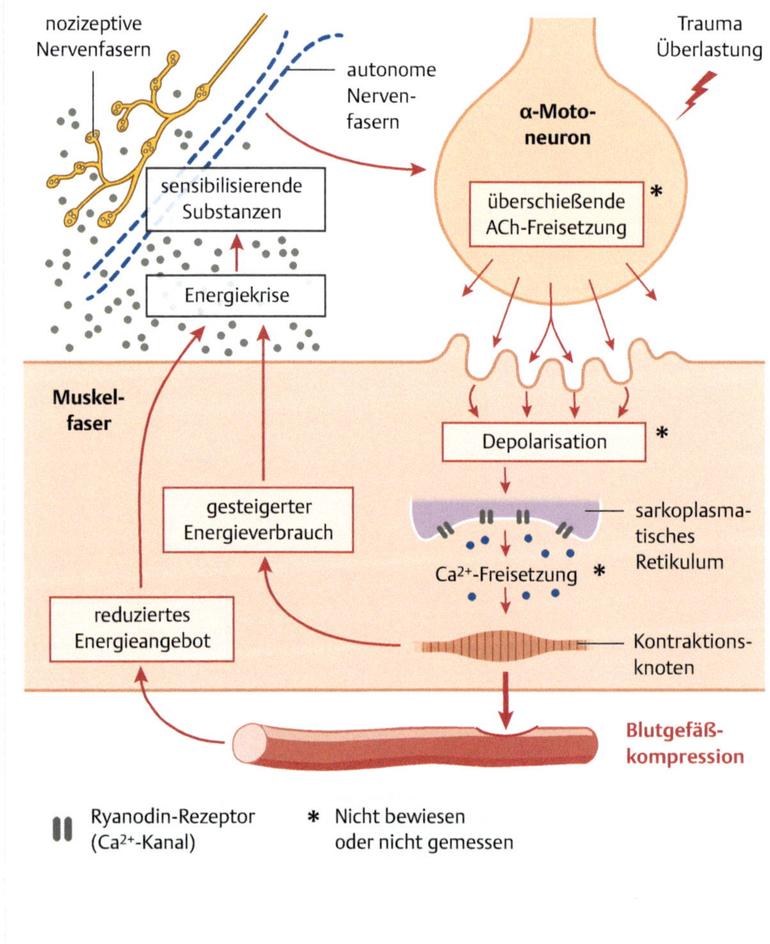

Abb. 8.12 Darstellung der Entwicklung eines MTrPs. Die primäre Ursache ist ein Trauma (Überlastung, Überdehnung), das hauptsächlich auf die neuromuskuläre Endplatte wirkt. Hier kommt es zu einer überschießenden Freisetzung von ACh in den Spalt der Endplatte. Dadurch wird die postsynaptische Membran depolarisiert, was wiederum Ca^{++} aus dem sarkoplasmatischen Retikulum freisetzt. Die erhöhte intrazelluläre Ca^{++}-Konzentration führt zum Gleiten der Aktin- und Myosinfilamente und damit zu der lokalen Kontraktur (Kontraktionsknoten). Die Kontraktur kann wegen der größeren Breite der kontrahierten Muskelfaser(n) Blutgefäße komprimieren und so einen Energiemangel erzeugen. Zusammen mit dem vermehrten Energieverbrauch durch die Kontraktur entwickelt sich eine Energiekrise mit niedrigem pO_2 und der Freisetzung von Substanzen, die Nozizeptoren sensibilisieren.
Mit schwarzen Sternen gekennzeichnet sind einzelne Schritte in diesem Prozess, die noch nicht gemessen oder bewiesen worden sind. Der Ryanodin-Kanal ist ein Ca^{++}-Kanal, der bei Depolarisation Kalziumionen aus dem sarkoplasmatischen Retikulum in das Zytoplasma entlässt. Wenn er in Ruhe nicht ganz geschlossen ist, liegt ein „leckender Kanal" vor, der wegen der Erhöhung des Kalziumspiegels die Entwicklung von MTrPs fördert. Die autonomen Nervenfasern machen deutlich, dass die Triggerpunkt-Entwicklung unter dem Einfluss des autonomen Nervensystems steht.

ein effektives Signal für die Öffnung des *Ryanodin-Rezeptors* (ein Kalziumkanal). Der Ryanodin-Rezeptor entlässt aus dem *sarkoplasmatischen Retikulum* (ein intrazellulärer Kalziumspeicher) Ca^{++}-Ionen in das Zytoplasma. Durch den hohen Ca^{++}-Spiegel im Zytoplasma verkürzen sich die Sarkomere unterhalb der Endplatte.

Die entstehende *Kontraktur* ist mit einer Verbreiterung der Muskelfasern verbunden. Die verbreiterten Muskelfasern komprimieren die Kapillaren, die meist parallel zur Längsachse der Muskelzelle verlaufen. Die Kontraktur verbraucht Energie und gleichzeitig bewirkt die Kompression der Gefäße einen Energiemangel wegen der Minderdurchblutung. Es besteht eine *Energiekrise* mit niedrigem pO_2 und pH. Der niedrige pO_2 führt zur Freisetzung von Substanzen, die Nozizeptoren sensibilisieren und so die Druckempfindlichkeit des Triggerpunktes verursachen.

Die Energie wird nicht nur für die Erschlaffung der Muskelfasern benötigt, sondern auch für die sog. *Kalziumpumpe*. Dies ist ein Membran-Protein, das Ca^{++} aus dem Zytoplasma in das sarkoplasmatische Retikulum zurückpumpt und damit normalerweise die Kontraktion beendet. Wegen des Energiemangels kann die Kalziumpumpe ihre Funktion nicht voll erfüllen, und der Ca^{++}-Spiegel im Zytoplasma bleibt erhöht. Die Sarkomere sind daher dauerhaft verkürzt, womit der Kontraktionsknoten bestehen bleibt (s. ▶ Abb. 8.8). Verkürzt ausgedrückt: Der Kontraktionsknoten bewirkt durch Gefäßkompression den Energiemangel, er braucht aber Energie, um zu erschlaffen. Ohne äußere Hilfe durch eine effektive Therapie bleibt der Kontraktionsknoten bestehen und der Teufelskreis läuft weiter.

8.8.1 Die erweiterte integrierte Hypothese der Triggerpunkt-Entstehung

Die *erweiterte Hypothese* ist von Gerwin et al. (2004) formuliert worden, um einige neuere Ergebnisse zu berücksichtigen, die in der ursprünglichen Hypothese von Simons nicht enthalten waren. Die neue Hypothese enthält drei besonders wichtige Aussagen:

- Die präsynaptische Endverzweigung des α-Motoneurons in der Endplatte enthält *adrenerge Rezeptormoleküle*, über die der Sympathikus durch die Freisetzung von Noradrenalin die ACh-Freisetzung beeinflussen kann. Über diesen Mechanismus könnte z. B. das *Muskelzittern* bei großer Aufregung oder unter psychischem Stress erklärt werden.
- Eine hohe Ca^{++}-Konzentration in der Muskelzelle *hemmt* die präsynaptische *Freisetzung des ACh*. Ist die Ca^{++}-Konzentration und dementsprechend die kontraktile Aktivität der Muskelzelle hoch, wird die Freisetzung von ACh verringert und die Kontraktionen nehmen ab. Die Aktivität der Muskelzelle kann sich auf diese Weise bis zu einem gewissen Grade selbst regulieren.
- Ein entscheidender Faktor für die Triggerpunkt-Entstehung ist der Anstieg von intrazellulärem Ca^{++} durch die *Öffnung des Ryanodin-Kalziumkanals*. Dadurch kommt es zur Bildung der Kontraktur. Es scheint Patienten zu geben, bei denen der Ryanodin-Kanal in Ruhe nicht ganz geschlossen ist. *„Der Ca^{++}-Kanal leckt"*, d. h. es sickert ständig Ca^{++} aus dem sarkoplasmatischen Retikulum in das Zytoplasma. Unter diesen Umständen ist nur ein geringer weiterer Anstieg des Ca^{++}-Spiegels in der Muskelfaser nötig, um eine Kontraktur auszulösen.

8.8.2 Neuere Ergänzungen zur integrierten Hypothese der Entstehung von Triggerpunkten

Nach diesen Ergänzungen (Gerwin und Dommerholt, persönliche Mitteilung 2017) ist der primäre Faktor ein *ATP-Mangel* in einem bestimmten Bereich der Muskelfaser (meist in der Gegend der neuromuskulären Endplatte). Der ATP-Mangel entsteht durch Überlastung des Muskels, d. h. der Muskel muss mehr Arbeit liefern, als er leisten kann. Auf diese Weise verbraucht der Muskel mehr ATP als durch den Stoffwechsel entsteht. Die wichtige Ergänzung der integrierten Hypothese besteht darin, dass *ATP die ACh-Freisetzung hemmt*. Bei einem Mangel an ATP entfällt diese Hemmung und ACh wird überschießend freigesetzt. Wie oben dargelegt, ist der Überschuss an ACh im synaptischen Spalt der Endplatte ein entscheidender Schritt bei der Entstehung von Triggerpunkten.

Die Ergänzung der integrierten Hypothese ist insofern wichtig, weil sie eine direkte Verbindung zwischen der Überlastung eines Muskels und der überschießenden Freisetzung von ACh herstellt.

8.9 Bildgebende Verfahren zur Darstellung von MTrPs

Mit den in der Klinik gebräuchlichen Verfahren lässt sich ein MTrP nicht oder nur unvollkommen darstellen. Mit hochauflösenden Ultraschallgeräten ist dies aber in günstigen Fällen möglich.

▶ Abb. 8.13 zeigt einen MTrP im M. trapezius (pars descendens), der mit einer speziellen *3D-Ultraschall-Technik* aufgenommen wurde (Sikdar et al. 2009). Der Triggerpunkt erscheint als dunkler Bereich mit *geringem Ultraschall-Echo* (▶ Abb. 8.13a, ▶ Abb. 8.13b, ▶ Abb. 8.13c). Das geringe Echo könnte seine Ursache darin haben, dass der Triggerpunkt ein ödematöses Gebiet mit hohem Wassergehalt darstellt. Besonders interessant sind die Aufnahmen im Schichtbild-Verfahren (▶ Abb. 8.13d), aus denen man die ungefähre Größe des MTrPs ablesen kann. Der Triggerpunkt ist sichtbar in den Schichten 9 mm, 11 mm und 13 mm (weiße Pfeile), d. h. *der Durchmesser beträgt ca. 4 mm.*

8

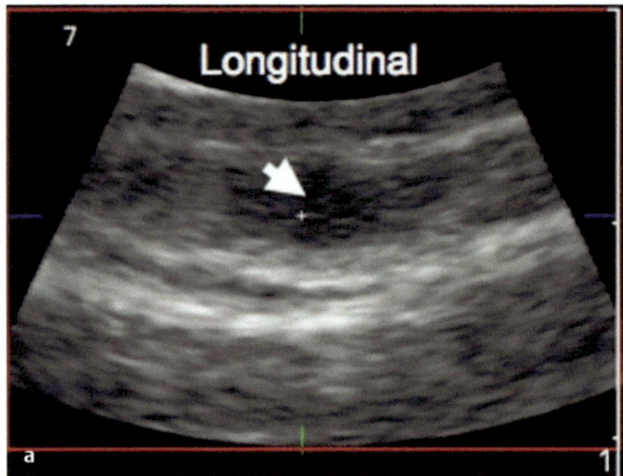

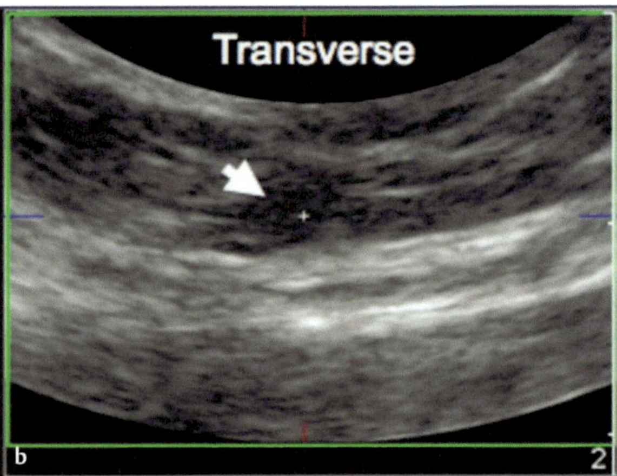

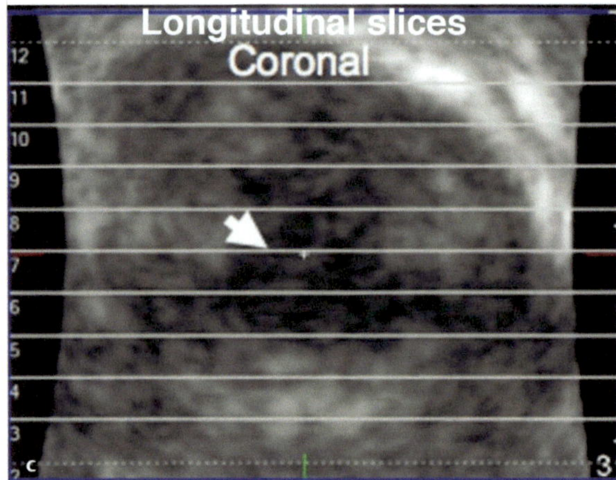

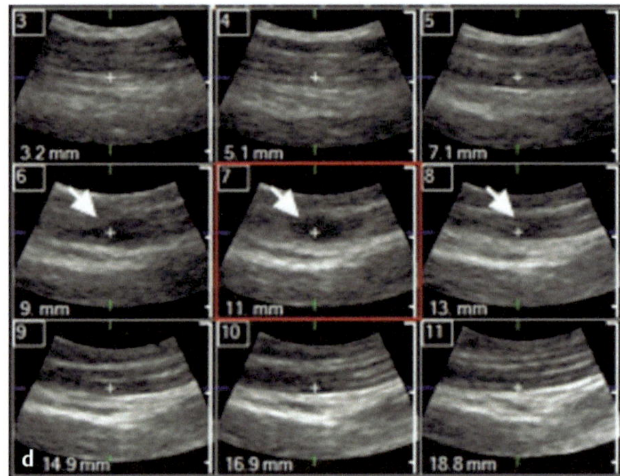

Abb. 8.13 Darstellung eines MTrPs mit hochauflösendem Ultraschall. Der Triggerpunkt ist das dunkle Gebiet, das im Ultraschall kaum Echo produziert. Die Teilbilder a–c zeigen denselben MTrP im M. trapezius in 3 Raumebenen. (Quelle: Sikdar S, Shah JP, Gilliams E et al. Novel applications of ultrasound technology to visualize and characterize myofascial trigger points and surrounding soft tissue. Arch Phys Med Rehabil 2009; 90(11): 1829–1838)

a Darstellung im sagittalen Strahlengang.

b Darstellung im transversalen (horizontalen) Strahlengang.

c Darstellung in der Frontalebene.

d Schichtaufnahmen des MTrPs im Abstand von 1–2 mm. Der Triggerpunkt ist in den Schichten 6, 7 und 8 gut zu erkennen (entsprechend Schicht 9, 11 und 13 mm; weißer Pfeil). Daraus kann man entnehmen, dass der Durchmesser des MTrP ca. 4 mm beträgt.

Dieses Ultraschall-Verfahren lässt sich mit anderen Techniken kombinieren, so z. B. mit der *Doppler-Sonographie*. Das Doppler-Verfahren macht bewegte Körper sichtbar und stellt Bewegungen vom Schallkopf weg und zum Schallkopf hin in verschiedenen Farben dar. Das Verfahren wird häufig zur Untersuchung des Blutstroms eingesetzt. Sikdar et al. (2009) haben mit dieser Technik festgestellt, dass der Blutfluss in einem MTrP stark reduziert ist. Dieser Befund passt zu der Kompression der Kapillaren und dem niedrigen pO_2, die bei der Besprechung der integrierten Hypothese der Triggerpunkt-Entstehung erwähnt wurden.

Eine neuere Entwicklung zur Darstellung von Triggerpunkten ist die *Ultraschall-Elastographie*. Bei dieser Technik werden mit einem Vibrator Scherwellen im Muskel erzeugt, die sich dann in Abhängigkeit von der mechanischen Steifigkeit des Gewebes ausbreiten und mit der Doppler-Technik sichtbar gemacht werden können. (Eigentlich wird die Verteilung der Steifigkeit mit der Farb-Doppler-Varianz-Bildgebung, Color Doppler Variance Imaging, gemessen.) Die MTrPs erscheinen als *Gebiete mit höherer Steifigkeit*, was zu dem Palpationsbefund eines harten Hartspannstrangs und des Triggerpunkt-Knötchens passt. Das Verfahren ist bereits so weit entwickelt, dass es für die *Dokumentation des Therapieerfolgs* bei der Behandlung von Triggerpunkten eingesetzt werden kann (Turo et al. 2015). Die Autoren haben mit dieser Technik bei Patienten mit latenten und aktiven Triggerpunkten festgestellt, dass eine Nadelungstherapie *akute MTrPs in latente MTrPs umwandeln* und die *Schmerzen lindern* kann. Diese Veränderungen waren mit einer Abnahme der Gesamtsteifigkeit im Muskel verbunden.

Eine Fortentwicklung der Ultraschall-Elastographie ist die magnetische Resonanz-Elastographie (MR-Elastographie), bei der ebenfalls Scherwellen im Gewebe erzeugt werden. Der Nachweis von steiferen Gebieten im Muskel erfolgt aber im MR-Bild mit Phasenkontrast. Mit dieser Technik ist sogar der Hartspannstrang dargestellt worden.

8.10 Kann man Triggerpunkte experimentell herstellen?

Wie zu Beginn von Kapitel 8.8 angemerkt, sind die meisten Schritte der integrierten Hypothese der Triggerpunkt-Entstehung bisher *nicht wissenschaftlich bewiesen* worden. Trotzdem wird die Hypothese als die beste angesehen, weil es derzeit keine bessere gibt.

Eine Möglichkeit, die Hypothese zu überprüfen, besteht darin, die einzelnen Schritte experimentell nachzuahmen und die Folgen zu untersuchen. Eine erste Studie in dieser Richtung ist durchgeführt worden, und zwar wurde die Aussage geprüft, ob ein *Überschuss an ACh* im synaptischen Spalt der Endplatte tatsächlich zu *Kontraktionsknoten* führt (Mense et al. 2003). Zu diesem Zweck wurde bei anästhesierten Ratten DFP (Diisopropylfluorophosphat) – eine Substanz, die die *Azetylcholinesterase hemmt* – in den M. gastrocnemius-soleus (GS) injiziert. Das Enzym Azetylcholinesterase befindet sich im Spalt der Endplatte und baut normalerweise das freigesetzte ACh in kurzer Zeit ab. Damit ist das Enzym einer der wichtigsten Faktoren für die Aufrechterhaltung einer normalen ACh-Konzentration im synaptischen Spalt der Endplatte.

Um bei den anästhesierten Tieren den behandelten GS-Muskel zur Kontraktion zu bringen, wurde der GS-Nerv elektrisch gereizt, indem der Nerv 30–60 min lang mit einer Frequenz von 1 Hz stimuliert wurde. Die Reizstärke war so eingestellt, dass sie eine maximale Zuckung des Muskels auslöste (▶ Abb. 8.14). Die zahlreichen maximalen Einzelzuckungen zusammen mit dem Block der Azetylcholinesterase überlasteten den Muskel, was in diesem Fall gewollt war. Nach dem Experiment wurde der GS-Muskel histologisch untersucht.

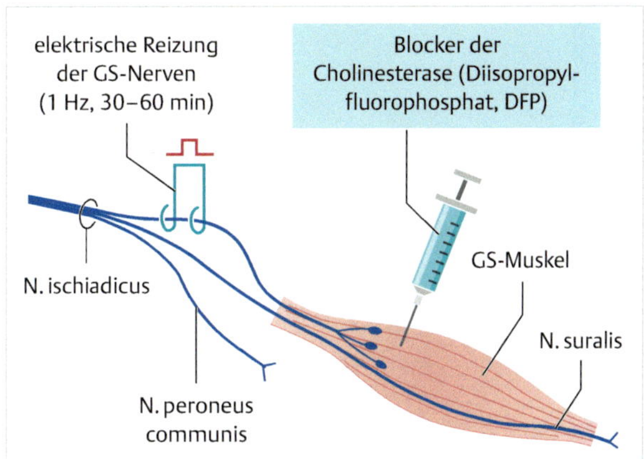

Abb. 8.14 Versuchsaufbau zur Überprüfung der Annahme, dass ein Überschuss an ACh in der neuromuskulären Endplatte zu Kontraktionsknoten führt. Der Versuch wurde mit narkotisierten Ratten durchgeführt. Dargestellt ist der M. gastrocnemius-soleus (GS) mit seinen Nerven und der Nervenversorgung benachbarter Strukturen. Der Muskel wurde durch zwei Eingriffe überlastet:
1. Die Substanz DFP wurde in den Muskel injiziert. Dadurch wird die Cholinesterase blockiert. Cholinesterase ist ständig im synaptischen Spalt der neuromuskulären Endplatte vorhanden und spaltet ACh schnell nach der Freisetzung. Die Blockierung der Wirkung der Esterase führt zu einer erhöhten Konzentration von ACh in der Endplatte.
2. Der Muskelnerv wurde elektrisch mit Einzelreizen stimuliert (30–60 min lang Reizung mit 1 Hz). Die Einzelreize lösten unphysiologische maximale Muskelzuckungen aus, die zusätzlich noch ACh freisetzten.

Im Vergleich zum Kontrollgewebe – bei dem die Azetylcholinesterase nicht blockiert war – zeigten die Gewebsschnitte der mit DFP behandelten Muskeln eine *Vielzahl von pathologischen Veränderungen*:
- *Zerreißungen* von Muskelfasern,
- *Längsspalten* in Muskelfasern,
- sog. *Kontraktionsscheiben*, die eine gewisse Ähnlichkeit mit Kontraktionsknoten hatten. Sie besaßen aber keine längliche spindelförmige Form wie die von Simons beschriebenen Kontraktionsknoten, sondern waren in der Längsrichtung der Muskelfaser zusammengedrückt (▶ Abb. 8.15). Diese Kontraktionsscheiben zeigten bei starker Vergrößerung einen *engeren Abstand der A-Banden*, was für einen kontrahierten Zustand spricht.

Die Ergebnisse dieser Untersuchung zeigen, dass ein Anstieg der ACh-Konzentration im Spalt der Endplatte in Kombination mit einer Überlastung des Muskels zu lokalisierten Kontraktionen in Muskelfasern führt. Damit ist der *Ausgangspunkt der integrierten Hypothese bestätigt*, nämlich dass ein Überschuss an ACh in der Endplatte zu pathologischen kontraktilen Zuständen im Muskel führt. Inwieweit allerdings die im Experiment *bei Ratten* gefundenen Kontraktionsscheiben mit den Kontraktionsknoten *beim Menschen* identisch sind, müssten weitere Untersuchungen zeigen.

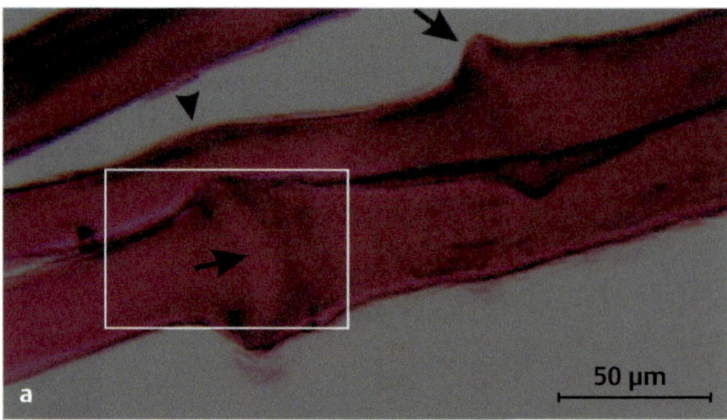

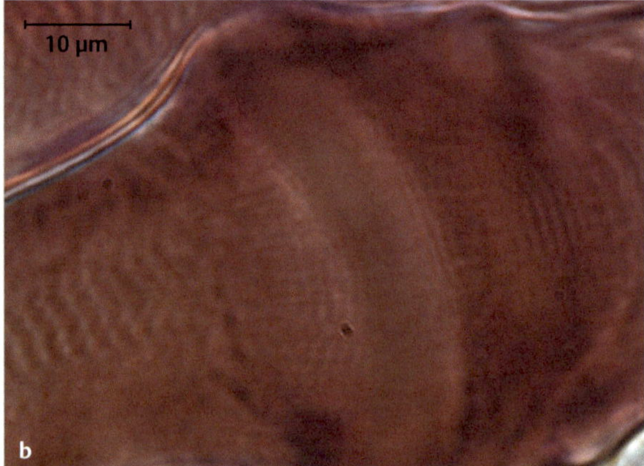

Abb. 8.15 Ungewöhnliche Kontraktionszustände einzelner Muskelfasern aus dem in ▸ **Abb. 8.14** **gezeigten Experiment.** Teilbild **b** ist der weiß umrandete Ausschnitt aus Bild **a**. Die schwarzen Pfeile in **a** markieren sog. Kontraktionsscheiben. Im Bild **b** erkennt man am rechten Rand der Kontraktionsscheibe sehr eng stehende A-Banden, während links von der Kontraktionsscheibe eher eine Dehnung mit großen Abständen zwischen den A-Banden vorliegt.

8.11 Persönliche Anmerkungen zu einigen häufigen Methoden der Triggerpunkt-Therapie

Dieser Abschnitt soll nicht dazu dienen, den Leser zu irritieren, sondern es ist beabsichtigt, die gängigen Ansichten wissenschaftlich zu hinterfragen. Viele Therapie-Methoden sind nur bei oberflächlicher Betrachtung logisch, und einige Erklärungen berücksichtigen nicht die schon lange bekannten Messungen im Triggerpunkt.

8.11.1 Ischämische Kompression

Wie der Name sagt, soll durch die Kompression der Triggerpunkt-Region eine Ischämie erzeugt werden. Wenn der Druck beendet wird, soll eine *reaktive Hyperämie* folgen, die die Durchblutung des MTrPs verbessert und damit bei der Beseitigung des Triggerpunktes hilft. Bei diesen Annahmen wird vergessen, dass nach den oben dargestellten Messungen (z. B. Brückle et al. 1990) im Triggerpunkt sowieso eine *Ischämie mit einem extrem niedrigen* pO_2 herrscht. Der Kompressionsdruck wird daher kaum eine zusätzliche Ischämie verursachen.

Die Kompressionsmethode ist aber zweifelsohne sehr wirksam. Ein möglicher Mechanismus wäre, dass der Druck auf den Triggerpunkt durch Flüssigkeitsverschiebungen das biochemische Milieu ändert. Die Messungen von Shah et al. (2005) haben gezeigt, dass sich im Triggerpunkt eine große Zahl von Substanzen befindet, die die *Nozizeptoren sensibilisieren und ein Ödem erzeugen*. Der starke Druck auf den MTrP könnte die Ödemflüssigkeit mit den Substanzen in das benachbarte Gewebe verschieben. Dort ist die Durchblutung normal und die sensibilisierenden Substanzen können auf dem Blutweg abtransportiert werden. Damit wäre einer der Faktoren beseitigt, die den Triggerpunkt aufrechterhalten.

8.11.2 Deep dry Needling

Das Wort „dry" bedeutet, dass keine Substanzen (z. B. Lokalanästhetika) in den Triggerpunkt injiziert werden, sondern nur eine sterile Nadel in den Muskel eingestochen wird. In der Literatur findet man zahlreiche Arbeiten über die klinische Wirksamkeit und die Effekte des *Dry Needling* (z. B. Dommerholt 2011), aber der Mechanismus hinter der Methode bleibt weitgehend im Dunkeln. Die meisten Autoren nehmen an, dass die Sensibilisierung der Nozizeptoren im Triggerpunkt und die zentrale Sensibilisierung im ZNS mit dem Nadeln beseitigt werden kann, und dass man versuchen soll, mit der Nadel den MTrP direkt zu treffen (*Deep dry Needling*). *Das Geschehen im Triggerpunkt* bei der Nadelung wird nicht angesprochen.

Viele Therapeuten stechen die Nadel *wiederholt fächerförmig* in den Muskel ein, d. h. mit der Nadel wird das Gebiet des MTrPs „gestichelt". Dieses Vorgehen erhöht natürlich die Chance, den Triggerpunkt mit der Nadel zu treffen. Wenn eine *normale Injektionsnadel* eingesetzt wird, werden dabei viele Muskelfasern durchtrennt: Eine dünne Injektionsnadel hat einen Durchmesser von ca. 200 µm, eine Muskelfaser von ca. 50 µm, d. h. die Nadel durchtrennt 4 nebeneinander liegende Muskelfasern auf einmal. Wird nur 1 mm (1000 µm = 20 × 50 µm) tief eingestochen, entspricht dies 20 × 4 = 80 durchtrennten Muskelfasern. Bei einer Einstichtiefe von 1 cm werden bereits 800 Muskelfasern zerstört. Da beim Dry Needling mehrfach eingestochen wird, werden entsprechend mehr Muskelfasern durchtrennt.

Aus dieser Überschlagsrechnung ergibt sich, dass das Dry Needling als eine *chirurgische Methode der Entfernung der MTrPs* angesehen werden kann. Eine Durchtrennung vieler Muskelfasern im Triggerpunkt kann sehr hilfreich sein, denn damit wird der Teufelskreis der integrierten Hypothese durchbrochen. Die durchtrennten Muskelfasern werden von Fresszellen (Makrophagen) im

Muskel entfernt und durch neue Fasern ersetzt. Die Energiekrise ist damit beseitigt, denn es gibt keine Kontraktionsknoten und keine Reduktion der Durchblutung mehr.

Einige Therapeuten werden einwenden, dass sie *Akupunkturnadeln* benutzen, die die Muskelfasern nicht zerstören, sondern nur beiseiteschieben. Allerdings sind Akupunkturnadeln viel dünner und spitzer als Injektionsnadeln, sodass es schwer vorstellbar ist, dass die dicht gepackten Muskelfasern der Nadelspitze ausweichen können.

8.11.3 Die sog. „Faszienrolle"

Es handelt sich um eine dicke Rolle aus Schaumstoff, über die der Patient die schmerzende Extremität oder den Rücken bewegen soll (s. o. bei der Besprechung der Faszien). Die *Faszienrolle* (auch unter dem Handelsnamen *Black Roll* oder unter *Foam Rolling* bekannt) wird mit dem Versprechen vermarktet, dass durch den Druck der Rolle *Faszienverklebungen und -verfilzungen* beseitigt werden können. Natürlich werden mit der Rolle nicht nur die Faszien behandelt, denn der Druck der Rolle wirkt auf alle Gewebe (Haut, Subkutis, Faszie, Gefäße und Muskeln). Hinzu kommt, dass sich der Patient aktiv über die Rolle bewegt, d. h. er führt gymnastische Übungen durch. (Einige Therapeuten halten den letzten Punkt für die *Hauptwirkung* der Rolle.)

Die Rolle hat *viele mögliche Nebenwirkungen*, die bei der Anwendung berücksichtigt werden müssen (u. a. persönliche Mitteilungen von J. Freiwald):

- *Hohe lokale Drücke* unter der Rolle bis zu 50 % des Körpergewichts (Baumgart et al. 2019)
- Blutungen in das Gewebe mit sichtbaren *Hämatomen*, besonders bei Patienten unter Therapie mit *Gerinnungshemmern*
- *Verletzungen der Venen* und Lymphgefäße, teilweise mit Umklappen der Venenklappen
- Bei längerer Anwendung Umbau des Muskelgewebes mit *Vermehrung des Bindegewebes (Fibrose)*

Wegen der Verletzungsgefahr der Venen und Lymphgefäße sollte das Rollen immer nur in Richtung zum Herzen hin erfolgen, d. h. in Richtung des Blut- oder Lymphstromes.

Vorsicht

Thrombose-Patienten dürfen keine Faszienrolle anwenden.

8.12 Literatur

Baumgart C, Freiwald J, Kühnemann M et al. Foam Rolling of the Calf and Anterior Thigh: Biomechanical Loads and Acute Effects on Vertical Jump Height and Muscle Stiffness. Sports (Basel). 2019; 7: 27. doi: 10.3390/sports7010027

Bron C, Dommerholt JD. Etiology of Myofascial Trigger Points. Curr Pain Headache Rep. 2012; 16: 439–444. doi: 10.1007/s11916-012-0289-4

Brückle W, Suckfüll M, Fleckenstein W et al. Gewebe-pO_2-Messung in der verspannten Rückenmuskulatur (m. erector spinae). Z Rheumatol. 1990; 49: 208–216

Chen SM, Chen JT, Kuan TS et al. Decrease in pressure pain thresholds of latent myofascial trigger points in the middle finger extensors immediately after continuous piano practice. J Musculoskelet Pain. 2000; 8: 83–92

Dommerholt J. Dry needling – peripheral and central considerations. J Man Manip Ther. 2011; 19: 223–227. doi: 10.1179/106698111X13129729552065

Edström L, Kugelberg E. Properties of motor units in the rat anterior tibial muscle. Acta Physiol Scand. 1968; 73: 543–544

Fricton JR, Kroening R, Haley D et al. Myofascial pain syndrome of the head and neck: a review of clinical characteristics of 164 patients. Oral Surg Oral Med Oral Pathol. 1985; 60: 615–623

Gerdle B, Hilgenfeldt U, Larsson B et al. Bradykinin and kallidin levels in patents with work-related trapezius myalgia, in patients with whiplash associated pain, and in healthy controls – a microdialysis study of women. Pain. 2008; 139: 578–587

Gerwin RD, Dommerholt J, Shah J. An expansion of Simons` hypothesis of trigger point formation. Curr Pain Headache Rep. 2004; 8: 468–475

Glogowski G, Wallraff J. Clinical and histologic aspects of myogelosis. Z Orthop Ihre Grenzgeb. 1951; 80: 237–268

Hoheisel U, Koch K, Mense S. Functional reorganization in the rat dorsal horn during an experimental myositis. Pain. 1994; 59: 111–118. doi: 10.1016/0304-3959(94)90054-X

Hoheisel U, Unger T, Mense S. Sensitization of rat dorsal horn neurons by NGF-induced subthreshold potentials and low-frequency activation. A study employing intracellular recordings in vivo. Brain Res. 2007; 169: 34–43

Hong CZ. Persistence of local twitch response with loss of conduction to and from the spinal cord. Arch Phys Med Rehabil. 1994; 75: 12–16

Hong CZ, Simons DG. Pathophysiologic and electrophysiologic mechanisms of myofascial trigger points. Arch Phys Med Rehabil. 1998; 79: 863–872

McKenzie J. Symptoms and their interpretation. London: Shaw and Sons; 1909

Mense S. Neurobiologische Mechanismen der Übertragung von Muskelschmerz. Der Schmerz. 1993; 7: 241–249

Mense S, Simons DG. Muscle Pain. Understanding its Nature, Diagnosis and Treatment. Baltimore, Philadelphia: Lippincott Williams & Wilkins; 2001

Mense S, Simons DG, Hoheisel U et al. Lesions of rat skeletal muscle after local block of acetylcholinesterase and neuromuscular stimulation. J Appl Physiol. 2003; 94: 2494–2501

Reitinger A, Radner H, Tilscher H et al. Morphologische Untersuchungen an Triggerpunkten. Man Med. 1996; 34: 256–262

Shah JP, Phillips TM, Danoff JV et al. An in vivo microanalytical technique for measuring the local biochemical milieu of human skeletal muscle. J Appl Physiol. 2005; 99: 1977–1984

Sikdar S, Shah JP, Gebreab T et al. Novel applications of ultrasound technology to visualize and characterize myofascial trigger points and surrounding soft tissue. Arch Phys Med Rehab. 2009; 90: 1829–1838. doi: 10.1016/j.apmr.2009.04.015

Simons DG, Stolov WC. Microscopic features and transient contraction of palpable bands in canine muscle. Am J Phys Med. 1976; 55: 65–88

Simons DG, Travell JG, Simons LS. Travell & Simons' Myofascial Pain and Dysfunction: The Trigger Point Manual. 1. Aufl. Baltimore, Philadelphia: Lippincott Williams & Wilkins; 1999

Simons DG, Hong CZ, Simons LS. Endplate potentials are common to midfiber myofacial trigger points. Am J Phys Med Rehab. 2002; 81: 212–222. doi: 10.1097/00002060-200203000-00010

Travell J, Rinzler SH. Relief of cardiac pain by local block on somatic trigger areas. Proc Soc Exp Biol Med. 1946; 63: 480–482

Travell J, Rinzler SH. The myofascial genesis of pain. Postgrad Med. 1952; 11: 425–434

Travell JG; Simons DG. Myofascial Pain and Dysfunction: The Trigger Point Manual. 2. Aufl. The Lower Extremities. Baltimore, Philadelphia: Lippincott Williams & Wilkins; 1992

Turo D, Otto P, Hossain M et al. Novel Use of Ultrasound Elastography to Quantify Muscle Tissue Changes After Dry Needling of Myofascial Trigger Points in Patients With Chronic Myofascial Pain. J Ultrasound Med. 2015; 34: 2149–2161. doi: 10.7863/ultra.14.08033

Wall PD. The presence of ineffective synapses and the circumstances which unmask them. Philos Trans R Soc Lond B Biol Sci. 1977; 278: 361–372

Zuil-Escobar JC, Martínez-Cepa CB, Martín-Urrialde JA et al. The Prevalence of Latent Trigger Points in Lower Limb Muscles in Asymptomatic Subjects. 2016; PM&R 8: 1055–1064. doi: 10.1016/j.pmrj.2016.03.005

Kapitel 9

Grundlagen des Fibromyalgie-Syndroms

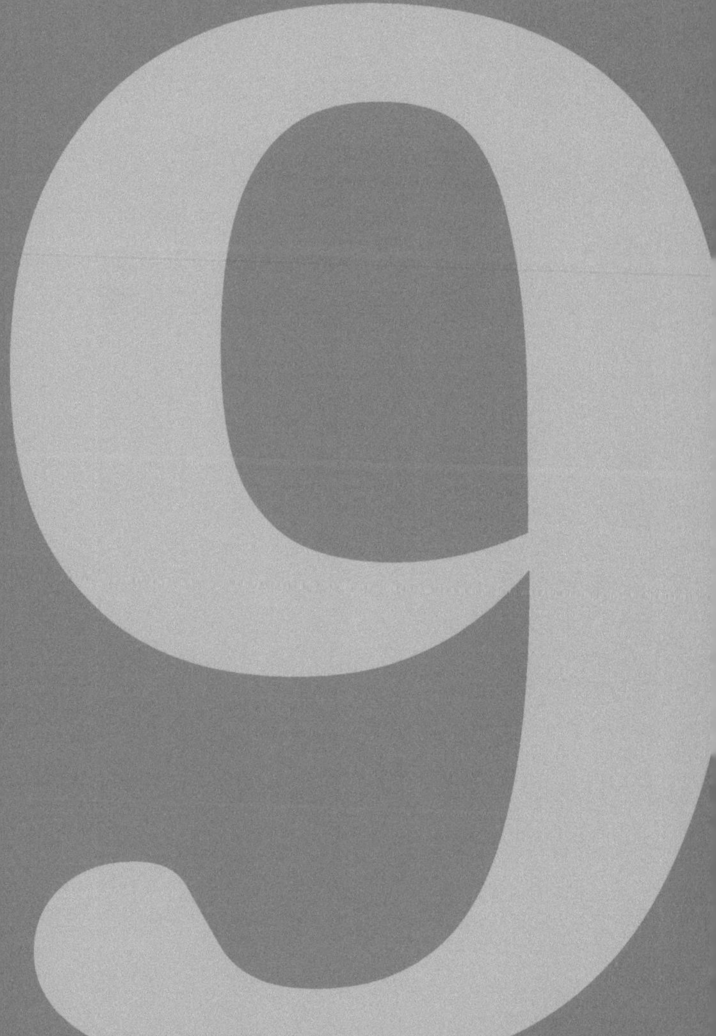

9 Grundlagen des Fibromyalgie-Syndroms

9.1 Beschreibung

Definition

Die *Fibromyalgie* (FM) ist eine chronische Schmerzkrankheit, die sich besonders durch ausgedehnte Schmerzen in Weichteilen des Bewegungssystems auszeichnet. Die Krankheit ist auch dadurch bekannt geworden, dass FM-Patienten ihrem Arzt klagen: „Herr Doktor, es tut mir überall weh!" Der Name Fibromyalgie bedeutet „Schmerzen in Bindegewebe (Fasern) und Muskeln".

Die ursprüngliche Definition der Fibromyalgie, die 1990 von dem *American Committee of Rheumatology (ACR)* herausgegeben worden ist (Wolfe et al. 1990), bildet immer noch die Grundlage für die Definition, obwohl mittlerweile eine ganze Reihe von Ergänzungen in der Literatur zu finden ist. Zu diesen Ergänzungen gehört auch eine Stellungnahme der International Association for the Study of Pain (Sommer 2010). Eigentlich waren die vom ACR publizierten Kriterien für die *Klassifizierung* der Fibromyalgie (Einordnung im Vergleich zu anderen Krankheiten, bes. für Forschungszwecke) gedacht und nicht für die Stellung der Diagnose, aber viele Therapeuten benutzen die Kriterien auch für die Diagnose.

Die Kriterien von 1990 beinhalteten hauptsächlich zwei Symptome:

- *Ausgedehnte Schmerzen in Muskeln und anderen tief gelegenen Geweben für mindestens 3 Monate.* Zur großen Ausdehnung gehört, dass die Schmerzen in allen Körpervierteln auftreten. Dieses Kriterium soll lokale Schmerzprobleme, wie z. B. Tennisellenbogen oder MTrPs ausschließen.
- *Druckschmerzhaftigkeit (Allodynie)* bei Anwendung schwacher Reize an mindestens 11 von 18 definierten Tender Points (TePs).

▸ Abb. 9.1 zeigt die Lage aller 18 Tender Points (Überempfindliche Punkte. Da es keinen eindeutigen deut-

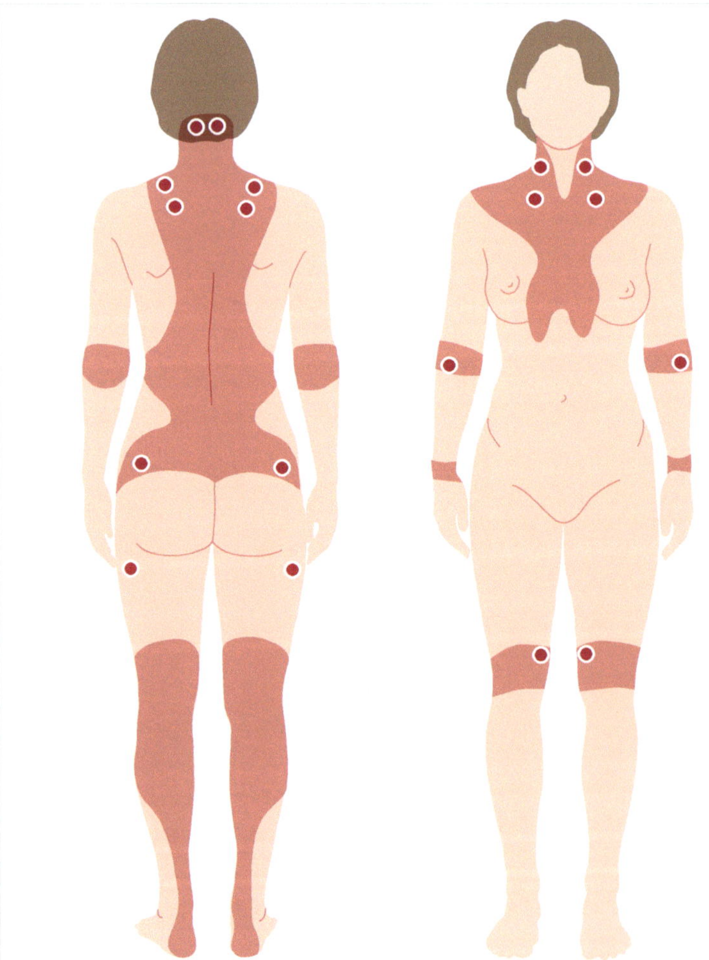

Abb. 9.1 Tender Points (TePs) bei Fibromyalgie. Von diesen 18 Punkten müssen 11 bei mäßig starkem Palpationsdruck überempfindlich sein – also Schmerz auslösen –, damit die Patienten als Fibromyalgie-Patienten angesehen werden können. Für die endgültige Diagnose müssen sie dann weiter untersucht werden.

Tab. 9.1 Unterschiede TePs/MTrPs.

Tender Points	Myofasziale Triggerpunkte
Lage meist am Muskel-Sehnen-Übergang	Lage oft nahe des Muskelbauchs
multipel per Definition	meist einzeln
kein palpables Knötchen	palpables Knötchen
keine oder irreguläre Schmerzübertragung	typische Schmerzübertragung bei Palpation
generalisierte Allodynie und Hyperalgesie	lokale Allodynie und Hyperalgesie
Allodynie und Hyperalgesie auch außerhalb des Tender Points	normale Schmerzempfindlichkeit in anderen Geweben
zentralnervöser Mechanismus wahrscheinlich	lokaler Mechanismus wahrscheinlich

schen Ausdruck für Tender Points gibt wird der englische Begriff beibehalten.)

Die TePs sind zwar wie MTrPs druckschmerzhaft, unterscheiden sich aber in vielen anderen Aspekten von den MTrPs. Eine Aufzählung der wesentlichen *Unterschiede* ist in ▶ Tab. 9.1 zu finden.

9.2 Symptome

Bei der Palpation der Weichteile der Patienten fällt auf, dass die TePs nicht wie die MTrPs meist nahe des Muskelbauchs liegen, sondern am *Muskelansatz oder -ursprung*, d. h. oft außerhalb des eigentlichen Muskelgewebes. Auch in Weichteilen ohne TePs haben die FM-Patienten eine *gesenkte Druckschmerzschwelle*. Als Druck für die Feststellung einer Druckschmerzhaftigkeit wurden ursprünglich 4 kg/cm^2 vorgeschlagen, aber zum einen ist nur in wenigen Praxen ein mechanisches Reizgerät vorhanden und zum anderen haben nicht alle TePs die gleiche Druckempfindlichkeit. Meist wird daher bei der Eingangsuntersuchung ein starker, aber nicht schmerzhafter Druck angewendet.

Beim Gespräch mit dem Therapeuten schildern die Patienten meist *wortreich und trotzdem ungenau* ihre Beschwerden und versuchen, den Arzt davon zu überzeugen, dass die starken Schmerzen tatsächlich vorhanden sind. Dieses Verhalten ist so typisch für FM-Patienten, dass es als diagnostisches Kriterium verwendet werden kann.

Inzwischen hat sich gezeigt, dass die FM-Patienten zusätzlich zu den ausgedehnten Schmerzen und den überempfindlichen TePs oft noch weitere Symptome aufweisen (Clauw 2009):

- Schlafstörungen (die Patienten fühlen sich morgens nicht erholt)
- Chronische Erschöpfung
- Ängstlichkeit
- Depression
- Reizdarm (Blähungen, Bauchschmerzen, unregelmäßiger Stuhlgang)
- Reizblase (häufiger Harndrang trotz leerer Blase, oft Inkontinenz)
- Kraniomandibuläre Dysfunktion (mit Schmerzen im Kiefergelenk, Kopfschmerzen und anderen Symptomen)

Nicht alle Patienten zeigen alle Symptome. Darüber hinaus können die Symptome individuell stark in ihrer Intensität variieren. Das Vorliegen einer Vielzahl von möglichen Symptomen bedeutet, dass es sich um ein *Syndrom* (einen Symptomenkomplex) handelt: Man spricht daher meist vom *Fibromyalgie-Syndrom (FMS)*. Das FMS wird zu den *biopsychosozialen Krankheiten* gerechnet. Bevor die Diagnose FMS gestellt wird, müssen andere mögliche kausale Faktoren wie eine *Entzündung* oder *Verletzungen der Weichteile* ausgeschlossen werden.

Die Häufigkeit (Prävalenz) des FMS liegt in den meisten westlichen Ländern bei ca. 2 %, wobei Frauen überrepräsentiert sind. Allerdings wird das häufigere Auftreten bei Frauen inzwischen kontrovers diskutiert, da es sich um das Ergebnis einer fehlerhaften Selektion handeln könnte.

9.3 Ursachen

In den vorhergehenden Kapiteln wurde die Ursache für schmerzhafte klinische Syndrome hauptsächlich einer *erhöhten Aktivität oder Sensibilisierung von peripheren Nozizeptoren* zugeschrieben, die durch eine Gewebsläsion erregt wurden. Dabei wurde stillschweigend angenommen, dass die *Weiterleitung und Verarbeitung* der nozizeptiven Information auf der spinalen und supraspinalen Ebene normal ist. Das FMS ist ein Beispiel für eine Schmerzkrankheit, für die diese Annahmen nicht stimmen. Das Syndrom macht auch deutlich, dass subjektive Schmerzempfindungen nicht nur von der Erregung von Nozizeptoren abhängig sind, sondern von dem Gleichgewicht zwischen schmerzauslösenden und schmerzhemmenden Mechanismen (Dubner u. Ren 1999).

Gegenstand dieses Kapitels sind die möglichen Ursachen und Mechanismen für die Schmerzen der FMS-Patienten. Die psychosozialen Symptome werden nicht angesprochen.

9.3.1 Periphere Ursachen

Über die *Morphologie der TePs* ist nichts bekannt, weil histologische Daten fehlen. Ebenso lässt sich nichts über eventuelle Unterschiede im mikroskopischen Aufbau von TePs und MTrPs sagen. Das Fehlen solcher Daten könnte daran liegen, dass man ungern Gewebsbiopsien aus dem Ursprung- und Ansatzbereich der Muskeln entnimmt, denn das hier vorhandene Bindegewebe ist großen mechanischen Belastungen ausgesetzt. Die Entnahme einer Biopsie würde die mechanische Stabilität des Gewebes schwächen. Da sich viele TePs außerhalb des eigentlichen Muskelgewebes befinden, müssen für die Druckempfindlichkeit der TePs *andere Mechanismen* eine Rolle spielen als für die Überempfindlichkeit der MTrPs.

Histologische Untersuchungen der *Muskulatur* bei FMS-Patienten haben zwar Hinweise auf das Vorliegen eines *Mitochondrien-Mangels* im Muskel erbracht (Sprott et al. 2004; ▶ Abb. 9.2), diese Störungen kommen aber auch bei gesunden Probanden vor und sind insgesamt nicht ausgeprägt genug, um die starken Schmerzen der FMS-Patienten zu erklären. Da die Mitochondrien die Energie für die Muskelarbeit bereitstellen, hatte man sich vorgestellt, dass der Energiemangel *Ischämie-Schmerzen* auslösen oder für die *chronische Erschöpfung* der FMS-Patienten von Bedeutung sein könnte.

In letzter Zeit wird verstärkt die Beteiligung des peripheren Nervensystems an der Symptomatik des FMS diskutiert. So hat man in einer umfangreichen Studie in ca. der Hälfte der FMS-Fälle in der *Haut* eine pathologische Veränderung bei den dünnen (zum großen Teil nozizeptiven) Nervenfasern gefunden (Grayston et al. 2019). Diese Veränderungen waren mit *Senkungen der Schmerzschwelle* und *Parästhesien* verbunden. Gleichzeitig bestand eine verringerte deszendierende Schmerzhemmung.

Ob die Störungen der Hautinnervation etwas mit den FMS-Schmerzen in den tiefen Geweben zu tun haben, müssen weitere Untersuchungen zeigen.

9.3.2 Zentralnervöse Ursachen

Als Hauptursache für die Schmerzen der FMS-Patienten wird von den meisten Autoren eine *zentralnervöse Störung der Schmerzverarbeitung* angenommen (Henriksson u. Mense 1994). Hinzu kommt die Unfähigkeit, mit andauerndem psychischem Stress fertigzuwerden (Sommer 2010), was die psychosozialen Symptome erklären könnte.

Tatsächlich gibt es Laborbefunde, die als ein Hinweis auf eine zentralnervöse Störung gewertet werden können, wie z. B. ein *Anstieg von Substanz P, NGF und BDNF* im Liquor cerebrospinalis (dem sog. Hirnwasser) von FMS-Patienten. Allerdings sind diese Befunde nicht spezifisch für FMS, denn sie kommen auch bei anderen chronischen Krankheiten vor (Sarchielli et al. 2007).

Auch Abweichungen von der Norm bei verschiedenen Genen (*Genvariationen*) scheinen bei der Entstehung des FMS eine Rolle zu spielen. Erste Hinweise kamen von der Beobachtung, dass die Häufigkeit des FMS bei Verwandten von FMS-Patienten größer ist als bei nicht familiär belasteten Patienten (um die 5 %). Inzwischen ist bekannt, dass

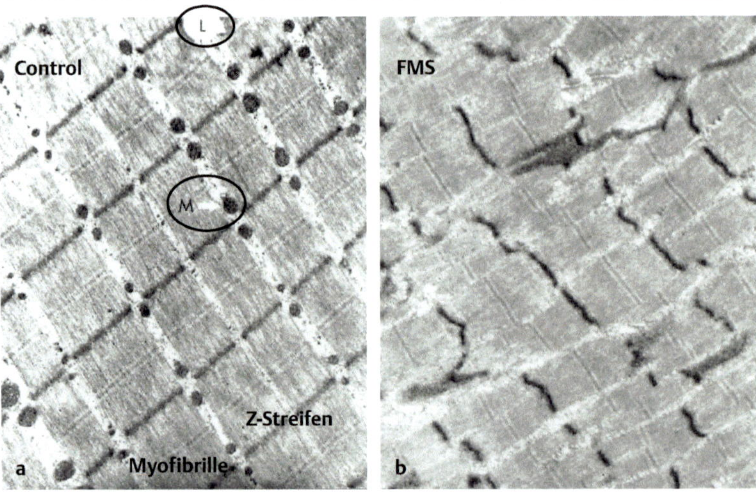

Abb. 9.2 Elektronenmikroskopische Aufnahmen von einem normalen Muskel und von einem Muskel eines Fibromyalgie-Patienten. Die schwarzen Linien in beiden Aufnahmen sind die Z-Streifen, die die Grenzen von Sarkomeren markieren. (Quelle: Alarcón GS, Bradley LA, Gay RE et al. Increased DNA fragmentation and ultrastructural changes in fibromyalgic muscle fibres. Ann Rheum Dis 2004; 63(3): 245–251)

a Elektronenmikroskopische Aufnahme von einem normalen Muskel (Control). Zwischen den Myofibrillen befinden sich zahlreiche schwarze kugelförmige Gebilde, die Mitochondrien darstellen (M und weißer Pfeil). Mit L ist ein Lipid-Tropfen bezeichnet.

b Elektronenmikroskopische Aufnahme vom Muskel eines Fibromyalgie-Patienten (FMS). Die Z-Streifen und die Muskelfibrillen haben ihre regelmäßige Anordnung verloren. Weiterhin fehlen die Mitochondrien weitgehend, was als Hinweis auf einen Energiemangel gewertet werden kann.

die Genvariationen hauptsächlich bei solchen Genen auftreten, die etwas mit dem Stoffwechsel und Transport von Serotonin und Noradrenalin zu tun haben. Diese Substanzen gehören zu den *Transmittern der Schmerzmodulation*. Eine solche Genvariation könnte erklären, warum bei FMS-Patienten die Verarbeitung von sensibler Information und von psychischem Stress gestört ist (Buskila 2009).

Eine zentralnervöse Störung der Schmerzverarbeitung muss folgende Phänomene der FMS-Schmerzen erklären:

- Generalisiertes Auftreten der Schmerzen
- Lokalisation der Schmerzen vorwiegend in den tiefen somatischen Geweben (Muskeln, Sehnen, Faszien, periartikuläre Bänder)
- Beeinflussung der Schmerzen durch Stress und psychische Traumen

Generalisierung der Schmerzen

Die im Hinterhorn des Rückenmarks liegenden nozizeptiven (schmerzvermittelnden) Neurone sind einem starken schmerzmodulierenden Einfluss unterworfen, der seinen Ursprung in supraspinalen Zentren hat (z. B. im *periaquäduktalen Grau* (PAG) des Mesenzephalons und in der oberen (rostralen) ventromedialen Medulla oblongata (RVM), ▸ Abb. 9.3). Von diesen Kerngebieten gehen deszendierende Bahnen aus, die sich über die gesamte Länge des Rückenmarks erstrecken und die Hinterhornneurone in ihrer Erregbarkeit entweder hemmen oder steigern. Es gibt demnach *zwei deszendierende schmerzmodulierende Systeme*, nämlich ein schmerzhemmendes und ein schmerzförderndes System (in ▸ Abb. 9.3 durch ein Minus

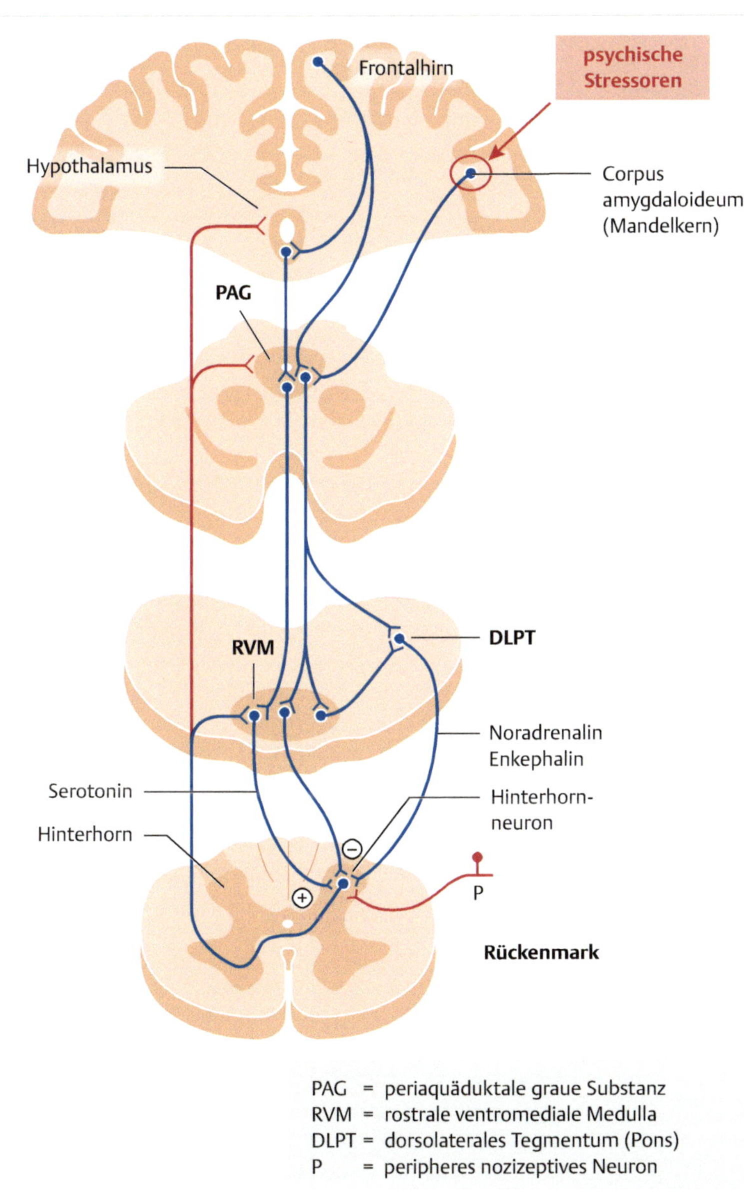

Abb. 9.3 Das deszendierende schmerzmodulierende System. Auf der linken Seite ist der normale aufsteigende Weg für nozizeptive Information dargestellt (Tr. spinothalamicus lateralis). Der Trakt gibt Kollateralen an die Zentren der Schmerzmodulation ab, nämlich die rostrale ventromediale Medulla (oblongata; RVM) und die periaquäduktale graue Substanz (PAG). Ein weiteres Zentrum ist das dorsolaterale Tegmentum im Pons (DLPT). Von diesen Zentren gehen die deszendierenden Bahnen aus, von denen einige schmerzhemmend (mit einem Minus-Zeichen auf Rückenmarksebene markiert) und andere schmerzsteigernd (mit einem Plus-Zeichen markiert) sind. Das System steht unter dem Einfluss von Efferenzen des Mandelkerns und des Frontalhirns. Über diese Einflüsse können psychosoziale Ängste die deszendierende Schmerzmodulation steuern. Bitte beachten Sie, dass die endgültige Schmerzmodulation erst auf der Ebene der Hinterhornneurone im Rückenmark stattfindet. (Schünke M, Schulte E, Schumacher U. Prometheus. LernAtlas der Anatomie. Kopf, Hals und Neuroanatomie. Illustrationen von M. Voll und K. Wesker. 5. Aufl. Stuttgart: Thieme; 2018)

(–) und ein Plus (+) markiert). Da die deszendierenden Bahnen alle nozizeptiven Hinterhornneurone erreichen, ergeben sich zwei Möglichkeiten für generalisierte Schmerzen, nämlich zum einen eine *zu niedrige Aktivität* im schmerzhemmenden System oder eine *Aktivierung* des schmerzfördernden Systems.

In ▸ Abb. 9.3 sind die einzelnen Stationen der schmerzmodulierenden Bahnen aufgeführt. Die Stationen erhalten nozizeptive Informationen über Kollateralen des aufsteigenden Tr. spinothalamicus lateralis (links in ▸ Abb. 9.3). Die eigentlichen *Ursprungsneurone* der schmerzmodulierenden Systeme liegen im PAG. Von hier projizieren die Neurone zur RVM bzw. zum dorsolateralen Tegmentum des Pons (DLPT). In der RVM trennen sich die beiden Systeme in den schmerzhemmenden und den schmerzfördernden Weg. Die Neurone im PAG erhalten Information von der Amygdala, die wahrscheinlich den Einfluss von psychischen Stressoren vermittelt und das schmerzfördernde System antreiben kann. Ähnliches gilt für die Verbindungen zwischen PAG und dem Frontalhirn, über die katastrophisierende Gedanken (z. B. „die Schmerzen werden sicher immer schlimmer, das übersteh ich nicht") die deszendierenden Systeme erreichen können. Allgemein bedeutet Katastrophisieren, dass der Patient von mehreren bestehenden Möglichkeiten immer die schlechteste für real hält.

Beide schmerzmodulierende Systeme haben normalerweise keine hohe Spontanaktivität, sondern *werden durch nozizeptive Impulse* über Kollateralen des spinothalamischen Trakts *aktiviert* und hemmen bzw. fördern dann die Erregbarkeit der Hinterhornneurone (Sandkühler et al. 1995). Die durch nozizeptive Impulse aktivierte Schmerzhemmung bildet mit dem Tr. spinothalamicus eine Art *negative Rückkopplung*, d. h. nozizeptive Impulse aus der Peripherie lösen die Schmerzhemmung aus. Die auf diese Weise aktivierte Schmerzhemmung blockiert aber nicht die gesamte nozizeptive Information aus der Peripherie, denn dann hätten wir ja überhaupt keine Schmerzen.

In der Klinik macht man sich die schmerzhemmende Wirkung einer höheren Aktivität in den deszendierenden antinozizeptiven Bahnen dadurch zu Nutze, indem man das dorsale Rückenmark elektrisch mit implantierten Elektroden reizt. Die Effektivität dieser Schmerztherapie ist auch in Tierexperimenten untersucht und nachgewiesen worden (Saadé et al. 2015). Dieser Befund zeigt, dass das Schmerzsystem bei Wirbeltieren ähnlich wie beim Menschen funktioniert.

Beide Bahnsysteme sind *multipel* angelegt, d. h. die in ▸ Abb. 9.3 dargestellte Trennung zwischen antinozizeptiven und pronozizeptiven Trakten ist funktionell nicht so scharf. Wahrscheinlich werden beide Systeme zusammen aktiviert, evtl. in unterschiedlichem Ausmaß.

Es muss betont werden, dass die Hemmung oder Verstärkung der Schmerzen zwar viele Stationen im gesamten ZNS besitzt, aber die eigentliche Schmerzmodulation *erst auf der Ebene der Hinterhornneurone* im Rückenmark stattfindet.

Die *Haupttransmitter* der deszendierenden Bahnen sind verschiedene Formen von Enkephalin (körpereigene Substanzen mit Morphinwirkung), Noradrenalin und Serotonin, wobei Enkephalin und Noradrenalin die Schmerzhemmung vermitteln (Millan 2002) und Serotonin den Transmitter für die Schmerzförderung darstellt. Die analgetische Wirkung von therapeutisch eingesetztem *Morphin* wirkt hauptsächlich über die Aktivierung der deszendierenden Schmerzhemmung. Das hemmende Bahnsystem ist stark verzweigt und erreicht praktisch alle nozizeptiven Neurone im Rückenmark. Es ist daher gut vorstellbar, dass eine Fehlfunktion der deszendierenden Bahnen zu generalisierten Schmerzempfindungen führt.

Auftreten der Schmerzen in tiefen Geweben

In der Diskussion über eine *Beteiligung des peripheren Nervensystems* an den Schmerzen der FMS-Patienten ergab sich, dass die Schmerzen zumindest teilweise auf eine erhöhte Aktivität in Nozizeptoren der *tiefen Gewebe* (Muskeln, Gelenke) zurückgehen (Price u. Staud 2005; Cheng et al. 2018). Die nozizeptiven Impulse in diesen Afferenzen in Kombination mit einer verstärkten Sensibilisierung der Hinterhornneurone werden als wichtiger Schmerzmechanismus im FMS angesehen.

In Tierversuchen konnte nachgewiesen werden, dass die deszendierenden Bahnen die Aktivität in Neuronen mit tiefem Antrieb stärker hemmen als Neurone mit Antrieb von der Haut (Yu u. Mense 1990). In diesen Experimenten an anästhesierten Ratten wurde die dorsale Hälfte des Rückenmarks mit einer aufgesetzten Thermode gekühlt, um die deszendierende Aktivität im Hinterseitenstrang zu blockieren (▸ Abb. 9.4). Aus der Literatur ist bekannt, dass die deszendierende Schmerzhemmbahn im Hinterseitenstrang, also dorsal im Rückenmark, verläuft. Man kann mit dieser Technik eine Blockierung der deszendierenden Hemmung erzeugen, ohne die deszendierende Schmerzförderung stark zu beeinträchtigen.

Gleichzeitig wurde die Impulsaktivität von nozizeptiven Hinterhornneuronen mit Mikroelektroden registriert und das rezeptive Feld des Neurons in den tiefen Geweben mit schmerzlosem und schmerzhaftem Druck gereizt. ▸ Abb. 9.5 zeigt einen solchen Versuch: Ohne Rückenmarkskühlung (▸ Abb. 9.5a; bei intakter deszendierender Schmerzhemmung) führte die Reizung des Sprunggelenks mit einem nichtschmerzhaften Druck von 2,94N zu keiner Antwort des Neurons. Ein starker (4,9N) und schmerzhafter (7,35N) Druck löste abgestufte Reaktionen aus. Bei Rückenmarkskühlung (▸ Abb. 9.5b; bei unterbrochener Schmerzhemmung) entwickelte das Neuron eine Ruheaktivität und die Antworten waren bei denselben Reizstärken deutlich gesteigert. Auch der nicht-

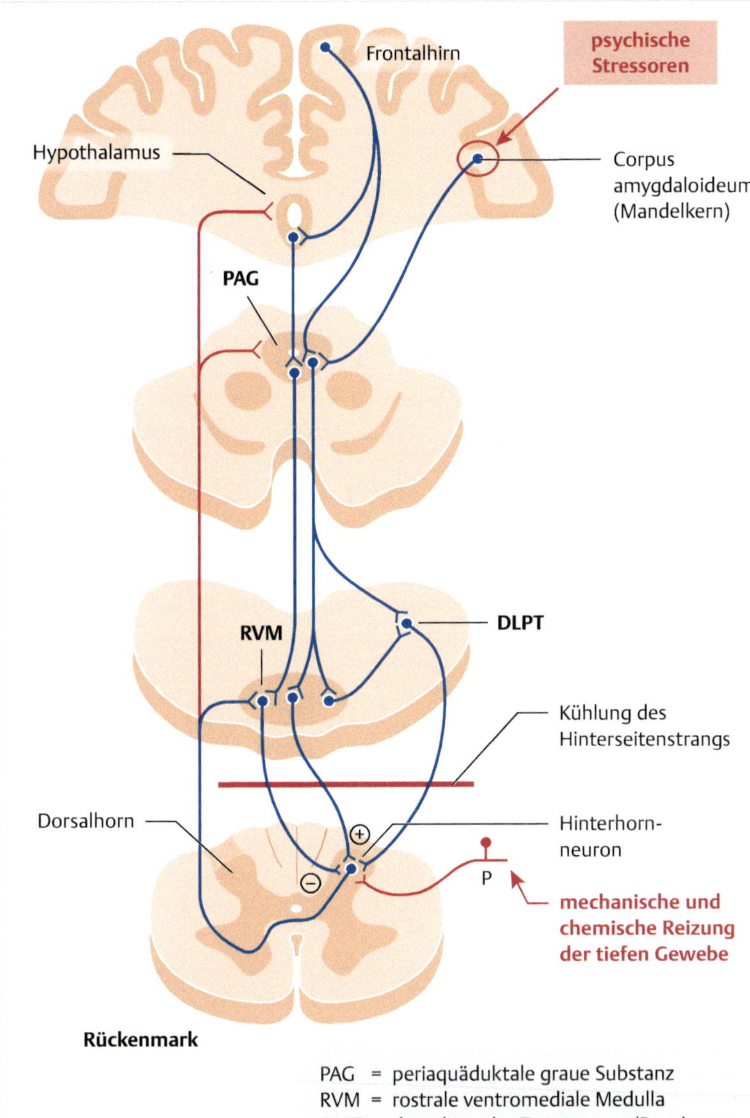

Abb. 9.4 Versuchsanordnung zur Feststellung, ob die deszendierende Schmerzmodulation auch auf tiefsomatische Schmerzen wirkt. Die Experimente wurden an anästhesierten Ratten durchgeführt. Die Grundlage für diese Abbildung ist die ▶ Abb. 9.3. In Rot ergänzt wurde die Position der Kühlthermode auf dem dorsalen Rückenmark in Höhe des thorakolumbalen Übergangs. Die Kühlung unterbricht die Leitung hauptsächlich in der schmerzhemmenden Bahn. Der rote Pfeil markiert die Afferenzen von den schmerzhaft gereizten tiefen Geweben (Muskeln und Gelenken). (Schünke M, Schulte E, Schumacher U. Prometheus. LernAtlas der Anatomie. Kopf, Hals und Neuroanatomie. Illustrationen von M. Voll und K. Wesker. 5. Aufl. Stuttgart: Thieme; 2018)

schmerzhafte Druck führte nun zu einer deutlichen Antwort.

Die *Kombination von Ruheaktivität und die Reaktion auf den nichtschmerzhaften Druckreiz sowie die größeren Antworten bei starker und schmerzhafter Reizung* ähneln stark dem Verhalten eines sensibilisierten Neurons. Dieses Antwortverhalten zeigt, dass ohne die deszendierende Hemmung auch schwache Reize nozizeptive Neurone erregen und so Schmerz auslösen können. Gleichzeitig war das Neuron ruheaktiv, was als Hinweis auf Spontanschmerzen gewertet wird.

In parallelen Versuchen mit der Anwendung von *Hautreizen* waren die Effekte einer Blockierung der deszendierenden Schmerzhemmung deutlich geringer. Diese Befunde zeigen, dass durch Ausschaltung der Schmerzhemmung einige Symptome der Fibromyalgie imitiert werden können. Diese sind:

- *Spontanschmerzen*, hauptsächlich in tiefen Geweben
- *gesenkte Schmerzschwellen* bei Reizung der tiefen Gewebe
- *Hyperalgesie* bei Anwendung von Schmerzreizen

Eine Funktionsstörung im antinozizeptiven (schmerzhemmenden) System wird daher primär die Neurone enthemmen, die Tiefenschmerz vermitteln. Deswegen treten vorwiegend oder ausschließlich in tiefen Geweben Schmerzen auf, ohne dass eine periphere Läsion nachweisbar ist.

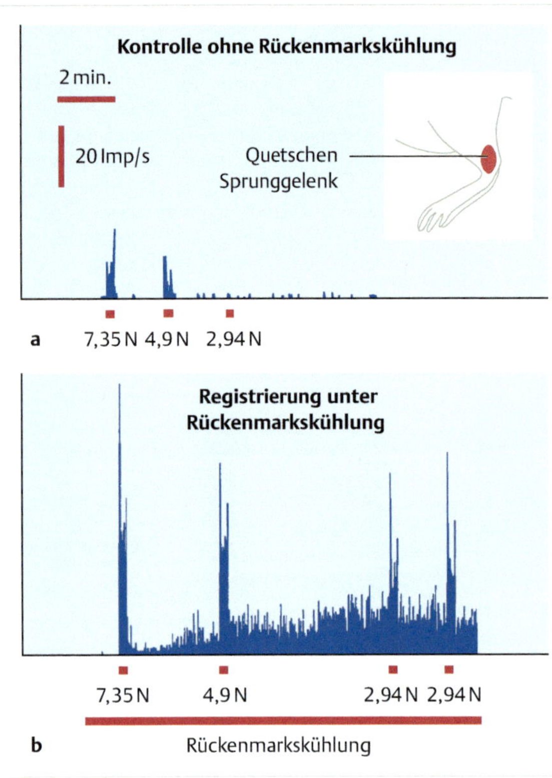

Abb. 9.5 Wirkung der Rückenmarkskühlung auf das Antwortverhalten eines nozizeptiven Neurons. Die Impulsaktivität des Neurons wurde fortlaufend registriert, d. h. es gab keine Unterbrechung zwischen ▶ Abb. 9.5a und ▶ Abb. 9.5b.

- **a** Kontrolle: Verhalten vor dem Einschalten der Kühlung. Das Neuron reagiert nur auf starken Druck (4,9N) und schmerzhaftes Quetschen (7,35N) des Sprunggelenks mit einem mechanischen Reizgerät. Der nichtschmerzhafte Druck löste keine Reaktion aus. Kneifen der darüber liegenden Haut war ohne Effekt.
- **b** Rückenmarkskühlung: Einige Minuten nach Einschalten der Kühlung wurde das Neuron ruheaktiv und antwortete nun auch auf leichten Druck (2,94N). Die Druckreize von 4,9N und 7,35N führten zu deutlich stärkeren Antworten als ohne Kühlung. Offensichtlich ist durch die Kühlung eine ständig vorhandene Hemmung der neuronalen Erregbarkeit verringert oder ausgeschaltet worden.

Entwicklung generalisierter Schmerzen nach einem lokalen Trauma

Es gibt Hinweise in der Literatur, dass Patienten nach einem *Weichteiltrauma* später zu FMS-Patienten werden (Buskila u. Neumann 2000). Dies gilt z. B. für Patienten nach einem *physischen Trauma* oder dem Auftreten eines *myofaszialen Schmerzsyndroms* (Cakit et al. 2010). Ein möglicher Mechanismus für die Generalisierung der ursprünglich lokalen Schmerzen wäre, dass spätere FMS-Patienten eine Störung der deszendierenden Schmerzhemmung aufweisen (Truini et al. 2016).

Beeinflussung der Schmerzen durch Stress und psychische Traumen

Es ist bekannt, dass die deszendierenden schmerzmodulierenden Systeme neuronale Verbindungen mit dem *Mandelkern* (*Corpus amygdaloideum*) besitzen (vgl. ▶ Abb. 9.3). Dieses Kerngebiet gehört zum limbischen System, in dem *Angstreaktionen* verarbeitet werden. Ebenso bestehen Verbindungen mit dem *präfrontalen Kortex*, in dem u. a. Affekte und subjektive Belastungen bewusst werden.

Starke psychische Stressoren können bei gesunden Personen durch Aktivierung des deszendierenden Hemmsystems völlige *Schmerzfreiheit* verursachen. Dieses Phänomen ist von Soldaten auf dem Schlachtfeld bekannt, die trotz starker Verletzungen keine Schmerzen empfinden. Auch Marathonläufer empfinden während eines Wettkampfs oft keine Schmerzen, obwohl bei vielen Ermüdungsbrüche in den Fußknochen nachgewiesen werden.

Bei FMS-Patienten *verstärken* psychische Stressoren die *Schmerzen*. Besonders Probleme am Arbeitsplatz scheinen wichtige psychosoziale Stressoren zu sein. Dies ist ein weiterer Hinweis für eine *Funktionsstörung der Schmerzhemmung* bei diesen Patienten. Dieses Defizit in der deszendierenden Schmerzhemmung ist bei FMS-Patienten stärker, wenn sie gleichzeitig an Depressionen leiden (de Souza et al. 2009). Bei FMS-Patienten ohne Depressionen bestand zwar auch eine Funktionsstörung der Schmerzhemmung, sie war aber deutlich geringer ausgeprägt. Ebenso erhöht sexueller Missbrauch bei Frauen die Häufigkeit von FMS.

Merke

Das Fibromyalgie-Syndrom (FMS) ist eine chronische Schmerzkrankheit, die zu den biopsychosozialen Krankheiten gerechnet wird. Die Hauptsymptome sind ausgedehnte Schmerzen vorwiegend in den tiefen Geweben und eine Unfähigkeit, mit psychosozialem Stress umzugehen. Die Ursachen für die Entstehung des FMS sind vielfältig. Im Zentrum steht eine Störung der zentralnervösen Schmerzverarbeitung, wobei eine Dysfunktion des deszendierenden schmerzmodulierenden Systems (vorwiegend der Schmerzhemmung) vorrangig ist. Aber auch periphere Einflüsse von den Nozizeptoren der tiefen Gewebe (Muskeln und Gelenke) sowie genetische Variationen scheinen eine Rolle zu spielen. Als wichtigster psychosozialer Stressor werden Probleme am Arbeitsplatz angesehen.

9.4 Literatur

Buskila D. Developments in the scientifc and clinical understanding of fibromyalgia. Arthritis Res Ther. 2009; 11: 242

Buskila D, Neumann L. Musculoskeletal injury as a trigger for fibromyalgia/posttraumatic fibromyalgia. Curr Rheumatol Rep. 2000; 2: 104–108

Cakit BD, Taskin S, Nacir B et al. Comorbidity of fibromyalgia and cervical myofascial pain syndrome. Clin Rheumatol. 2010; 29: 405–411

Cheng CW, Wong CS, Hui GK. Fibromyalgia: is it a neuropathic pain? Pain Manag. 2018; 8: 377–388. doi: 10.2217/pmt-2018-0024

Clauw DJ. Fibromyalgia: an overview. Am J. 2009; 122: S 3–13

de Souza JB, Potvin S, Goffaux P et al. The deficit of pain inhibition in fibromyalgia is more pronounced in patients with comorbid depressive symptoms. Clin J Pain. 2009; 25: 123–137. doi: 10.1097/AJP.0b013e318183cfa4

Dubner R, Ren K. Endogenous mechanisms of sensory modulation. Pain. 1999; Suppl 6: S 45–53

Grayston R, Czanner G, Elhadd K et al. A systematic review and meta-analysis of the prevalence of small fiber pathology in fibromyalgia: Implications for a new paradigm in fibromyalgia etiopathogenesis. Semin Arthritis Rheum. 2019; 48: 933–940. doi: 10.1016/j.semarthrit.2018.08.003

Henriksson KG, Mense S. Pain and nociception in fibromyalgia: clinical and neurobiological considerations on aetiology and pathogenesis. Pain Reviews. 1994; 1: 245–260

Millan MJ. Descending control of pain. Prog Neurobiol. 2002; 66: 355–474

Price DD, Staud R. Neurobiology of fibromyalgia syndrome. J Rheumatol Suppl. 2005; 75: 22–28

Saadé NE, Barchini J, Tchachaghian S et al. The role of the dorsolateral funiculi in the pain relieving effect of spinal cord stimulation: a study in a rat model of neuropathic pain. Exp Brain Res. 2015; 233: 1041–1052. doi: 10.1007/s00221-014-4180-x

Sandkühler J, Eblen-Zajjur A, Fu QG et al. Differential effects of spinalization on discharge patterns and discharge rates of simultaneously recorded nociceptive and non-nociceptive spinal dorsal horn neurons. Pain. 1995; 60: 55–65

Sarchielli P, Mancini ML, Floridi A et al. Increased levels of neurotrophins are not specifc for chronic migraine: evidence from primary fbromyalgia syndrome. J Pain. 2007; 8: 737–745

Sommer C. Fibromyalgia: A Clinical Update. IASP Pain: Clinical Updates. 2010; 18 (Issue 4)

Sprott H, Salemi S, Gay RE et al. Increased DNA fragmentation and ultrastructural changes in fibromyalgic muscle fibres. Ann Rheum Dis. 2004; 63: 245–251

Truini A, Tinelli E, Gerardi MC et al. Abnormal resting state functional connectivity of the periaqueductal grey in patients with fibromyalgia. Clin Exp Rheumatol. 2016; 34: S 129–133

Wolfe F, Smythe HA, Yunus MB et al. The American College of Rheumatology 1990 criteria for the classifcation of fbromyalgia. Report of the Multicenter Criteria Committee. Arthritis Rheum. 1990; 33: 160–172

Yu XM, Mense S. Response properties and descending control of rat dorsal horn neurons with deep receptive fields. Neuroscience. 1990; 39: 823–831

Sachverzeichnis